我国老年人口异质化健康状况动态变化过程及其医疗服务利用研究——国家社会科学基金项目（19CRK008）的阶段性成果。

中国老年人口的健康与医疗服务利用

现状、趋势与影响机制

叶玲珑

著

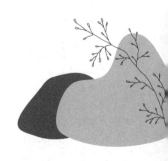

厦门大学出版社
XIAMEN UNIVERSITY PRESS
国家一级出版社
全国百佳图书出版单位

图书在版编目（CIP）数据

中国老年人口的健康与医疗服务利用 ：现状、趋势与影响机制 / 叶玲珑著. -- 厦门 ：厦门大学出版社，2024. 11. -- ISBN 978-7-5615-9557-2

Ⅰ. R161.7 ；R199.2

中国国家版本馆 CIP 数据核字第 2024DT5917 号

责任编辑　李峰伟

美术编辑　蒋卓群

技术编辑　许克华

出版发行　厦门大学出版社

社　　址　厦门市软件园二期望海路 39 号

邮政编码　361008

总　　机　0592-2181111　0592-2181406(传真)

营销中心　0592-2184458　0592-2181365

网　　址　http://www.xmupress.com

邮　　箱　xmup@xmupress.com

印　　刷　厦门市金凯龙包装科技有限公司

开本　720 mm×1 020 mm　1/16

印张　15

字数　255 千字

版次　2024 年 11 月第 1 版

印次　2024 年 11 月第 1 次印刷

定价　58.00 元

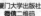
厦门大学出版社
微信二维码

厦门大学出版社
微博二维码

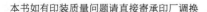

前　言

我国拥有全球最大规模的老年人群体,人口老龄化程度仍在加剧。与之伴随的是,老年人口的健康状况不断分化,其健康变化趋势也更加复杂多样,呈现出组群层面上的差异化特征,并且异质化的老年人组群对医疗服务利用的比例并不均衡,甚至有时是不适宜的。因此,全面客观地了解我国老年人口的健康状况及其变化趋势,理清相应的医疗服务利用,对提升老年人健康水平、推进健康中国战略具有积极的现实意义。

基于多维度视角,本书利用中国老年健康影响因素跟踪调查2002 年到 2018 年的 6 期纵向数据,通过潜在类别分析和增长混合模型分别评估我国老年人健康及其动态变化在组群层面上的异质性,利用 logistic(逻辑斯谛)模型探索异质化健康状况组群和各维度异质化发展轨迹组群的特征,并基于 Andersen(安德森)理论框架,通过两部模型评估各异质化组群对医疗服务利用的影响。对于健康状况,本书识别出 4 个异质化组群:社交缺乏组、功能障碍组、身心障碍组和相对健康组。对于各维度发展轨迹,本书在生理维度的失能方面识别出早发性失能组、迟发性失能组、长期失能组和正常组 4 个组群,在心理维度的认知功能障碍方面识别出波动性进展组和正常组 2 个组群,在社会维度的社会隔离方面识别出进展组和正常组 2 个组群。社会人口学和社会经济特征对异质化健康状况组群和各维度异质化发展轨迹组群具有显著的影响,并且异质化健康状况组群的主要影响因素存在明显的社会人口学和

1

社会经济状况差异。异质化健康状况组群和各维度异质化发展轨迹组群在医疗服务利用方面存在显著的差异，并对其有着显著的影响。

　　本书从多维度入手，引入异质性，有助于更充分地评估老年人口的健康状况及其动态变化过程。我国老年人健康管理模式应从以单一指标为导向的传统观念，转变为以多维度为导向的异质化视角，基于异质化健康状况组群和各维度异质化发展轨迹组群，提升老年人健康管理的效益和效率。我国老年人医疗资源配置应从以疾病为导向的传统观念，转变为以人为本的系统思维，从而以异质化健康状况组群和各维度异质化发展轨迹组群为参考依据，优化医疗资源配置，构建针对多健康维度的整合型医疗服务模式。

叶玲珑

2024 年 1 月

目　录

1　重新审视我国老年人口健康及医疗服务利用 ·············· 1

　1.1　我国老年人口健康及医疗服务利用的时代议题 ·········· 1

　1.2　老年人口健康及医疗服务利用的既有研究 ············ 2

　　1.2.1　老年人健康状况研究现状及对异质性的忽略 ········ 2

　　1.2.2　老年人异质化健康状况组群及其医疗服务利用研究初显
　　　　　 魅力 ························· 3

　　1.2.3　老年人健康动态变化研究及其对异质性的忽略 ········ 4

　1.3　本书的主要内容 ···················· 5

2　资料与方法 ······················ 8

　2.1　研究对象 ······················ 8

　　2.1.1　数据来源 ···················· 8

　　2.1.2　纳入对象 ···················· 8

　2.2　变量测度 ······················ 12

　　2.2.1　异质化健康状况及其影响因素指标 ············ 13

　　2.2.2　异质化健康动态变化过程及影响因素指标 ········· 15

　　2.2.3　医疗服务利用指标 ················· 16

　2.3　统计方法 ······················ 17

　　2.3.1　潜在类别分析 ·················· 17

　　2.3.2　增长混合模型 ·················· 18

　　2.3.3　两部模型 ···················· 23

3 异质化健康状况组群及其医疗服务利用 ················· 24

　3.1　异质化健康状况组群识别 ····················· 24

　　3.1.1　潜在类别分析模型的拟合效果 ··············· 24

　　3.1.2　异质化健康状况组群的特征 ················ 25

　　3.1.3　老年人健康状况的异质性 ················· 28

　3.2　异质化健康状况组群影响因素 ·················· 29

　　3.2.1　异质化健康状况组群的基本特征 ·············· 29

　　3.2.2　异质化健康状况组群的影响因素分析结果 ········· 33

　　3.2.3　异质化健康状况组群的主要影响因素探讨 ········· 36

　3.3　不同年龄组下异质化健康状况组群的影响因素 ········· 38

　　3.3.1　不同年龄组下异质化健康状况组群的影响因素分析 ····· 38

　　3.3.2　异质化健康状况组群影响因素的年龄差异 ········· 43

　3.4　不同性别下异质化健康状况组群的影响因素 ·········· 44

　　3.4.1　不同性别下异质化健康状况组群的影响因素分析 ····· 44

　　3.4.2　异质化健康状况组群影响因素的性别差异 ········· 49

　3.5　不同教育水平下异质化健康状况组群的影响因素 ········ 50

　　3.5.1　不同教育水平下异质化健康状况组群的影响因素分析 ···· 50

　　3.5.2　异质化健康状况组群影响因素的教育水平差异 ······· 59

　3.6　不同婚姻状态下异质化健康状况组群的影响因素 ········ 60

　　3.6.1　不同婚姻状态下异质化健康状况组群的影响因素分析 ···· 60

　　3.6.2　异质化健康状况组群影响因素的婚姻状态差异 ······· 65

　3.7　不同 60 岁以前主要职业下异质化健康状况组群的影响因素 ··· 66

　　3.7.1　不同 60 岁以前主要职业下异质化健康状况组群的影响
　　　　　因素分析 ························· 66

　　3.7.2　异质化健康状况组群影响因素的 60 岁以前主要职业差异
　　　　　····························· 71

　3.8　不同居住方式下异质化健康状况组群的影响因素 ········ 72

　　3.8.1　不同居住方式下异质化健康状况组群的影响因素分析 ···· 72

　　3.8.2　异质化健康状况组群影响因素的居住方式差异 ······· 77

　3.9　不同家庭总收入下异质化健康状况组群的影响因素 ······· 78

　　3.9.1　不同家庭总收入下异质化健康状况组群的影响因素分析
　　　　　····························· 78

3.9.2　异质化健康状况组群影响因素的家庭总收入差异 ………… 87

3.10　不同地区下异质化健康状况组群的影响因素 …………… 88

3.10.1　不同地区下异质化健康状况组群的影响因素分析 …… 88

3.10.2　异质化健康状况组群影响因素的地区差异 ……… 97

3.11　不同居住地下异质化健康状况组群的影响因素 ……… 98

3.11.1　不同居住地下异质化健康状况组群的影响因素分析 … 98

3.11.2　异质化健康状况组群影响因素的城乡差异 ……… 103

3.12　异质化健康状况组群的医疗服务利用情况 ……… 104

3.12.1　基于异质化健康状况组群的医疗服务利用差异分析 …… 104

3.12.2　基于异质化健康状况组群的医疗服务利用影响因素分析

………………………………………………………… 108

3.12.3　异质化健康状况组群对医疗服务利用的影响作用 ……… 117

3.12.4　控制异质化健康状况影响下社会人口学特征和社会经济

因素的影响作用 ………………………………… 119

3.13　不同性别下异质化健康状况组群的医疗服务利用情况 ……… 121

3.13.1　不同性别下基于异质化健康状况组群的医疗服务利用

影响因素分析 …………………………………… 121

3.13.2　不同性别下异质化健康状况组群对医疗服务利用的影响

作用 ……………………………………………… 137

3.13.3　不同性别下控制异质化健康状况影响下社会人口学特征

和社会经济因素的影响作用 …………………… 137

4　异质化健康发展轨迹组群及其医疗服务利用 …………………… 139

4.1　失能发展轨迹组群及其医疗服务利用 …………… 139

4.1.1　失能发展轨迹组群的识别 ………………… 139

4.1.2　失能发展轨迹组群的影响因素 ……………… 144

4.1.3　失能发展轨迹组群的医疗服务利用情况 ……… 154

4.2　认知功能障碍发展轨迹组群及其医疗服务利用 ……… 164

4.2.1　认知功能障碍发展轨迹组群的识别 ………… 164

4.2.2　认知功能障碍发展轨迹组群的影响因素 ……… 169

4.2.3　认知功能障碍发展轨迹组群的医疗服务利用情况 ……… 175

4.3　社会隔离发展轨迹组群及其医疗服务利用 ·················· 186

　　4.3.1　社会隔离发展轨迹组群的识别 ·················· 186

　　4.3.2　社会隔离发展轨迹组群的影响因素 ·················· 190

　　4.3.3　社会隔离发展轨迹组群的医疗服务利用情况 ·················· 196

5　重新思考我国老年人口健康及医疗服务利用 ·················· 207

　5.1　当前我国老年人口健康的现状、趋势及对医疗服务利用的
　　　　影响机制 ·················· 207

　5.2　我国老年人口健康及医疗服务利用的应对之策 ·················· 211

参考文献 ·················· 213

❶ 重新审视我国老年人口健康及医疗服务利用

1.1 我国老年人口健康及医疗服务利用的时代议题

在全球人口老龄化的趋势下,我国老龄化进程明显快于全球平均水平[1]。据联合国预测,我国 2050 年 65 岁以上老年人口将翻两倍,达到 3.59 亿,成为全球最大的老年人群体[1]。随之而来的是,我国人口健康状况面临着从传染性疾病向慢性非传染性疾病与失能问题的急剧转变[1,2],人口的健康状况不断分化[3,4]。相较于其他成年人口,老年人口的健康状况差异更大,其健康变化也更加复杂[5]。老年人健康的差异不仅体现在个体层面上,也体现在组群层面上。也就是说,老年人健康是非同质的,即具有异质性(heterogeneity)。老年人健康的异质性可表现为老年人健康在组群内部同质化,而组群之间有所差异[6-8]。老年人复杂多样化的健康问题已成为民生关注的焦点,是健康中国战略的重要挑战之一。值得关注的是,异质化的老年人组群对医疗服务利用的比例并不均衡,甚至有时是不适宜的[9-11],如我国失能老年人的住院服务利用显著增长,但其门诊利用不充分的情况日趋扩大[12]。因此,全面客观地了解老年人异质化健康状况及其动态变化过程,对提升老年人健康水平、优化医疗服务、推进健康中国战略具有积极的现实意义。

与老年人健康攸关的指标众多,现有研究往往分别利用生理、心理和社会维度中的健康指标,对各指标分别进行分析。但是,任一健康指标都无法清晰地描述老年人整体健康的复杂性。除了在健康状况的分析上较为片面,现有研究还忽略了老年人健康状况的异质性问题,更忽略了老年人健康动态变化过程的异质性,削弱了老年人健康状况及其动态变化过程分析的全面性和有效性,相应的医疗服务利用影响也有待进一步挖掘。为此,近年来有研究指出,应从多健康维度的视角评估老年人健康状况的异质性[9-11]。然而,现有异质化健康状况研究往往仅考虑生理和心理维度上的健康指标,鲜少涉及社会维度。在传统生理和心理健康的基础上,若进一步纳入社会健康,并引入组群层面上的异质性,有助于更为全面和有效地评估老年人的整体健康状况及医疗服务利用,提高健康管理及医疗资源配置的效益和效率。然而,目前鲜有对我国老年人异质化健康状况组群及其医疗服务利用的研究,尤其是对其异质化健康动态变化过程以及相关医疗服务利用的研究。

因此,本书拟将多维健康指标纳入考量,以更完整的剖面刻画我国老年人健康状况的异质性,追踪不同健康维度的发展变化过程,并理清我国老年人异质化健康组群的特征及医疗服务利用情况,从而为我国老年人开展有针对性的健康管理提供精准而有效的医疗服务,并为我国健康老龄化提供决策支持。

1.2 老年人口健康及医疗服务利用的既有研究

1.2.1 老年人健康状况研究现状及对异质性的忽略

如同世界卫生组织对健康的定义[13],老年人健康状况也应从生理、心理和社会3方面进行全面的分析[14]。国外对老年人健康状况的研究起步较早,主要通过各维度上的健康指标分别进行分析,如自评健康、预期寿命、慢性病及其并发症、认知功能、失能、心理、社会活动等指标;进而考察各健康指标对医疗费用、急诊服务利用、住院服务利用、家庭照护服务利用等医疗服务利用的不同影响[15-17]。国内相关研究起步较晚,在国外的研究基础上,考察了更多健康指标及其对医疗服务利用的影响,研究的健康指标还包括视听障碍、失能、孤独、生活满意度、抑郁、社会适应等,主要从医疗费用及其报销比例、门诊服务利用及其费用、住院服务利用及其费用、家庭照护服务利用等分析老年人医疗服务利用[4,5,18-25]。然而,国内外老年人健康研究主要通过各维度下的指标分别进行分析,分析视角较为单一和片面,鲜少关注老年人多维度的整体健康状况。

随着年龄的增长,各健康维度下的不同指标互有影响,老年人整体健康状况日趋分化,导致其健康状况的组群异质性问题日益凸显[9,26-28],进而逐步影响老年人的医疗服务利用。国内外学者广泛运用 Andersen 模型对医疗服务利用行为进行分析[29],以考察健康的影响作用,然而大部分研究未考虑健康的异质性问题。如果忽略了潜在的异质性问题,不仅得到的老年人健康状况是不够全面的,而且相应的医疗服务利用影响分析也不会是可靠的和有效的。因此,老年人健康状况及医疗服务利用研究必须重视组群层面上的异质性问题。

1.2.2 老年人异质化健康状况组群及其医疗服务利用研究初显魅力

为了避免健康指标评估的片面性和对异质性的忽略,已有文献指出应从多健康维度的视角评估老年人健康状况的异质性[9-11]。老年人健康状况的异质性指的是老年人健康状况在组群内部同质化而组群之间有所差异,可表示为具有相似健康指标特征的健康状况组群。与单独处理某一健康指标相比,从多健康维度的视角出发,引入组群层面上的异质性,有助于更为全面和有效地评估老年人的复杂医疗服务需求,提高健康管理及医疗资源配置的效益和效率。

现有研究主要通过聚类分析和潜在类别分析(latent class analysis,LCA)研究老年人异质化健康状况组群[30]。从模型设定来看,聚类分析需要满足量纲一致、方差相等、指标之间独立的要求[9-11,31-33]。LCA 的使用前提较弱,不仅适用于离散型健康指标的分析,还可以拓展至对离散型和连续型的可观测健康指标同时进行分析[32]。另外,相较于聚类分析,LCA 是基于统计模型的分析,可以根据理论和实际设定模型参数,并考虑协变量对分类的影响,还能分析潜在健康组群与其他自变量或因变量的关系[32],对老年人健康状况组群的划分更为客观。

目前少数国外研究通过生理和心理健康维度的数据,利用 LCA 方法从多维度的视角综合分析老年人异质化健康状况,并探讨了社会人口学特征、社会经济状况和相应的医疗服务利用情况[32,34,35];而国内相关研究较少[9,11,36]。现有研究得到老年人异质化健康状况组群主要有 2～4 种，并根据各健康指标的条件概率特征对不同健康状况组群进行命名。比如，美国老年人异质化健康状况组群研究得到相对健康组、高共病组、功能障碍组和衰老组 4 组健康组群，其中，相对健康组中患慢性病的概率最低、无失能情况的概率最高以及抑郁的概率最低，高共病组中整体慢性病及并发症比例最高，功能障碍组中认知障碍、视听障碍、失能、抑郁的概率较高，衰老组中认知障碍、视听障碍、失能、抑郁的概率最高[10,37,38]。然而，国内外相关研究鲜少关注老年人社会维度的健康情况，对老年人异质化健康状况组群的剖析不够全面，相应的医疗服务利用影响也有待进一步挖掘。

1.2.3 老年人健康动态变化研究及其对异质性的忽略

随着老年人健康状况的不断分化，其健康变化也日趋复杂[5]。在分析老年人健康变化时，以往有关医疗服务利用的研究主要分别从生理、心理和社会等维度单独地研究健康状况的变化过程[5,15,16,18-20,39]，以单健康维度的唯一变化趋势来代表所有老年人在该维度变化的特征。然而，老年人各个健康维度并不会同时、同向变化[40]，而且其某一健康维度的某种变化趋势不足以反映老年人整体健康状况的动态变化过程，也无法对该过程的复杂性进行评估[9,14,26,40]。健康动态变化过程作为老年人个体经历各种健康事件的累积，具有不可忽略的异质性问题。这种异质性可体现在各健康维度的发展变化过程中。尽管已有研究开始从多维度的视角来研究老年人健康状况的异质性问题，但相关国内外研究往往停留在截面的静态健康状况上，鲜少对老年人健康状况的异质化动态变化过程进行研究[14,41]。

LCA 可处理老年人健康组群层面上的异质性，对单个时间截点建立统计模型，其潜在健康组群是静态的，无法处理纵向的异质性问题。将之扩展，对纵向数据的动态变化过程分析可采用潜类别增长模型（latent class growth model，LCGM）和增长混合模型（growth mixture model，GMM）[32,34,35,42]。LCGM 和 GMM 是将 LCA 与分析发展过程的传统增长模型（growth model）进行结合的分析方法，既可以展示老年人健康维度的发展过程，又考虑了发展过程的异质性问题。LCGM 和 GMM 的主要区别在于潜在健康组群内的发展过程是否存在方差差异[42]。由于现有研究对组群层面上异质性的忽略，本书拟通过 LCGM 和 GMM 将老年人各健康维度发展过程的异质性纳入分析，以期提高老年人健康变化研究中相关分析的全面性和有效性,进而提升相关医疗卫生服务资源配置政策及干预措施的效率。

综上所述,由于现有老年人健康研究在健康维度的分析较为片面,并忽略了健康状况及其动态变化过程的异质性,削弱了老年人健康状况及其变化分析的全面性和有效性,相应的医疗服务利用影响也有待进一步挖掘,因此本书拟采用以我国 65 岁以上老年人为代表性的调查数据,通过多健康维度的视角,引入组群层面的异质性,利用 LCA、LCGM 和 GMM 等统计模型,在截面上探讨异质化的整体健康状况,在纵向上研究不同健康维度的异质化发展过程,以全面剖析老年人异质化健康状况及其动态变化过程,梳理不同异质化老年人健康组群的特征及其医疗服务利用情况,从而为各异质化组群研制更为全面、有针对性的健康管理措施,满足其多样化的医疗服务利用,优化老年人医疗资源配置,并为推进健康老龄化行动提供参考依据。

1.3 本书的主要内容

本书利用中国老年健康影响因素跟踪调查(Chinese Longitudinal Healthy Longevity Survey,CLHLS)2002 年到 2018 年的 6 期纵向数据,对 65 岁以上老年人,通过生理、心理和社会 3 个维度上的可观测健康指标,探索老年人健康状况及其动态变化的异质性问题,分析社会人口学和社会经济特征对老年人异质化健康组群的影响作用,比较老年人异质化健康组群在门诊和住院利用及其费用上的差异,并基于 Andersen 医疗服务利用行为模型,评估各异质化健康组群对门诊和住院利用及其费用的影响作用。

(1)我国老年人异质化健康状况组群分析。

本书基于 2018 年 CLHLS 数据,立足于多健康维度视角,将生理、心理和社会 3 个维度上的可观测健康指标纳入考量,探索老年人整体健康状况的异质性,从而将老年人划分为具有异质化健康状况的不同组群,并根据不同组群下各健康指标的分布特征进行命名。

(2)我国老年人异质化健康状况组群的影响因素分析。

本书从老年人的社会人口学和社会经济特征入手,探讨其对老年人异质化健康状况组群的影响作用,分析影响老年人异质化健康状况组群的重要因素,并针对老年人各异质化健康状况组群,总结具有健康风险的人群特征,为我国健康老龄化行动提供决策参考。

(3)我国老年人异质化健康状况组群的社会人口学和经济社会特征差异分析。

本书分别在不同社会人口学和社会经济特征下,探索各异质化健康组群的影响因素及其差异,并针对老年人各异质化健康状况组群,提供适宜的健康管理措施,为减少我国老年人健康状况的社会人口学和社会经济状况差异以及促进健康平等提供参考依据。

(4)我国老年人异质化健康状况组群的医疗服务利用分析。

本书比较了老年人各异质化健康状况组群在总费用和自费费用下门诊和住院利用的差异,同时,基于 Andersen 医疗服务利用行为模型,以异质化健康状况组群为需要因素(need factor),以社会人口学和社会经济特征为倾向因素(predisposing factor)和使能因素(enabling factor),考察各因素对门诊和住院利用的影响作用,并针对老年人各异质化健康状况组群,提出优化医疗资源配置的管理措施,为推进健康中国战略提供决策支持。

(5)我国老年人异质化失能发展轨迹组群及其医疗服务利用分析。

本书基于 2002 年至 2018 年 CLHLS 的 6 期纵向数据,首先,分析老年人生理上失能发展变化过程的异质性,将老年人划分成不同的失能发展轨迹组群。其次,探索其他健康状况、社会人口学与社会经济状况对异质化失能发展轨迹组群的影响作用。最后,利用 Andersen 医疗服务利用行为模型,以异质化失能发展轨迹组群、心理方面的认知功能和社会方面的社会隔离作为需要因素,以社会人口学和社会经济特征作为倾向因素和使能因素,考察各因素对总费用和自费费用下门诊和住院利用的影响作用,并针对老年人各异质化失能发展轨迹组群,提出适宜的健康管理措施,为提升失能老年人的养老保障提供决策基础。

(6)我国老年人异质化认知功能障碍发展轨迹组群及其医疗服务利用分析。

本书同样基于 2002 年至 2018 年 CLHLS 的 6 期纵向数据,首先,梳理老年人心理上认知功能障碍发展变化过程的异质性,将老年人识别成不同的认知功能障碍发展轨迹组群。其次,探索其他健康状况、社会人口学与社会经济状况对异质化认知功能障碍发展轨迹组群的影响作用。最后,根据 Andersen 医疗服务利用行为模型,以异质化认知功能障碍发展轨迹组群、生理方面的失能和社会方面的社会隔离作为需要因素,以社会人口学和社会经济特征作为倾向因素和使能因素,评估各因素对总费用和自费费用下门诊和住院利用的影响作用,并且提出适宜各异质化认知功能障碍发展轨迹组群的健康保障措施,以延缓老年人认知功能下降。

(7)我国老年人异质化社会隔离发展轨迹组群及其医疗服务利用分析。

本书利用 2002 年至 2018 年 CLHLS 的 6 期纵向数据,首先,理清老年人社会隔离发展变化过程的异质性,将老年人划分成不同的社会隔离发展轨迹组群。其次,考察其他健康状况、社会人口学与社会经济状况对异质化社会隔离发展轨迹组群的影响作用。最后,在 Andersen 医疗服务利用行为模型的框架下,以异质化社会隔离发展轨迹组群、生理方面的失能和心理方面的认知功能作为需要因素,以社会人口学和社会经济特征作为倾向因素和使能因素,探讨各因素对总费用和自费费用下门诊和住院利用的影响作用,并对老年人各异质化社会隔离发展轨迹组群提出有针对性的措施与建议,以促进老年人的社会参与。

❷ 资料与方法

2.1 研究对象

2.1.1 数据来源

本书的数据来自我国老年人群的代表性纵向追踪调查项目 CLHLS。该调查覆盖全国 22 个省(区、市),主要包括了老年人及其家庭基本状况、社会经济背景和家庭结构、经济来源和经济状况、健康和生活质量自评、认知功能、性格心理特征、日常活动能力(activities of daily living,ADLs)、生活方式、生活照料、疾病治疗和医疗费负担、死亡时间及死因等内容。CLHLS 于 1998 年开展全国基线调查,并于 2000 年、2002 年、2005 年、2008 年、2011 年、2014 年和 2018 年进行了追踪,其中,1998 年和 2000 年仅针对 80 岁及以上老年人进行调查,于 2002 年起扩展至 65 岁及以上老年人。CLHLS 具备较高水平的访问应答率、数据品质以及国际研究的可比较性,其数据已在国内外学术界得到广泛的认可和应用。

2.1.2 纳入对象

2.1.2.1 异质化健康状况组群及其医疗服务利用的研究对象

该部分内容利用 CLHLS 于 2018 年的截面调查数据进行研究。CLHLS 于 2018 年的调查数据中,共有 15 874 个原始样本,首先,在剔除 65 岁以下和多维健康指标缺失的样本后,共有 5 087 个样本纳入异质化健康状况组群分析;其次,在剔除社会人口学特征和社会经济状况指标缺失的样本后,共有3 807个样本纳入异质化健康状况组群的影响因素及社会人口学特征和社会经济状况差异分析;最后,在剔除门诊总费用和自费费用以及住院总费用和自费费用指标缺失的样本后,共有3 419个样本纳入异质化健康状况组群的医疗服务利用分析。该部分的研究对象如图2.1所示。

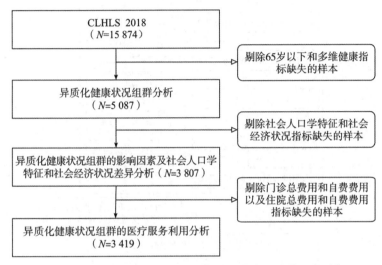

图2.1　异质化健康状况组群及其医疗服务利用的研究对象

2.1.2.2　异质化健康动态变化过程组群及其医疗服务利用的研究对象

该部分内容利用CLHLS于2002年至2018年的6期纵向数据进行研究。CLHLS于2002年的调查数据中,共有16 064个原始样本;于2005年的调查数据中,7 889位老年人失访,新增7 463位老年人,共有15 638个原始样本;于2008年的调查数据中,8 166位老年人失访,新增9 482位老年人,共有16 954个原始样本;于2011年的调查数据中,8 536位老年人失访,新增1 347位老年人,共有9 765个原始样本;于2014年的调查数据中,3 699位老年人失访,新增1 126位老年人,共有7 192个原始样本;于2018年的调查数据中,3 751位老年人失访,新增12 433位老年人,共有15 874个原始样本。

对异质化失能发展轨迹组群及其医疗服务利用的研究,首先,在剔除65岁以下、无2期及以上完整失能信息的样本后,共有16 834个样本纳入异质化发展轨迹组群分析;其次,在剔除2011—2018年认知功能障碍、社会隔离、社会人口学特征和社会经济状况指标缺失的样本后,共有5 981个样本纳入异质化失能发展轨迹组群的影响因素分析;最后,在异质化失能发展轨迹组群分析的16 834个样本中,剔除 2018 年门诊总费用和自费费用以及住院总费用和自费费用指标缺失的样本后,共有2 893个样本纳入异质化失能发展轨迹组群的医疗服务利用分析。该部分的研究对象如图 2.2 所示。

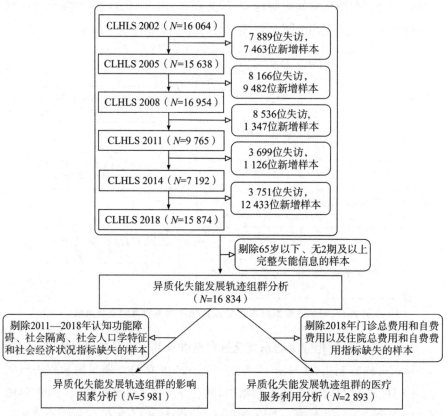

图 2.2　异质化失能发展轨迹组群及其医疗服务利用的研究对象

对异质化认知功能障碍发展轨迹组群及其医疗服务利用的研究,首先,在剔除 65 岁以下、无 2 期及以上完整认知功能障碍信息的样本后,共有6 677个样本纳入异质化认知功能障碍发展轨迹组群分析;其次,在剔除2011—2018 年失能、社会隔离、社会人口学特征和社会经济状况指标缺失的样本后,共有4 202个样本纳入异质化认知功能障碍发展轨迹组群的影响因素分析;最后,在异质化认知功能障碍发展轨迹组群分析的6 677个样本中,剔除 2018 年门诊总费用和自费费用以及住院总费用和自费费用指标缺失的样本后,共有1 902个样本纳入异质化认知功能障碍发展轨迹组群的医疗服务利用分析。该部分的研究对象如图 2.3 所示。

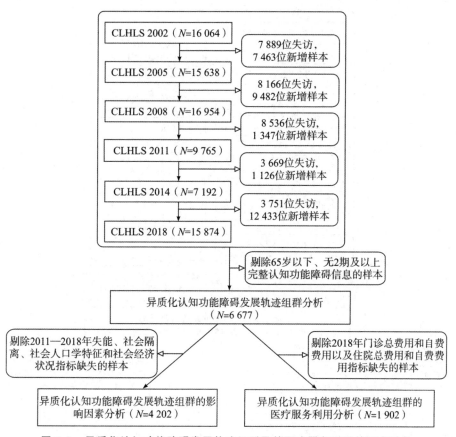

图 2.3   异质化认知功能障碍发展轨迹组群及其医疗服务利用的研究对象

对异质化社会隔离发展轨迹组群及其医疗服务利用的研究,首先,在剔除 65 岁以下、无 2 期及以上完整社会隔离信息的样本后,共有 15 795 个样本纳入异质化社会隔离发展轨迹组群分析;其次,在剔除 2011—2018 年失能、认知功能障碍、社会人口学特征和社会经济状况指标缺失的样本后,共有 5 559 个样本纳入异质化社会隔离发展轨迹组群的影响因素分析;最后,在异质化社会隔离发展轨迹组群分析的 15 795 个样本中,剔除 2018 年门诊总费用和自费费用以及住院总费用和自费费用指标缺失的样本后,共有 2 419 个样本纳入异质化社会隔离发展轨迹组群的医疗服务利用分析。该部分的研究对象如图 2.4 所示。

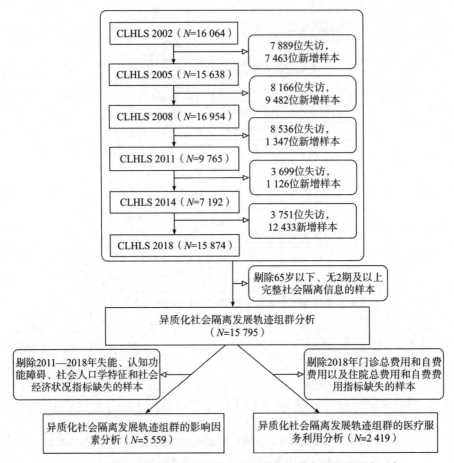

图 2.4 异质化社会隔离发展轨迹组群及其医疗服务利用的研究对象

2.2 变量测度

在国内外医疗服务行为研究中,Andersen 模型是运用最为广泛的理论框架之一(详见图 2.5)[43]。该模型刻画了影响医疗利用行为的三大要素:倾向因素、使能因素和需要因素。在 Andersen 模型中,倾向因素包括社会人口学特征及教育、职业等部分社会经济状况指标;使能因素包括收入水平和医疗保险情况等部分社会经济状况指标;而健康则是重要的需要因素,并受到倾向因素和使能因素的影响。鉴于该模型的权威性,本书基于 Andersen 模型选取分析指标。

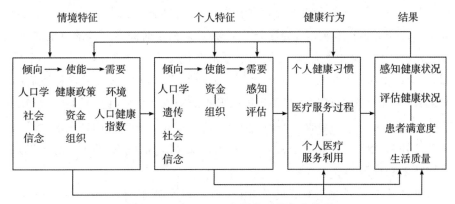

图 2.5　Andersen 医疗服务利用行为模型

2.2.1　异质化健康状况及其影响因素指标

2.2.1.1　多维度健康状况指标

为了充分评估老年人整体多维度的健康状况,基于 2018 年 CLHLS 数据,本书选取了生理、心理和社会 3 个维度的 8 个健康指标。

生理健康指标包括慢性病和生活自理能力。关于慢性病方面,本书首先选取了老年人十三大常见慢性病(高血压,糖尿病,心脏病,中风及脑血管疾病,支气管炎、肺气肿、哮喘病或肺炎,白内障,青光眼,癌症,胃肠溃疡,关节炎,胆囊炎或胆石症,血脂异常,风湿或类风湿);其次,根据疾病和有关健康问题的国际统计分类(第 11 次修订本),将这些疾病划分为七大类(循环系统疾病,内分泌、营养或代谢疾病,呼吸系统疾病,视觉系统疾病,肿瘤,消化系统疾病,肌肉骨骼系统或结缔组织疾病);最后,将慢性病指标定义为“没有慢性病”、“1 种慢性病”或“≥2 种慢性病”。关于生活自理能力方面,本书考察了日常活动能力(ADLs)和工具性活动能力(instrumental activities of daily living,IADLs)。ADLs 包括洗澡、穿衣、如厕、室内活动、吃饭和控制大小便共 6 项活动。IADLs 包括探访邻居、购物、烹饪、洗衣服、连续行走 1 公里、举起 5 公斤重的东西、连续蹲下并站起来 3 次以及使用公共交通工具共 8 项活动。ADLs 或 IADLs 中任一项活动需要协助,则视为“失能”。在 ADLs 指标的测度中,本书将 6 项活动中存在任何一项活动失能的人群定义为“失能”,而没有任何一项活动失能的则视为“没有失能”。在 IADLs 指标的测度中，本书将其划分为"0～2项失能"、"3～4项失能"或"≥5项失能"。

心理健康指标由认知障碍、抑郁状态和焦虑状态组成，均为"是"或"否"的二分变量。认知障碍的测度基于中文版简易精神状态量表（mini-mental state examination，MMSE）的评分。MMSE评估了时间定向和地点定向、即刻记忆、注意力和计算力、短时记忆以及语言能力共5个方面，包含24个项目，得分在0到30分之间。高明月等人的研究指出，对于CLHLS修改后的MMSE，采用受教育程度校正并不能提升筛查效度[44]。因此，本书中认知功能障碍的定义未采用教育水平对MMSE进行校正。根据CLHLS相关研究中对认知功能障碍的常用定义[45,46]，本书定义MMSE得分＜24分的老年人存在认知功能障碍。

抑郁状态的测度基于简版流调中心抑郁水平评定量表（10-item version of center for epidemiologic studies-depression scale，CES-D-10），包含了10个关于感觉或行为的问题，其中7个为负面问题，3个为正面问题。7个负面和前2个正面问题的选项依序为"总是"、"经常"、"有时"、"很少"和"从不"，最后1个有关睡眠质量的正面问题选项依序为"很好"、"好"、"一般"、"不好"和"很不好"。遵循以往CLHLS研究的定义[47,48]，对于负面问题，定义前3个选项得分分别为3分、2分、1分，后2个选项为0分；对于正面问题，定义前2个选项为0分，后3个选项得分分别为1分、2分、3分。CES-D-10得分范围为0到30分，分数越高，抑郁状态越严重。本书采用以往研究常用10分作为阈值，定义CES-D-10得分≥10分的老年人存在抑郁状态[48,49]。

焦虑状态的测度基于广泛性焦虑量表（7-item generalized anxiety disorder scale，GAD-7），包括7个项目。每个项目采用四级计分法，0到3分依序表示"没有"、"有几天"、"一半以上时间"和"几乎天天"。GAD-7得分范围为0到21分，得分越高，焦虑状态越严重。本书采用以往研究所建议的阈值10，定义10分及以上为焦虑状态[50]。

社会健康指标涵盖社会结构关系和社会功能关系两个方面[51]，均为是否缺乏的二分变量。社会结构关系得分范围在0到4分之间，具体由以下4个项目构成：婚姻状态（1=有配偶，0=无配偶）、亲密子女（1=有，0=无）、打牌或麻将（1=至少一个月一次，0=其他）和社会活动（1=至少一个月一次，0=其他）。本书将得分≤1分的老年人视为缺乏社会结构关系。社会功能关系的测度基于以下3个问题："您平时与谁聊天最多？"、"如果您有心事或想法，最先向谁说？"和"如果您遇到问题和困难，最先想找谁解决？"。对于第一个问题,被调查者可以从 11 项关系中依序选择 3 项;对于后 2 个问题,被调查者可以从 10 项关系中依序选择 2 项。本书将第一个问题的 3 个选项依序赋值为 3 分、2 分和 1 分,将后 2 个问题的 2 个选项依序赋值为 3 分和 2 分,并且仅考虑亲友或邻居的选项,因此该指标的得分范围为 0 到 16 分。对于该指标得分≤14 分的老年人,本书将其视为缺乏社会功能关系。

2.2.1.2 社会人口学和社会经济指标

本书利用 2018 年 CLHLS 数据,基于 Andersen 模型的倾向因素和使能因素选取社会人口学和社会经济指标。使能因素包括年龄(65~79 岁、≥80 岁)、性别(男、女)、教育水平(文盲、小学、初中、高中及以上)、婚姻状态(无配偶、有配偶)和 60 岁以前主要职业(低水平、高水平)。其中,对于 60 岁以前主要职业,参考 Luo 等人对 CLHLS 研究的定义[52],本书定义 60 岁以前主要从事专业技术人员/医生/教师、行政管理和军人的老年人为高水平就业。

使能因素包括医疗服务可及性和医疗服务可获性两方面。医疗服务可及性包括居住方式(独居、非独居)、家庭人均年收入(根据四分位数进行划分:<8 000 元,8 000~30 000 元,30 000~72 000 元,≥72 000 元)、医疗保险中的城镇职工基本医疗保险或城镇居民基本医疗保险(2018 年 CLHLS 问卷中将 2 个保险参保情况合并为一个问题;简称城镇职工医保或城镇居民医保,定义为无、有)和新型农村合作医疗保险(简称新农合,定义为无、有)。医疗服务可获性包括地区(西部、中部、东北部、东部)和居住地(农村、城镇)。其中,地区的划分依照国家统计局对我国经济区域的划分方式,将 2018 年 CLHLS 所调查的 23 个省份划分为西部、中部、东北部和东部:西部包括四川、重庆、陕西和广西共 4 个省或直辖市或自治区,中部包括山西、安徽、江西、河南、湖北和湖南共 6 个省份,东北部包括吉林、黑龙江和辽宁共 3 个省份,东部则包括北京、天津、河北、山东、上海、江苏、浙江、福建、广东和海南共 10 个省或直辖市。

2.2.2 异质化健康动态变化过程及影响因素指标

2.2.2.1 各维度健康发展轨迹指标

为了充分评估老年人异质化健康动态变化过程,基于 2002 年至 2018 年 6 期 CLHLS 数据,本书在生理、心理和社会 3 个维度中各选取 1 个健康指标。为了方便同向比较健康状况,本书定义各指标值越高表示各维度健康越差。

生理健康指标采用失能指标，包括 6 项 ADLs 和 8 项 IADLs。本书将任何一项活动失能的人群定义为"失能"，从而失能得分范围为 0 到 14 分，得分越高表示失能情况越严重。

心理健康指标采用基于 MMSE 反向得分的认知功能障碍，得分在 0 到 30 分之间，分数越高表示认知功能障碍越严重。

社会健康指标采用社会隔离指标，类似截面健康状况的定义，包括社会结构关系和社会功能关系 2 个方面，但采用反向赋值。社会结构关系得分范围仍在 0 到 4 分之间。但由于各期调查在问卷问题和选项的设置上有所不同，社会功能关系的定义和得分范围也需做调整。对于社会功能关系的 3 个问题（"您平时与谁聊天最多？"、"如果您有心事或想法，最先向谁说？"和"如果您遇到问题和困难，最先想找谁解决？"），在 2002 年的调查中，被调查者仅可从 10 项关系中选择 1 项。因此，将其他时期调查中有关问题的定义，也仅根据第一个选项的结果来定义社会功能关系，从而其得分范围在 0 到 3 分之间。那么，社会隔离的得分范围合计为 0 到 7 分之间，得分越高表示社会隔离越严重。

2.2.2.2　其他健康状况指标、社会人口学和社会经济指标

无论是 CLHLS 在 2002 年的第一期调查还是 2018 年的最后一期调查，健康状况、社会人口学和社会经济状况信息缺失情况过多。为了能纳入更多分析样本，本书将这部分信息来源进行扩展。同时，这部分信息在 2005 年和 2008 年的前 2 期调查内容与 2011 年、2014 年和 2018 年的后 3 期调查内容有所差异。为了纳入最新的信息，本书利用定义相同的 2011 年、2014 年和 2018 后 3 期调查数据，采用有对应信息的数据中最后一期的最新信息。比如，假设有一个样本的婚姻状态在 2011 年为有配偶，在 2014 年为无配偶，在 2018 年为缺失，则定义该样本的婚姻状态为无配偶。也就是说，各指标的信息有可能来自 2011 年、2014 年和 2018 年 3 个不同的年份。

2.2.3　医疗服务利用指标

基于 2018 年 CLHLS 数据，本书考察的医疗服务利用指标为过去一年的门诊总费用和自费费用以及住院总费用和自费费用。

2.3　统计方法

本书的统计分析过程主要包括以下 3 个部分:

首先,通过 LCA 和 GMM 探索老年人健康状况和各维度发展轨迹的异质性,识别老年人异质化健康组群。

其次,通过 logistic 回归模型分别考察社会人口学和社会经济因素对异质化健康状况组群和各维度发展轨迹组群的影响作用,并在社会人口学和社会经济状况分层下进一步分析异质化健康状况组群的影响因素。

最后,通过 Pearson(皮尔逊)卡方检验、Kruskal-Wallis(克鲁斯卡尔-沃利斯)秩和检验、Shapiro-Wilk(夏皮罗-威尔克)检验和 Dunn(邓恩)检验等非参数检验比较各异质化健康状况组群和各维度发展轨迹组群的医疗服务利用差异,并利用两部模型,分别以异质化健康状况组群和各维度发展轨迹组群为需要因素,以社会人口学和社会经济特征为倾向因素和使能因素,探索三大因素对门诊和住院服务利用的影响作用。其中,两部模型的第一部分采用 logistic 回归模型,第二部分在对医疗费用进行对数变换后采用线性回归模型。

本书的统计分析过程除了 GMM 建模过程采用软件 Mplus 8.3,其余分析均采用软件 R 4.2.1,将 $p < 0.05$ 视为具有统计学意义。以下简要介绍 LCA、GMM 和两部模型的基本原理。

2.3.1　潜在类别分析

在 LCA 中,假定有 J 个可观测健康指标,第 j 个健康指标(如高血压患病情况)有 r_j 个反应水平(如有、无),其中 $r_j = 1, \cdots, R_j$。令 $\boldsymbol{Y}$ 代表反应模式矩阵,$\boldsymbol{y} = (r_1, \cdots, r_J)$ 代表某个老年人在 J 个可观测健康指标的具体反应水平,其概率为 $P(\boldsymbol{Y} = \boldsymbol{y})$。假定 L 代表具有 C 种潜在异质化健康状况组群,具体组群为 $c = 1, \cdots, C$,则 LCA 的基本数学模型可以表示为[53]

$$P(\boldsymbol{Y} = \boldsymbol{y}) = \sum_{c=1}^{C} \gamma_c \prod_{j=1}^{J} \prod_{r_j=1}^{R_j} \rho_{j,r_j \mid c}^{I(y_j = r_j)} \tag{1}$$

式中,γ_c 为潜在健康组群 L 落在组群 c 的概率;$\rho_{j,r_j \mid c}$ 为可观测健康指

标 j 属于潜在健康组群 c 的条件反应概率 r_j；$I(\cdot)$ 为指示函数。各潜在健康组群的概率之和为 1，即 $\sum_{c=1}^{C}\gamma_c=1$。此外，各个可观测健康指标的反应水平之间无关联性，达到局部独立性，即对属于潜在健康组群 c 者，其各健康指标反应水平为 $\boldsymbol{y}$ 的概率等于其在各健康指标上条件反应水平概率的乘积：

$$P(\boldsymbol{Y}=\boldsymbol{y} \mid L=c)=\prod_{j=1}^{J}\prod_{r_j=1}^{R_j}\rho_{j,r_j \mid c}^{I(y_j=r_j)} \tag{2}$$

进一步地，由于潜在健康组群之间是互斥的，也就是说，每个老年人只属于一种潜在组群 c：

$$P(\boldsymbol{Y}=\boldsymbol{y})=\sum_{c=1}^{C}P(\boldsymbol{Y}=\boldsymbol{y},L=c)$$

$$=\sum_{c=1}^{C}P(L=c)P(\boldsymbol{Y}=\boldsymbol{y} \mid L=c) \tag{3}$$

在以上公式的基础上，一般以 2 个潜在健康组群模型作为假设模型，逐步增加潜在健康组群的数量，在参数限定的条件下，通过极大似然法对各模型进行估计，通过贝叶斯信息准则（Bayesian information criterion，BIC）、调整的贝叶斯信息准则（adjusted BIC，aBIC）和一致赤池信息准则（consistent Akaike information criterion，cAIC）等信息评价准则选取最佳适配模型，利用 $P(\boldsymbol{Y}=\boldsymbol{y})$ 的估计结果将老年人划分到相应的潜在异质化健康状况组群。

2.3.2 增长混合模型

在纵向健康数据研究中，健康指标在 3 个及以上时间点的重复测量值可构成健康轨迹（health trajectory）[54]。作为常用于评估纵向健康数据发展轨迹的统计方法，传统增长模型假设总体内部发展轨迹是同质的，进而刻画出总体的平均发展轨迹。然而，总体发展轨迹可能具有不可忽略的异质性特征，即总体内部可能存在互斥的群体，群体内发展轨迹同质化，而群体之间有所差异。为探索异质化健康轨迹，GMM 较早得到国外学者的关注和应用[55]，并在近几年逐渐进入国内学者的视野。

2.3.2.1 传统增长模型及其局限性

增长模型是一类用于分析纵向重复测量数据的统计模型[56]。在纵向数据发展轨迹研究中，统计模型往往需要解释两类变异：个体内（测量间）变异和个体间变异[57]。个体内变异指纵向数据的重复测量值随时间的变动趋势,即个体所遵循的发展轨迹。这些发展轨迹反映到不同个体上的差异,就是个体间变异。比如,老年人具有先缓慢下降后加速下降的认知轨迹[58];个体内变异为认知水平随时间变化的趋势,即老年人认知水平重复测量值之间的变异;个体间变异为不同老年人个体之间认知轨迹的差异。

增长模型包括固定效应和随机效应。固定效应指所有个体发展轨迹中不随个体特征变动的固定值,由截距和斜率的均值即固定系数解释,如老年人线性认知轨迹的平均截距和平均斜率,表示样本认知轨迹中平均初始水平和平均增长趋势。随机效应指个体发展轨迹围绕固定值的离散程度,通过估计随机系数的方差进行解释。随机系数是个体发展轨迹的截距和斜率与各自均值的差异,服从均值为0的正态分布,如老年人线性认知轨迹的截距方差和斜率方差,分别表示不同个体认知轨迹中初始水平的变异和增长趋势的变异。在增长模型的参数估计中,若随机系数的方差接近于0,即随机效应非常小,则所有个体的发展轨迹趋近于总体平均发展轨迹。当随机效应为0时,完全不存在个体间变异,此时所有个体遵循共同且唯一的平均发展轨迹。总之,增长模型通过估计总体的平均发展轨迹描述个体内和个体间的变异,从而刻画研究样本的发展轨迹。

传统的增长模型主要包括多水平模型(multilevel model,MLM)和潜增长曲线模型(latent growth curve model,LGCM),分别是基于多水平分析框架和结构方程模型(structural equation model,SEM)分析框架的增长模型。

MLM 也称作层次线性模型或混合效应模型,常用于分析教育学、经济学、行为科学和医疗卫生等领域的嵌套数据[59]。纵向研究中同一个体重复测量的指标值之间高度相关,其测量和个体可分别视为嵌套数据的两个水平,从而可采用 MLM 分析;通过测量水平描述个体内变异,刻画个体发展轨迹;通过个体水平描述个体间变异,表示不同个体发展轨迹的差异。

LGCM 是 SEM 应用在纵向数据发展轨迹分析中的统计模型,结合通径分析和因子分析的思想,适合处理多变量变化趋势,近十几年来发展迅速且得到广泛使用[60-63]。LGCM 基于个体可观测的各时间点指标值,将不可直接观测的发展轨迹作为潜在构念(latent construct)。对于线性 LGCM,也就是将增长模型的截距系数和斜率系数分别以潜变量的形式表示为潜截距因子和潜斜率因子,这两个因子可统称为潜增长因子。LGCM 通过估计潜增长因子的均值和方差分别描述个体内变异和个体间变异。

不同的是，刻画发展轨迹时，MLM 假设每次测量有相同的测量误差，而 LGCM 可对每次测量误差分别进行估计，以更加精确地评估潜在构念间的关系。此外，基于 SEM 分析框架的 LGCM 还可同时处理多个因变量之间的关系[64]。在实际应用中，可结合 MLM 和 LGCM 以拟合更复杂的发展轨迹[65,66]。

无论是 MLM 还是 LGCM，传统增长模型在解释个体内变异及个体间变异时，均假定全部个体遵从共同且唯一的发展轨迹，即总体内部发展轨迹是同质的。然而，总体的发展轨迹不仅存在个体层面上的差异，也可能存在群体层面上的差异。也就是说，全部个体可能并非遵循相同的发展轨迹，即发展轨迹是异质的。比如，遗忘型轻度认知障碍老年患者的认知轨迹存在 3 类不同的发展轨迹：稳定、缓慢下降和快速下降[42]。若在纵向数据研究中忽略了总体异质性，则发展轨迹的估计可能是有偏的，相应的统计推断也不会是可靠和有效的[42,67]。

处理总体异质性问题常采用基于潜变量模型的 LCA。将传统增长模型与潜类别分析进行结合，不仅可以刻画总体发展轨迹，而且可以考察其异质性。基于以上思路，目前应用较多的统计模型是 GMM。

2.3.2.2　GMM 的基本模型及建模过程

(1)基本模型。GMM 也称作潜在类别线性混合模型(latent class liner mixture model)，是在 LGCM 基础上引入潜类别概念，用于处理总体发展轨迹异质性的统计模型。其基本分析过程可以理解为：将异质化的总体划分为不同的潜在轨迹类别，并通过 LGCM 分别刻画各类别的发展轨迹，并根据其特征进行命名。

GMM 所得到的潜在类别(latent class)不同于亚组分析中的亚组(subgroup)。亚组分析根据先验(prior)的信息将总体分成不同的亚组，再分别对每个亚组进行分析。例如，根据性别将老年人分为男、女两个亚组后，分别刻画两组的认知轨迹。而 GMM 则是基于模型估计得到不同的潜在轨迹类别，属于事后(post-hoc)分组的方法，如前面提到的认知障碍患者存在 3 种不同的潜在轨迹类别[68]。

在 GMM 中，假定样本量为 N，$i=1,\cdots,N$ 表示样本中的个体，$t=0,1,\cdots$，T 表示重复测量的时间点，则样本共有 $N\times T$ 个重复测量值，$c=1,\cdots,C$ 表

示潜在轨迹类别,则线性 GMM 的基本模型如下:

$$\boldsymbol{y}_{it} = \sum_{c=1}^{C} P(L_i = c) \big[\alpha_{ic} \times \boldsymbol{\lambda}_{0tc} + \beta_{ic} \times \boldsymbol{\lambda}_{1tc} + \boldsymbol{\varepsilon}_{itc} \big]$$

$$\alpha_{ic} = \mu_{ac} + \zeta_{aic}, \zeta_{ac} \sim N(O, \sigma_{ac}^2)$$

$$\beta_{ic} = \mu_{\beta c} + \zeta_{\beta ic}, \zeta_{\beta c} \sim N(O, \sigma_{\beta c}^2)$$

$$\boldsymbol{\Phi}_c = \begin{bmatrix} \sigma_{ac}^2 & \sigma_{a\beta c} \\ \sigma_{a\beta c} & \sigma_{\beta c}^2 \end{bmatrix} \tag{4}$$

其中,$\boldsymbol{y}_{it}$ 表示个体 i 的 T 次重复测量值向量。$P(L_i = c)$ 表示个体 i 属于潜在轨迹类别 c 的概率,且有 $\sum_{c=1}^{C} P(L_i = c) = 1$。在潜在轨迹类别 c 中,α_{ic} 和 β_{ic} 分别表示潜截距因子和潜斜率因子,μ_{ac} 和 $\mu_{\beta c}$ 分别是 α_{ic} 和 β_{ic} 的均值,ζ_{aic} 和 $\zeta_{\beta ic}$ 分别是 α_{ic} 和 β_{ic} 与各自均值的差异,每一个体 i 都有特定的值,同一类中 ζ_{ac} 和 $\zeta_{\beta c}$ 服从均值为 0、方差分别为 σ_{ac}^2 和 $\sigma_{\beta c}^2$ 的正态分布。$\boldsymbol{\Phi}_c$ 表示协方差矩阵,$\sigma_{a\beta c}$ 是潜增长因子之间的协方差。潜增长因子的方差和协方差表示潜在轨迹类别内的个体间变异,即类内变异。$\boldsymbol{\varepsilon}_{itc}$ 表示个体 i 重复测量与时间相关的残差向量。$\boldsymbol{\lambda}_{0tc}$ 表示重复测量值在潜截距因子 α_{ic} 上的因子载荷向量,通常设为固定向量,比如有 5 次重复测量($t = 0, 1, \cdots, 4$),可设定 $\boldsymbol{\lambda}_{0tc} = (1,1,1,1,1)'$,表示每次测量的截距不变。$\boldsymbol{\lambda}_{1tc}$ 表示重复测量值在潜斜率因子 β_{ic} 上的因子载荷向量,其可设定具体值,如 $\boldsymbol{\lambda}_{1tc} = (0,0.25,0.5,0.75,1)'$ 表示线性发展轨迹,也可基于样本重复测量数据自由估计 $\boldsymbol{\lambda}_{1tc}$ 的值。

当 GMM 中 $C=1$ 时,模型简化为 LGCM[42]。此外,当 GMM 中不存在类内变异,即潜增长因子的方差和协方差设定为 0 时,GMM 可简化为 LCGM,也称作组基模型(group-based model)或轨迹模型(trajectory model)[69-72]。由此,LGCM 和 LCGM 均可视为 GMM 的特例。拟合 GMM 需要同时估计潜在轨迹类别数,以及各类别潜增长因子的均值和方差等多个参数,缩减所估计参数的数量或设定部分参数为 0 以简化模型[73],均有助于减轻计算负担,加快模型的估计和收敛[74,75]。因此,在 GMM 建模过程中,往往基于简约性(parsimony)的原则先拟合 LGCM 和 LCGM[76,77],再进一步估计模型。

(2)建模过程。GMM 建模过程主要包括 2 个部分,共 3 个步骤:第一部分,包括 2 个步骤,通过 GMM 的 2 个特例探索模型设定,即分别拟合 LGCM 和 LCGM,初步确定模型的潜增长因子和最优类别数;第二部分,进一步调整模型设定并比较模型拟合效果，得到最终的 GMM。具体建模过程的 3 个步骤如下：

首先，通过 LGCM 刻画总体的平均发展轨迹，从而初步确定潜增长因子。比如，无增长趋势表示模型可能只含有潜截距因子，线性趋势表示模型可能还包含潜斜率因子，二次曲线趋势表示模型可能还包含潜二次曲线因子，以此类推。若 LGCM 的模型拟合结果较差，且潜增长因子具有显著统计学意义的方差，表明总体内部发展轨迹存在异质性[74]。评估 LGCM 的模型效果，通常采用衡量模型效果的卡方检验、比较拟合指标（comparative fit index，CFI）、Tucker Lewis 指标（Tucker Lewis index，TLI）、近似误差均方根（root-mean-square error of approximation，RMSEA）、信息准则（information criterion，IC）。其中，卡方检验用于评估样本与估计模型之间的差异，值越大，模型拟合效果越差；反之，当值越小，对应 p 值小于显著性水平，则说明模型拟合效果较好。CFI 和 TLI 是用于比较指定模型和零模型的比较指数，CFI 取值范围在 0 到 1 之间，TLI 则有可能不在 0 到 1 之间，但两者均是值越大，模型拟合效果越高。RMSEA 值越小，则模型拟合效果越好。IC 主要包括赤池信息准则（Akaike information criterion，AIC）、BIC、aBIC 和 cAIC 等。IC 通过对数似然值和参数个数或样本量的惩罚项，比较模型拟合效果的优劣，值越小表明模型拟合越好。

其次，先拟合含有 2 个潜在轨迹类别（$C=2$）的 LCGM，在模型收敛和类别可解释的前提下，逐渐增加潜在轨迹类别数，通过比较含有 C 和（$C+1$）个类别的模型拟合效果，同时参考各类别比例以及最小类别的样本量，综合得到潜在轨迹的最优类别数。

最后，在最优类别数的 LCGM 基础上，调整模型设定条件，比较不同模型设定的拟合效果，以得到最终的 GMM。GMM 设定主要考虑各潜在轨迹类别是否有同样的方差和协方差（variance-covariance equality），即潜增长因子的方差和协方差是否跨类别等同（equal across classes）。若设定跨类别等同，可能导致过度分类（over-extraction of latent classes）和有偏的参数估计[78-80]；反之，则会增加模型估计的参数数量，可能导致不收敛。在确定最终模型后，可根据各潜在轨迹类别的特征对各类别进行命名。

LCGM 和 GMM 的比较不仅依赖于统计学指标，还要考虑模型的实际意义[42]。统计学指标主要有 3 类：IC、熵（entropy）和基于传统似然比检验（likelihood ratio test，LRT）的统计量。IC 评价 GMM 时一般优于其他拟合指标[81,82]。熵是基于后验概率评价分类质量的综合指标，取值在 0 到 1 之间,其值越高表明分类越精确[83]。在传统的 LRT 中,似然统计量在检验零假设成立时要求满足χ^2分布假设。然而,在检验 GMM 时,将 C 类模型中一类的概率设定为 0,以得到 $(C-1)$ 类模型,此时两个模型的差异不再服从χ^2分布[84,85],则可采用扩展的 LRT 统计量:Lo-Mendell-Rubin 似然比检验(LMR-LRT)[86,87]和基于 Bootstrap 的似然比检验(BLRT)[88]。一般先通过 LMR-LRT 筛选出几个较优的模型,再用 BLRT 比较得到最优模型[89]。在比较模型时,这 3 类统计学指标结果可能不一致,除了综合各指标的评价结果,还要考虑其实际意义以及最小类占比不低于 5%。对于实际意义,通常需要考虑专业理论、既往研究、结果可解释性以及实际模型拟合的可行性(如计算效率、模型收敛等)。

在实际研究中,发展轨迹可能呈现出非线性或多阶段的特征[90]。在 GMM 的一般线性增长模型基础上,增加二次或更高次函数潜增长因子可以刻画非线性发展轨迹,增加潜增长因子的数量可构建多阶段增长混合模型(piecewise GMM,PGMM),以描述多个发展轨迹阶段[91]。此外,GMM 可进一步纳入协变量,具体包括对发展轨迹产生影响的预测变量(predictors)和受此轨迹影响的结果变量(distal outcomes)。

2.3.3　两部模型

在门诊费用和住院费用等常见医疗服务利用数据中,往往存在大比例的零观测值,从而呈现出半连续、右偏态且可能存在异方差的分布情况,而简便灵活的两部模型是最常用的统计分析模型[92,93]。

通常情况下,两部模型的参数设定分成以下 2 个部分:是否存在正观测值的概率模型和正观测值部分的广义线性模型。第一部分模型往往采用 logistic 和 probit 模型,用于考察一个时期内是否进行就医和是否产生医疗费用等医疗服务利用行为。第二部分模型通常采用对数和 Box-Cox 变换等非线性转化,以处理偏度和异方差问题,用于探讨就医情况下的医疗费用和家庭支出等医疗服务利用行为。

在两部模型中,假定有 n 个独立分布的观测值 (x_i, y_i),$i=1,\cdots,n$,其中,$x_i \in \mathbf{R}^p$ 为 p 维的自变量,$y_i \in [0, +\infty)$ 为因变量,则第一部分模型为[92,93]

$$P(y_i = 0 | x_i) = \varphi[g(x_i)] \tag{5}$$

式中,φ 为某一函数;$g(x_i)$ 为自变量的效应函数。

第二部分模型为

$$P(y_i > 0 | x_i) = h(x_i) + \varepsilon_i \tag{6}$$

式中,h 为自变量的效应函数;ε_i 为未知分布下的随机误差。

❸ 异质化健康状况组群及其医疗服务利用

3.1 异质化健康状况组群识别

3.1.1 潜在类别分析模型的拟合效果

对于具有完整多维健康信息的5 087位老年人,构建具有 2 到 10 个潜在类别数目的 LCA 模型,计算 BIC、aBIC 和 cAIC 这 3 个代表模型拟合效果的指标,见表 3.1。为了方便查看模型效果,进一步将各模型拟合效果可视化,如图 3.1 所示。对于 BIC、aBIC 和 cAIC 等信息评价准则,指标值越低,则模型拟合效果越好。

各 LCA 模型的 BIC、aBIC 和 cAIC 指标值均随着潜在类别数据的增加先下降后增长。其中,BIC 和 cAIC 在具有 4 个潜在类别数目的模型中达到最低值,分别为39 392.235和39 435.235,而 aBIC 分别在具有 5 个和 4 个潜在类别数目的模型中达到最低值和次低值,分别为 39 246.875 和 39 255.596。因此,本研究选取具有 4 个潜在类别数目的 LCA 模型为最终模型,即本研究识别出的我国老年人异质化健康状况组群共分为 4 个组群。

表 3.1 具有 2 到 10 个潜在类别数目的潜在类别分析模型拟合效果

模型的潜在类别数目	BIC	aBIC	cAIC
2 类	39 592.771	39 526.040	39 613.771
3 类	39 449.586	39 347.901	39 481.586

续表

模型的潜在类别数目	BIC	aBIC	cAIC
4 类	39 392.235	39 255.596	39 435.235
5 类	39 418.468	39 246.875	39 472.468
6 类	39 474.675	39 268.127	39 539.675
7 类	39 551.205	39 309.703	39 627.205
8 类	39 624.960	39 348.503	39 711.960
9 类	39 703.317	39 391.906	39 801.317
10 类	39 782.318	39 435.953	39 891.318

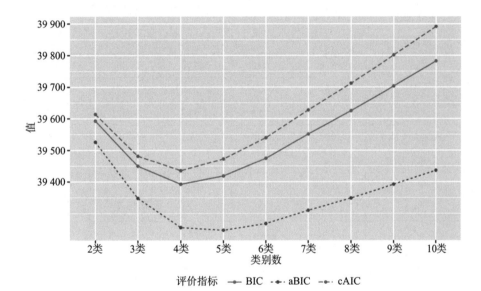

图 3.1 潜在类别分析模型的拟合效果

3.1.2 异质化健康状况组群的特征

对于最终模型的 4 个异质化健康状况组群,本书根据生理、心理和社会维度下各健康指标的条件概率特征(具体见表 3.2),对各组群进行命名。为了方便查看各组群的特征,进一步将各健康指标的条件概率可视化,如图 3.2 所示。对于具有完整多维健康信息的 5 087 位老年人,从生理维度来看,超过七成患有慢性病,近十分之一存在 ADLs 失能($\rho = 0.094$),近四分之一存在 3 项及以上的 IADLs 失能。从心理维度来看,近十八分之一存在认知障碍($\rho=0.055$),近十分之一存在抑郁状态($\rho=0.099$),仅有百分之一左右存在焦虑状态($\rho=0.013$)。从社会维度来看,近三分之一存在缺乏社会结构关系或缺乏社会功能关系($\rho=0.313$ 和 0.364)。

相较于其他组群,第一个组群在缺乏社会结构关系和缺乏社会功能关系的概率最大($\rho=1.000$ 和 0.553),并且患有 2 种及以上慢性病、ADLs 失能的概率最低($\rho=0.228$ 和 0.009)。因此,本书将该组群称为"社交缺乏组",样本数为 1 139 人,在全样本中占比超过五分之一(22.39%)。

表 3.2　不同异质化健康状况组群下生理、心理和社会维度各健康指标的条件概率

多维度健康指标	样本 ($N=5\,087$)	社交缺乏组 ($n=1\,139$)	功能障碍组 ($n=661$)	身心障碍组 ($n=190$)	相对健康组 ($n=3\,097$)
生理健康					
慢性病					
0	0.276	0.352	0.208	0.208	0.308
1	0.387	0.420	0.355	0.271	0.395
≥2	0.337	0.228	0.437	0.521	0.297
ADLs 失能	0.094	0.009	0.564	0.058	0.018
IADLs 失能					
0~2	0.753	0.748	0.020	0.556	0.909
3~4	0.107	0.178	0.164	0.287	0.069
≥5	0.140	0.075	0.816	0.158	0.022
心理健康					
认知障碍	0.055	0.065	0.202	0.105	0.020
抑郁状态	0.099	0.086	0.132	0.925	0.041
焦虑状态	0.013	0.005	0.008	0.239	0.003
社会健康					
缺乏社会结构关系	0.313	1.000	0.660	0.330	0.088
缺乏社会功能关系	0.364	0.553	0.403	0.493	0.329

在第二个组群的老年人中,ADLs 失能、5 项及以上 IADLs 失能和认知障碍的概率均高于其他组群($\rho=0.564$、0.816 和 0.202),并且没有患慢性病和 0~2 项 IADLs 失能的概率均为最小值($\rho=0.208$ 和 0.020)。因此,本书

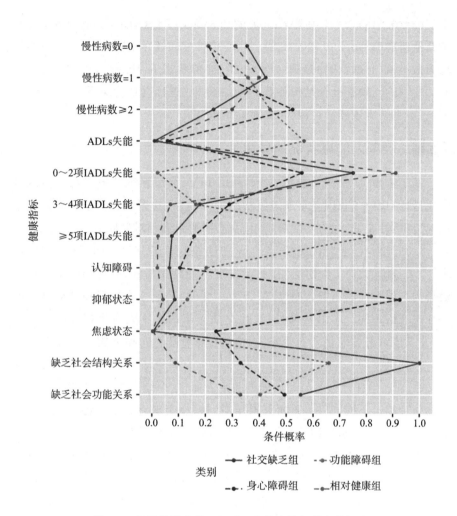

图 3.2　异质化健康状况组群下各健康指标的条件概率

将该组群视为"功能障碍组",样本数为 661,在全样本中占比超过一成（12.99%）。

对于第三个组群的老年人,患有 2 种及以上慢性病、抑郁状态和焦虑状态的概率最大（$\rho = 0.521$、0.925 和 0.239）,故可称为"身心障碍组"。该组群在全样本中占比较少,仅为 3.74%。

而最后一个组群的老年人在所有 4 个组群中占比最大（$n = 3\ 097$, 60.88%）。在该组群的老年人中,从生理维度来看,没有患慢性病和患有 1 种慢性病的概率均为较大值（$\rho = 0.308$ 和 0.395）,ADLs 失能的概率为较小值($\rho=0.018$)，3～4 项 IADLs 失能和 5 项及以上 IADLs 失能的概率均小于其他组群($\rho=0.069$ 和 0.022)。从心理维度和社会维度来看，各健康指标均为最小值(心理：认知障碍 $\rho=0.020$，抑郁状态 $\rho=0.041$，焦虑状态 $\rho=0.003$。社会：缺乏社会结构关系 $\rho=0.088$，缺乏社会功能关系 $\rho=0.329$)。因此，本书认为该族群可视为"相对健康组"。

3.1.3 老年人健康状况的异质性

基于生理-心理-社会模型，本书利用 LCA 模型系统性地整合了多维度健康指标，探讨了我国老年人健康状况的异质性，并识别出 4 个异质化健康状况组群：社交缺乏组、功能障碍组、身心障碍组和相对健康组。

以往异质化健康状况组群的研究往往仅考虑了生理健康和心理健康[9-11,38]，相较之下，本书纳入了社会维度上的健康指标，并得到一个以社会健康为主要特征的组群，即社交缺乏组。同时，其他 3 个组群在社会维度的特征也有所不同。本书结果显示，社交缺乏组的老年人占比超过了五分之一，并且该组群的老年人在生理方面共患多种慢性病和失能的可能性均较低。在社会参与和慢性病相关研究中，鲜少有研究表明两者存在显著的相关关系[94]。但在社会参与和失能的关系方面，这个结果与 2014 年我国老年人的研究略有不同，其中，该研究同样得到以社交缺乏为主要特点的老年人组群，但其失能的情况则较严重[6,7]。从其他 3 个异质化健康状况组群在社会维度的特征上来看，功能障碍组和身心障碍组的老年人出现社交缺乏情况的可能性也较高，而相对健康组的老年人则表现出较好的社会参与。以往研究指出，尽管社交活动有可能与更好的日常功能和更少的残疾有关，如社会参与有助于预防失能，而具备活动能力能够保障老年人持续参与到社会中[95]；但从长期来看，社交活动的保护作用也可能有一定程度的下降[94]。此外，在我国快速老龄化的背景下，随着近年来社会的流动性和原子化的不断加强，独居的空巢老年人越来越多。尽管老年人生活有很多不便，但他们更愿意自己解决问题，而不是寻求帮助，避免给家人或外人带来负担[96]。对于这类老年人，具有较好活动能力的老年人在还能维系较好的生活下更有可能减少非必要的社交活动，而当生活自理存在一定困难后，老年人则只能寻求更多的社会支持来得到帮助。因此，对归属于社交缺乏组的老年人，不仅要重点考察老年人社会健康和生理健康之间潜在的相互影响作用，还需要考虑社会变革给老年人社会参与带来的深远影响。

其他3个异质化健康状况组群的特征与以往相关研究的结果相类似[8-11,38]。从其他3个组群的人数比例来看,相对健康组的老年人占比超过六成,功能障碍组超过十分之一,而身心障碍组仅不到二十六分之一。若仅从慢性病来看,全样本中没有患慢性病的老年人仅接近三成,占比小于相对健康组的占比。若仅从失能来看,ADLs失能的老年人占比不到一成,占比低于功能障碍组的占比;但3项及以上IADLs失能的占比则较高,接近四分之一。考虑到近年来我国老年人慢性病患病率和失能率逐年上升[30],老年人健康管理不应只是对不同慢性病或是否失能进行简单的分类管理,还应将整体多维度健康状况的异质性纳入考虑,以人为本,从而提高整合型健康管理的效益和效率。

此外,后续相关的影响因素分析及非参数检验结果显示,无论是理论意义还是现实意义,老年人异质化健康状况组群的识别是有效且必要的。

因此,基于生理、心理和社会维度的健康指标,本书引入健康状况的异质性,有助于更全面、准确地评估老年人整体健康状况[6,7],从而更充分地了解我国老年人日益增长的复杂健康需求[38]。

3.2 异质化健康状况组群影响因素

3.2.1 异质化健康状况组群的基本特征

在具有完整多维健康信息的5 087位老年人中,剔除社会人口学特征和社会经济状况指标缺失的样本,共有3 807人,其基本情况见表3.3。其中,近六成的老年人为65～79岁(57.47%)或男性(55.24%)。大部分老年人具有小学或初中的教育水平,近六分之一的教育水平在高中及以上(16.68%),但有近四分之一的老年人为文盲(24.82%)。近四成的老年人没有配偶。大部分老年人在60岁以前主要职业为低水平就业,占比超过八成(81.11%)。

从居住方式来看,绝大部分老年人与他人同住(85.61%)。近四成老年人所在家庭的年度总收入在30 000元以下,其中,低于8 000元的接近五分之一(19.04%)。对于医疗保险方面,近三分之一的老年人参加了城镇职工

表3.3 老年人的社会人口学特征、社会经济状况以及多维度健康情况

指　标	人数/人	比例/%	指　标	人数/人	比例/%
年龄/岁			新农合	2 039	53.56
65～79	2 188	57.47	**地区**		
≥80	1 619	42.53	西部	798	20.96
性别			中部	848	22.27
男	2 103	55.24	东北部	220	5.78
女	1 704	44.76	东部	1 941	50.99
教育水平			**居住地**		
文盲	945	24.82	农村	1 487	39.06
小学	1 031	27.08	城镇	2 320	60.94
初中	1 196	31.42	**生理健康**		
高中及以上	635	16.68	慢性病		
婚姻状态			0	1 049	27.56
无配偶	1 469	38.59	1	1 475	38.74
有配偶	2 338	61.41	≥2	1 283	33.70
60岁以前主要职业			ADLs失能	357	9.38
低水平	3 088	81.11	IADLs失能		
高水平	719	18.89	0～2	2 867	75.31
居住方式			3～4	406	10.66
独居	548	14.39	≥5	534	14.03
非独居	3 259	85.61	**心理健康**		
家庭总收入/元			认知障碍	209	5.49
<8 000	725	19.04	抑郁状态	377	9.90
8 000～30 000	791	20.78	焦虑状态	50	1.31
30 000～72 000	1 085	28.50	**社会健康**		
≥72 000	1 206	31.68	缺乏社会结构关系	1 192	31.31
医疗保险			缺乏社会功能关系	1 387	36.43
城镇职工/居民医保	1 236	32.47			

注:样本为3 807人。

医保或城镇居民医保（32.47％），超过一半的老年人参加了新农合（53.56％）。从地区来看，东北部地区的老年人占比最低，仅为5.78％，东部地区的老年人占比最高，超过一半（50.99％）。从居住地来看，有近四成的老年人居住在农村（39.06％）。

从生理健康来看，七成以上的老年人患有慢性病，其中患有2种及以上慢性病的老年人占比达到33.70％。近十分之一的老年人存在ADLs失能（9.38％），近四分之一的老年人存在3项及以上的IADLs失能。从心理健康来看，大部分老年人的心理状态较好，仅有5.49％、9.90％和1.31％分别存在认知障碍、抑郁状态和焦虑状态。从社会健康来看，近三分之一的老年人缺乏社会结构关系或缺乏社会功能关系（31.31％和36.43％）

从Pearson卡方检验的结果来看，各异质化健康状况组群在社会人口学特征和社会经济状况指标上均存在显著性差异（p值均小于0.001），见表3.4。

从年龄分组来看，功能障碍组中80岁及以上的高龄老年人占比最高，达到86.91％；相对健康组中65～79岁的低龄老年人占比高于其他组，达到71.77％；相较之下，社交缺乏组和身心障碍组在两个年龄段的占比差异较小。从性别来看，身心障碍组、社交缺乏组和功能障碍组这3个非相对健康组中女性的占比较高，而相对健康组的女性占比较低。从教育水平来看，社交缺乏组中高中及以上教育水平的占比最低，仅为9.83％；功能障碍组中文盲比例最高，超过五分之二（41.80％）；相对健康组的教育水平较高，超过一半以上的老年人进入初中及以上学校学习，特别地，近五分之一老年人受过高中及以上的教育（19.31％）。从婚姻状态来看，社交缺乏组和功能障碍组中没有配偶的占比（90.04％和75.20％）高于其他组，相对健康组中有配偶的占比最高，达到86.60％。从60岁以前主要职业来看，身心障碍组低水平就业的占比最高，达到九成左右（89.71％），功能障碍组高水平就业的占比高于其他组，接近四分之一（23.05％）。

对于居住方式，社交缺乏组和身心障碍组独居的比例较高（34.68％和16.91％），相对健康组中绝大多数老年人与他人同住，比例高达92.10％。对于家庭总收入，身心障碍组中低收入比例较高，其中接近三分之一的老年人家庭总收入低于8 000元（32.35％），而功能障碍组中高收入比例高于其他组，其中接近四成的老年人家庭总收入高于72 000元（38.09％）。对于医疗保险，社交缺乏组参加城镇职工医保或城镇居民医保的比例低于其他组，仅为四分之一左右（25.98％），而参加新农合的比例最高，接近六成

(58.13%);功能障碍组参加城镇职工医保或城镇居民医保的比例最高,接近四成(37.11%),而参加新农合的比例低于其他组,仅为44.53%。

从地区来看,社交缺乏组在中部和西部的比例(26.86%和23.96%)均高于其他组,在东部的比例(42.62%)低于其他组;功能障碍组在东北部的比例(9.38%)高于其他组;身心障碍组在东部的比例最高,接近六成(57.35%)。从居住地来看,社交缺乏组居住在农村的比例(44.01%)高于其他组,功能障碍组居住在城镇的占比最高,接近七成(69.53%)。

表 3.4　异质化健康状况组群的社会人口学特征和社会经济状况

变 量	社交缺乏组[1] ($n=793$)	功能障碍组[1] ($n=512$)	身心障碍组[1] ($n=136$)	相对健康组[1] ($n=2\ 366$)	p 值[2]
年龄/岁					<0.001
65～79	347(43.76)	67(13.09)	76(55.88)	1 698(71.77)	
≥80	446(56.24)	445(86.91)	60(44.12)	668(28.23)	
性别					<0.001
男	356(44.89)	234(45.70)	54(39.71)	1 459(61.67)	
女	437(55.11)	278(54.30)	82(60.29)	907(38.33)	
教育水平					<0.001
文盲	272(34.30)	214(41.80)	48(35.29)	411(17.37)	
小学	247(31.15)	122(23.83)	32(23.53)	630(26.63)	
初中	196(24.72)	100(19.53)	32(23.53)	868(36.69)	
高中及以上	78(9.83)	76(14.84)	24(17.65)	457(19.31)	
婚姻状态					<0.001
无配偶	714(90.04)	385(75.20)	53(38.97)	317(13.40)	
有配偶	79(9.96)	127(24.80)	83(61.03)	2 049(86.60)	
60 岁以前主要职业					<0.001
低水平	696(87.77)	394(76.95)	122(89.71)	1 876(79.29)	
高水平	97(12.23)	118(23.05)	14(10.29)	490(20.71)	
居住方式					<0.001
独居	275(34.68)	63(12.30)	23(16.91)	187(7.90)	
非独居	518(65.32)	449(87.70)	113(83.09)	2 179(92.10)	

续表

变　量	社交缺乏组[1] （n＝793）	功能障碍组[1] （n＝512）	身心障碍组[1] （n＝136）	相对健康组[1] （n＝2 366）	p 值[2]
家庭总收入/元					<0.001
<8 000	193(24.34)	86(16.80)	44(32.35)	402(16.99)	
8 000～30 000	177(22.32)	85(16.60)	26(19.12)	503(21.26)	
30 000～72 000	223(28.12)	146(28.51)	31(22.79)	685(28.95)	
≥72 000	200(25.22)	195(38.09)	35(25.74)	776(32.80)	
医疗保险					
城镇职工/居民医保	206(25.98)	190(37.11)	45(33.09)	795(33.60)	<0.001
新农合	461(58.13)	228(44.53)	75(55.15)	1 275(53.89)	<0.001
地区					<0.001
西部	190(23.96)	78(15.23)	23(16.91)	507(21.43)	
中部	213(26.86)	102(19.92)	30(22.06)	503(21.26)	
东北部	52(6.56)	48(9.38)	5(3.68)	115(4.86)	
东部	338(42.62)	284(55.47)	78(57.35)	1 241(52.45)	
居住地					<0.001
农村	349(44.01)	156(30.47)	49(36.03)	933(39.43)	
城镇	444(55.99)	356(69.53)	87(63.97)	1 433(60.57)	

注：样本为 3 807 人。[1]n(%)，[2]Pearson 卡方检验。

3.2.2　异质化健康状况组群的影响因素分析结果

基于 logistic 回归模型，以相对健康组为参考，老年人异质化健康状况组群的影响因素分析结果见表 3.5。除了城镇职工医保或城镇居民医保和居住地，其他社会人口学特征和社会经济状况因素对我国老年人异质化健康状况组群均有显著的影响作用。相较于相对健康组，教育水平和婚姻状态对其他组群都有显著的影响作用。此外，家庭总收入和新农合对社交缺乏组有显著的影响作用，年龄、居住方式和地区对功能障碍组有显著的影响作用，而性别、60 岁以前主要职业和家庭总收入对身心障碍组有显著的影响作用。

以相对健康组为参考，年龄越大，达到 80 岁及以上高龄的老年人归属于功能障碍组的概率是 65～79 岁低龄老年人的近 7 倍(OR=6.93,95%CI 为 5.10～9.42)。相较于男性,女性老年人出现身心障碍的可能性增加了 81% (OR=1.81,95%CI 为 1.23～2.68)。相较于没有接受过教育的老年人,接受过教育的老年人出现非相对健康情况的风险较小。与没有配偶的老年人相比,有配偶的老年人归属于非相对健康组的可能性更低,其可能性从小到大依序为社交缺乏组、功能障碍组和身心障碍组(OR=0.02,95%CI 为 0.01～0.02;OR=0.08,95%CI 为 0.06～0.10;OR=0.30,95%CI 为 0.19～0.47)。相较于 60 岁以前低水平就业的老年人,高水平就业的老年人出现身心障碍的可能性仅为 40%(95%CI 为 0.21～0.78)。

表 3.5　基于 logistic 回归模型的异质化健康状况组群影响因素分析结果

变　量	社交缺乏组 OR(95%CI)	功能障碍组 OR(95%CI)	身心障碍组 OR(95%CI)
年龄/岁			
65～79	Ref.	Ref.	Ref.
≥80	1.02(0.80,1.30)	6.93(5.10,9.42)***	1.43(0.96,2.14)
性别			
男	Ref.	Ref.	Ref.
女	0.85(0.67,1.08)	1.06(0.81,1.38)	1.81(1.23,2.68)**
教育水平			
文盲	Ref.	Ref.	Ref.
小学	0.68(0.51,0.92)*	0.53(0.38,0.73)***	0.60(0.37,0.99)*
初中	0.59(0.43,0.82)**	0.45(0.31,0.64)***	0.57(0.34,0.95)*
高中及以上	0.58(0.37,0.93)*	0.49(0.31,0.79)**	1.16(0.60,2.25)
婚姻状态			
无配偶	Ref.	Ref.	Ref.
有配偶	0.02(0.01,0.02)***	0.08(0.06,0.10)***	0.30(0.19,0.47)***
60 岁以前主要职业			
低水平	Ref.	Ref.	Ref.
高水平	0.79(0.55,1.15)	1.28(0.89,1.84)	0.40(0.21,0.78)**

续表

变　量	社交缺乏组 OR(95%CI)	功能障碍组 OR(95%CI)	身心障碍组 OR(95%CI)
居住方式			
独居	Ref.	Ref.	Ref.
非独居	1.09(0.82,1.45)	3.14(2.16,4.57)***	1.35(0.76,2.37)
家庭总收入/元			
<8 000	Ref.	Ref.	Ref.
8 000～30 000	0.94(0.67,1.32)	0.81(0.55,1.21)	0.53(0.32,0.89)*
30 000～72 000	0.71(0.51,0.99)*	0.77(0.53,1.13)	0.39(0.23,0.66)***
≥72 000	0.81(0.57,1.16)	0.84(0.57,1.24)	0.37(0.21,0.65)***
医疗保险			
城镇职工/居民医保			
无	Ref.	Ref.	Ref.
有	0.78(0.56,1.10)	0.90(0.63,1.27)	1.20(0.67,2.17)
新农合			
无	Ref.	Ref.	Ref.
有	0.66(0.47,0.93)*	0.71(0.49,1.02)	0.86(0.48,1.54)
地区			
西部	Ref.	Ref.	Ref.
中部	1.20(0.87,1.66)	1.57(1.07,2.30)*	1.37(0.77,2.42)
东北部	1.35(0.81,2.25)	3.04(1.78,5.21)***	1.00(0.36,2.74)
东部	0.81(0.61,1.08)	1.70(1.22,2.38)**	1.38(0.84,2.27)
居住地			
农村	Ref.	Ref.	Ref.
城镇	0.85(0.66,1.09)	1.19(0.89,1.59)	1.33(0.88,2.01)

　　注:样本为 3 807 人。logistic 模型均以相对健康组为参照。* $p<0.05$;** $p<0.01$;*** $p<0.001$。OR:优势比。CI:置信区间。Ref.:参考值。下同。

相较于独居老年人,非独居老年人更有可能归属于功能障碍组(OR＝3.14,95％CI 为 2.16～4.57)。与家庭总收入低于 8 000 元的老年人相比,总收入在 30 000～72 000 元的中等偏上收入家庭中的老年人出现社交缺乏的可能性仅为 0.71(95％CI 为 0.51～0.99),而总收入在 8 000 元及以上的中高收入家庭中的老年人出现身心障碍的可能性较低,并随着收入的增高,可能性逐步下降(家庭总收入 8 000～30 000 元,OR＝0.53,95％CI 为 0.32～0.89;30 000～72 000 元,OR＝0.39,95％CI 为 0.23～0.66;≥72 000 元,OR＝0.37,95％CI 为 0.21～0.65)。从医疗保险来看,相较于没有参加新农合的老年人,参保老年人归属于社交缺乏组的可能性仅为 66％(95％CI 为 0.47～0.93)。

相较于西部地区的老年人,其他地区老年人更有可能归属于功能障碍组,其可能性从大到小依序为东北部、东部和中部(OR＝3.04,95％CI 为 1.78～5.21;OR＝1.70,95％CI 为 1.22～2.38;OR＝1.57,95％CI 为 1.07～2.30)。

3.2.3　异质化健康状况组群的主要影响因素探讨

本书结果显示,我国老年人异质化健康状况组群的影响因素主要包括年龄、性别、教育水平、婚姻状态、60 岁以前主要职业、居住方式、家庭总收入、新农合和地区。

随着年龄的增长,老年人健康状况越来越弱,更有可能出现功能障碍[7,38]。从性别差异来看,女性老年人出现身心障碍的可能性较高,其中生理方面表现为患慢性病的可能性较高。该结果与 Wang 等人在吉林省的慢性病调查研究相似,他们指出,女性老年人不仅在多种慢性病的患病率显著高于男性,而且在心理健康方面也明显比男性差[97]。尽管女性老年人的预期寿命长于男性,但是在生命的终末期,女性老年人的健康状况往往更糟糕[98,99]。因此,对于我国老年女性的健康状况,应同时重点关注常见慢性病和心理健康状况。

相较于受教育程度较低的老年人,受教育程度较高的老年人出现社交缺乏、功能障碍和身心障碍的风险均较低。从生理和心理维度上的指标来看,这一结果和中国健康与养老追踪调查(China Health and Retirement Longitudinal Study, CHARLS)数据研究结果相类似[100]。老年人教育水平越高,其知识储备和专业技能越丰富,参与到经济、政治和社会活动的机会也就更多[101,102]。这不仅有助于提高老年人的社会经济地位,而且有助于减缓老年人认知功能的退化,提高老年人的健康意识和健康素养,从而增加和优化物质、精神和社会方面的健康投入,改善健康行为。虽然早期教育水平已经导致了老年人健康的差异,但"亡羊补牢,为时不晚",还可以通过老年时期的教育来弥合不同群体的差距。然而,我国老年人接受再教育的途径十分有限。参加老年大学已成为我国老年人主要的社会活动之一。近年来老年大学本身面临供不应求、"入学难"的问题,再加上疫情的影响,老年人接受再教育的渠道进一步受限。此外,社区老人活动中心或养老照护机构仅能提供简单、基础的服务,无法满足老年人多样化、多维度的健康需求。这些现象凸显出我国养老事业的发展已严重滞后于现有经济和社会发展水平。随着我国数字化进程的加快,可利用数字技术的健康促进功能,促进老年人健康教育,避免老年人健康不平等进一步加剧[100]。

　　婚姻对老年人多个健康维度都有明显的保护作用,尤其是社交缺乏组和功能障碍组。已有研究指出,婚姻能够促进健康行为,增加收入,以及获得情感或工具性的支持[103],从而改善健康结局。因此,应推进丧偶或单身老年人的精准健康保障,侧重防范各个健康维度的同步恶化。60 岁以前高水平就业对老年人的身心障碍具有显著的保护作用,这与其他国家的研究相类似。Soler-Vila 等人在对西班牙 60 岁以上老年人的研究显示,老年人衰弱风险存在显著的职业差异,其中,相较于非体力劳动者,体力劳动者更有可能出现肥胖、抑郁和肌肉骨骼系统疾病[104]。对于不同职业阶层老年人的健康差距,主要的原因可能在于,不同职业在社会经济状况、营养和行为方面存在差异,并且老年人退休前的职业健康风险暴露和保护能力也有所不同,从而对老年时期的健康差异带来累积效应[105]。一旦老年人提前退休或者在退休后彻底退出劳动力市场,会对老年人的健康状况产生负面的影响,给老年人带来更大的患慢性病、失能和认知功能障碍的风险[106,107]。在我国当前人口老龄化加深的现实下,如何合理挖掘老年人的人力资本,推动规模日益庞大的低龄老年人实现"老有所为",进一步促进老年人健康公平,还有待进一步研究。

　　诚如以往研究表明,与他人同住对老年人归属于功能障碍组的显著正向作用可能与老年人日常活动能力和社会网络支持有关[38,108]。老年人生活无法自理后,往往需要配偶或子女的支持,或者住在养老机构,以得到生活的照料。此外,较高收入对老年人身心障碍和社交缺乏的保护作用比较突出，尤其是身心障碍组。针对经济社会地位较低的老年人，需要优化医疗卫生资源配置，保障其获得更多的医疗卫生资源来改善各维度的健康状况。为了应对看病难和看病贵的民生难题，我国建立了一系列多水平且高覆盖的医疗保险制度。现有研究已论证了我国医疗保险推进了健康覆盖的公平性，并改善了老年人的健康状况[109]。本书发现，参保新农合的老年人较少出现社交缺乏。新农合有助于提高农民的医疗可及性[110]，进而也有助于提升农村老年人的健康水平。我国于2019年全面启动统一的城乡居民医疗保险制度，推进城乡居民公平享有基本医疗保险权益[111]，其对老年人异质化健康状况组群的影响作用尚待未来进一步探讨。

从地区来看，非西部地区的老年人在日常活动能力方面不如西部地区的老年人。该发现不同于以往研究的结果[112,113]。各地区的经济发展水平不平衡，医疗服务资源有所差异，导致老年人无法获得同等水平的医疗服务[114]，进而影响寿命的长短，表现出来的健康特征也有所差异。相较于西部地区，其他地区老年人的寿命更长[115]。同时，以往研究指出，西部老年人可能存在慢性病少报、漏报的情况[116]。因此，西部老年人发生多种慢性病进而导致功能障碍的可能性也就较低。此外，李琴和郑晶发现，西部地区农村老年人的农业劳动时间高于其他地区[117]。可见，西部部分老年人由于经济因素，不仅未完全不参与劳动的可能性较大，而且劳动时间更长，从而在一定程度上减缓了日常活动能力的恶化。

3.3 不同年龄组下异质化健康状况组群的影响因素

3.3.1 不同年龄组下异质化健康状况组群的影响因素分析

对于不同年龄组的老年人，性别、教育水平、婚姻状态、家庭总收入和地区对我国老年人异质化健康状况组群均有显著的影响作用，具体见表3.6和表3.7。而新农合仅对65～79岁的低龄老年人存在显著的影响作用。60岁以前主要职业和居住方式仅对80岁及以上高龄老年人存在显著的影响作用。

3.3.1.1 65～79岁老年人异质化健康状况组群的影响因素分析结果

对于65～79岁的低龄老年人，相较于男性，女性归属于身心障碍组的可能性增加了 67%（OR＝1.67,95％CI 为 1.01～2.78）。与没有接受过教育的低龄老年人相比,接受过小学和初中教育的低龄老年人出现功能障碍的风险分别仅为一半左右（OR＝0.48,95％CI 为 0.23～1.00）和三分之一（OR＝0.33,95％CI 为 0.16～0.68）,而这两类受教育程度的低龄老年人出现身心障碍的风险都仅为三分之一左右（OR＝0.33,95％CI 为 0.16～0.65;OR＝0.32,95％CI 为 0.17～0.63）。相较于没有配偶的低龄老年人,有配偶的低龄老年人归属于社交缺乏组的可能性仅为五十分之一（OR＝0.02,95％CI 为 0.01～0.03）,归属于功能障碍组和身心障碍组的可能性均为五分之一左右（OR＝0.20,95％CI 为 0.10～0.39;OR＝0.22,95％CI 为 0.12～0.40）。

与家庭总收入低于 8 000 元的低龄老年人相比,总收入在 30 000～72 000元的中等偏上收入家庭中的低龄老年人出现身心障碍的可能性仅为近四成（OR＝0.37,95％CI 为 0.18～0.75）。从医疗保险来看,与没有参加新农合的低龄老年人相比,参保低龄老年人归属于社交缺乏组的可能性仅为 56%（95％CI 为 0.34～0.92）。

与西部地区的低龄老年人相比,东部地区低龄老年人出现社交缺乏的可能性仅为三分之二（OR＝0.66,95％CI 为 0.44～1.00）,东北部地区低龄老年人出现功能障碍的可能性高出 2.23 倍（OR＝3.23,95％CI 为 1.19～8.73）。

表 3.6　65～79 岁老年人异质化健康状况组群影响因素分析结果

变　量	社交缺乏组 OR(95％CI)	功能障碍组 OR(95％CI)	身心障碍组 OR(95％CI)
性别			
男	Ref.	Ref.	Ref.
女	0.99(0.71,1.38)	1.07(0.63,1.80)	1.67(1.01,2.78)*
教育水平			
文盲	Ref.	Ref.	Ref.
小学	0.80(0.50,1.27)	0.48(0.23,1.00)*	0.33(0.16,0.65)**
初中	0.70(0.44,1.11)	0.33(0.16,0.68)**	0.32(0.17,0.63)***
高中及以上	0.64(0.33,1.25)	0.56(0.22,1.43)	0.81(0.35,1.85)

续表

变　量	社交缺乏组 OR(95%CI)	功能障碍组 OR(95%CI)	身心障碍组 OR(95%CI)
婚姻状态			
无配偶	Ref.	Ref.	Ref.
有配偶	0.02(0.01,0.03)***	0.20(0.10,0.39)***	0.22(0.12,0.40)***
60岁以前主要职业			
低水平	Ref.	Ref.	Ref.
高水平	0.77(0.44,1.34)	1.45(0.69,3.07)	0.56(0.25,1.28)
居住方式			
独居	Ref.	Ref.	Ref.
非独居	0.96(0.64,1.45)	1.96(0.75,5.11)	2.17(0.85,5.51)
家庭总收入/元			
<8 000	Ref.	Ref.	Ref.
8 000~30 000	0.78(0.49,1.26)	0.68(0.32,1.47)	0.54(0.27,1.09)
30 000~72 000	0.69(0.43,1.10)	0.58(0.27,1.22)	0.37(0.18,0.75)**
≥72 000	0.63(0.37,1.06)	0.46(0.20,1.05)	0.50(0.24,1.03)
医疗保险			
城镇职工/居民医保			
无	Ref.	Ref.	Ref.
有	0.72(0.43,1.20)	0.86(0.40,1.87)	1.04(0.46,2.38)
新农合			
无	Ref.	Ref.	Ref.
有	0.56(0.34,0.92)*	0.75(0.34,1.66)	1.09(0.49,2.43)
地区			
西部	Ref.	Ref.	Ref.
中部	0.91(0.57,1.43)	1.11(0.47,2.60)	0.88(0.43,1.82)
东北部	0.88(0.43,1.81)	3.23(1.19,8.73)*	1.09(0.34,3.45)
东部	0.66(0.44,1.00)*	1.35(0.65,2.84)	0.85(0.45,1.60)
居住地			
农村	Ref.	Ref.	Ref.
城镇	0.84(0.59,1.20)	1.24(0.69,2.23)	1.63(0.94,2.83)

注:样本为2 188人。

3.3.1.2 80 岁及以上老年人异质化健康状况组群的影响因素分析结果

对于 80 岁及以上的高龄老年人,与男性相比,女性高龄老年人出现身心障碍的可能性高出 1.16 倍(OR＝2.16,95％CI 为 1.15～4.05)。相较于没有接受过教育的高龄老年人,接受过小学和初中教育的高龄老年人出现社交缺乏的风险均仅为六成左右(OR＝0.61,95％CI 为 0.41～0.92;OR＝0.57,95％CI 为 0.35～0.92);接受过小学及以上教育的高龄老年人出现功能障碍的风险仅为一半左右(教育水平为小学,OR＝0.53,95％CI 为 0.35～0.78;初中,OR＝0.51,95％CI 为 0.32～0.79;高中及以上,OR＝0.48,95％CI 为 0.27～0.86)。与没有配偶的高龄老年人相比,有配偶的高龄老年人出现非相对健康情况的可能性更低,其可能性从小到大依次为社交缺乏组、功能障碍组和身心障碍组(OR＝0.01,95％CI 为 0.01～0.02;OR＝0.05,95％CI 为 0.04～0.08;OR＝0.38,95％CI 为 0.20～0.73)。相较于 60 岁以前低水平就业的高龄老年人,高水平就业的高龄老年人出现身心障碍的可能性仅为五分之一(OR＝0.20,95％CI 为 0.06～0.67)。

表 3.7　≥80 岁老年人异质化健康状况组群影响因素分析结果

变　量	社交缺乏组 OR(95％CI)	功能障碍组 OR(95％CI)	身心障碍组 OR(95％CI)
性别			
男	Ref.	Ref.	Ref.
女	0.72(0.51,1.03)	0.99(0.71,1.39)	2.16(1.15,4.05)*
教育水平			
文盲	Ref.	Ref.	Ref.
小学	0.61(0.41,0.92)*	0.53(0.35,0.78)**	1.06(0.53,2.13)
初中	0.57(0.35,0.92)*	0.51(0.32,0.79)**	1.23(0.55,2.76)
高中及以上	0.58(0.30,1.12)	0.48(0.27,0.86)*	1.72(0.55,5.41)
婚姻状态			
无配偶	Ref.	Ref.	Ref.
有配偶	0.01(0.01,0.02)***	0.05(0.04,0.08)***	0.38(0.20,0.73)**
60 岁以前主要职业			
低水平	Ref.	Ref.	Ref.
高水平	0.79(0.47,1.33)	1.23(0.78,1.92)	0.20(0.06,0.67)**

续表

变　　量	社交缺乏组 OR(95%CI)	功能障碍组 OR(95%CI)	身心障碍组 OR(95%CI)
居住方式			
独居	Ref.	Ref.	Ref.
非独居	1.17(0.78,1.74)	3.37(2.16,5.24)***	1.12(0.53,2.36)
家庭总收入/元			
<8 000	Ref.	Ref.	Ref.
8 000~30 000	1.13(0.69,1.85)	0.91(0.56,1.48)	0.51(0.23,1.12)
30 000~72 000	0.76(0.47,1.23)	0.85(0.53,1.36)	0.43(0.20,0.95)*
≥72 000	1.05(0.63,1.75)	1.07(0.66,1.73)	0.28(0.11,0.68)**
医疗保险			
城镇职工/居民医保			
无	Ref.	Ref.	Ref.
有	0.84(0.53,1.34)	0.95(0.62,1.44)	1.45(0.61,3.46)
新农合			
无	Ref.	Ref.	Ref.
有	0.74(0.46,1.19)	0.74(0.47,1.16)	0.65(0.27,1.55)
地区			
西部	Ref.	Ref.	Ref.
中部	1.72(1.08,2.74)*	2.11(1.32,3.39)**	2.62(0.99,6.94)
东北部	1.94(0.91,4.12)	3.57(1.76,7.21)***	0.64(0.07,5.69)
东部	1.04(0.69,1.56)	2.10(1.40,3.14)***	2.58(1.10,6.05)*
居住地			
农村	Ref.	Ref.	Ref.
城镇	0.82(0.57,1.18)	1.12(0.78,1.62)	0.95(0.50,1.82)

注:样本为 1 619 人。

相较于独居的高龄老年人,非独居的高龄老年人归属于功能障碍的可能性高出 2.37 倍(OR＝3.37,95％CI 为 2.16～5.24)。与家庭总收入低于 8 000 元的老年人相比,总收入在 30 000～72 000 元中等偏上收入家庭和 72 000元及以上高收入家庭中的高龄老年人出现身心障碍的可能性仅为 43％(95％CI 为 0.20～0.95)和 28％(95％CI 为 0.11～0.68)。

与西部地区的高龄老年人相比,中部地区高龄老年人出现社交缺乏的可能性高出 72％(OR＝1.72,95％CI 为 1.08～2.74);非西部地区高龄老年人更有可能出现功能障碍,其可能性从大到小依序为东北部、中部和东部(OR＝3.57,95％CI 为 1.76～7.21;OR＝2.11,95％CI 为 1.32～3.39;OR＝2.10,95％CI 为 1.40～3.14);东部地区高龄老年人出现身心障碍的可能性高出 1.58 倍(OR＝2.58,95％CI 为 1.10～6.05)。

3.3.2 异质化健康状况组群影响因素的年龄差异

在不同年龄分组下,本书发现老年人异质化健康状况组群受到社会人口学特征和社会经济因素的影响作用存在显著的差异。

性别对身心障碍组的作用在 80 岁及以上的高龄老年中更加突出。随着年龄的增长,与男性高龄老年人相比,女性高龄老年人在各个健康保护因素都面临更大的劣势,比如受教育程度更低,丧偶的可能性更高,退休金较少,长期照护资源的可获性更差[98],从而更有可能陷入较差的健康状况,慢性病患病率和残疾的可能性更高[118],所感知的与健康相关的生活质量也更糟糕[119]。我国的长期照护政策应充分考虑到女性高龄老年人的诸多劣势。教育水平对低龄和高龄老年人的影响程度则存在相同和不同之处。教育水平越高,不同年龄组的老年人出现功能障碍的风险均较高。然而,对于身心障碍组,教育水平仅对低龄老年人存在显著的保护作用;对于社交缺乏组,教育水平则仅对高龄老年人起到保护作用。即使有高受教育水平带来的较高的健康意识和健康素养,高龄老年人不可避免还是要面对慢性病患病率的提高和认知功能的退化。而教育增加社交机会的作用则在高龄阶段更加明显。考虑到社会参与对中国老年人成功老龄化的重要作用[120],对高龄老年人开展针对性的教育依然是有重要意义的。

相较于没有配偶的老年人,有配偶的老年人社会交流多,身心更加健康,尤其是高龄老年人出现社交缺乏和功能障碍的可能性更小。可见,配偶能够持续提供情感支持、长期促进健康行为,从而帮助老年人实现更好的健康结局[103]。同时，与他人同住对老年人归属于功能障碍的显著正向作用仅突出表现在平均失能情况更严重的高龄老年人中。我国老年人失能之后，往往由家庭成员主要提供非正式家庭照料，而通过正式的社会化机构进行长期照料则较少[121]。尽管家庭照顾者特别是配偶照顾者创造了很大的健康价值和社会经济价值，但其价值体系在国内仍处于模糊地带，配偶照顾者长期承担的隐性压力与负担仍没有得到足够的重视，甚至是一定的尊重。因此，亟须重新认识和评估老年人在家庭长期照护工作中"老有所为"和"老有所用"的重要价值[122]。

此外，60 岁以前高水平就业对老年人身心障碍的保护作用仅表现在高龄老年人中，可见，低龄老年人的人力资本值得重点挖掘。对于医疗保险而言，新农合对老年人社会参与的保护作用则仅体现在低龄老年人中。陈在余等对农村老年人的研究发现，新农合对低龄老年人医疗服务利用和费用有显著的正向作用，但对高龄老年人没有显著的影响[123]。这表明新农合保障农村最脆弱群体健康状况的作用不明显，已经启动的城乡居民医疗保险制度需要增加对农村高龄老年人的健康保障。

3.4　不同性别下异质化健康状况组群的影响因素

3.4.1　不同性别下异质化健康状况组群的影响因素分析

对于不同性别下的老年人，年龄、教育水平、婚姻状态、居住方式、家庭总收入对我国老年人异质化健康状况组群均有显著的影响作用，具体见表 3.8 和表 3.9，而 60 岁以前主要职业和新农合仅对男性老年人存在显著的影响作用，地区仅对女性老年人存在显著的影响作用。

3.4.1.1　男性老年人异质化健康状况组群的影响因素分析结果

对于男性老年人，相较于 65～79 岁的低龄老年人，80 岁及以上的高龄老年人出现功能障碍的可能性高出 5.02 倍（OR＝6.02，95％CI 为 3.95～9.16）。相较于没有接受过教育的男性老年人，接受过初中教育的男性老年人出现功能障碍的可能性仅为六成左右（OR＝0.59，95％CI 为 0.35～0.99）。与没有配偶的男性老年人相比，有配偶的男性老年人归属于社交缺

乏组和功能障碍组的风险较低（OR＝0.02,95％CI 为 0.01～0.03;OR＝
0.07,95％CI 为 0.05～0.10）。相较于 60 岁以前低水平就业的男性老年人,
高水平就业的男性老年人出现身心障碍的风险仅为三分之一（OR＝0.33,
95％CI 为 0.12～0.90）。

表 3.8 男性老年人异质化健康状况组群影响因素分析结果

变　量	社交缺乏组 OR(95％CI)	功能障碍组 OR(95％CI)	身心障碍组 OR(95％CI)
年龄/岁			
65～79	Ref.	Ref.	Ref.
≥80	1.16(0.82,1.63)	6.02(3.95,9.16)***	1.76(0.97,3.19)
教育水平			
文盲	Ref.	Ref.	Ref.
小学	0.76(0.48,1.22)	0.64(0.39,1.05)	0.55(0.25,1.23)
初中	0.83(0.51,1.35)	0.59(0.35,0.99)*	0.50(0.22,1.12)
高中及以上	0.76(0.40,1.44)	0.63(0.34,1.18)	1.21(0.45,3.21)
婚姻状态			
无配偶	Ref.	Ref.	Ref.
有配偶	0.02(0.01,0.03)***	0.07(0.05,0.10)***	0.91(0.35,2.39)
60 岁以前主要职业			
低水平	Ref.	Ref.	Ref.
高水平	0.83(0.52,1.33)	1.28(0.82,2.00)	0.33(0.12,0.90)*
居住方式			
独居	Ref.	Ref.	Ref.
非独居	1.53(1.00,2.34)*	3.90(2.21,6.90)***	0.78(0.28,2.17)
家庭总收入/元			
＜8 000	Ref.	Ref.	Ref.
8 000～30 000	0.76(0.47,1.23)	0.60(0.34,1.06)	0.35(0.15,0.82)*
30 000～72 000	0.64(0.40,1.02)	0.62(0.36,1.05)	0.38(0.17,0.86)*
≥72 000	0.79(0.48,1.30)	0.70(0.41,1.20)	0.47(0.20,1.08)

续表

变　　量	社交缺乏组 OR(95％CI)	功能障碍组 OR(95％CI)	身心障碍组 OR(95％CI)
医疗保险			
城镇职工/居民医保			
无	Ref.	Ref.	Ref.
有	0.64(0.40,1.03)	0.76(0.48,1.19)	1.50(0.53,4.28)
新农合			
无	Ref.	Ref.	Ref.
有	0.54(0.34,0.86)**	0.55(0.34,0.92)*	1.76(0.64,4.86)
地区			
西部	Ref.	Ref.	Ref.
中部	0.99(0.64,1.53)	1.11(0.66,1.86)	1.95(0.83,4.60)
东北部	1.12(0.53,2.40)	1.56(0.71,3.44)	1.65(0.34,8.10)
东部	0.69(0.47,1.02)	1.33(0.85,2.06)	1.37(0.62,3.04)
居住地			
农村	Ref.	Ref.	Ref.
城镇	0.84(0.59,1.19)	1.40(0.94,2.09)	1.29(0.69,2.40)

注:样本为 2 103 人。

相较于独居的男性老年人,非独居男性老年人归属于社交缺乏组和功能障碍组的风险分别高出 0.53(OR＝1.53,95％CI 为 1.00～2.34)和近 3 倍(OR＝3.90,95％CI 为 2.21～6.90)。与家庭总收入低于 8 000 元的男性老年人相比,总收入在 8 000～72 000 元的中等收入家庭中的男性老年人出现身心障碍的可能性接近四成(家庭总收入 8 000～30 000 元,OR＝0.35,95％CI 为 0.15～0.82;30 000～72 000 元,OR＝0.38,95％CI 为 0.17～0.86)。在医疗保险方面,相较于没有参加新农合的男性老年人,参保的男性老年人归属于功能障碍组的可能性仅为 55％(95％CI 为 0.34～0.92)。

3.4.1.2　女性老年人异质化健康状况组群的影响因素分析结果

对于女性老年人,相较于 65～79 岁的低龄老年人,80 岁及以上的高龄老年人出现功能障碍的可能性高出 6.59 倍（OR＝7.59,95％CI 为 4.82～11.96）。与没有接受过教育的女性老年人相比，接受过小学及以上教育的女性老年人出现社交缺乏和功能障碍的可能性更低，并随着受教育水平的提高逐步降低。相较于没有配偶的女性老年人，有配偶的女性老年人归属于非相对健康组的可能性明显较低，其可能性从小到大依序为社交缺乏组、功能障碍组和身心障碍组（OR＝0.01,95％CI 为 0.01～0.02;OR＝0.08,95％CI 为 0.05～0.12;OR＝0.19,95％CI 为 0.11～0.35）。

相较于独居的女性老年人，与他人同住的女性老年人归属于功能障碍组的可能性高出 1.79 倍（OR＝2.79,95％CI 为 1.68～4.64）。相较于家庭总收入低于 8 000 元的女性老年人，总收入在 30 000～72 000 元的中等偏上收入家庭和 72 000 元及以上的高收入家庭中的女性老年人出现身心障碍的可能性仅为 42％（95％CI 为 0.21～0.86）和 36％（95％CI 为 0.17～0.77）。

表 3.9　女性老年人异质化健康状况组群影响因素分析结果

变　量	社交缺乏组 OR(95％CI)	功能障碍组 OR(95％CI)	身心障碍组 OR(95％CI)
年龄/岁			
65～79	Ref.	Ref.	Ref.
≥80	0.87(0.61,1.23)	7.59(4.82,11.96)***	1.12(0.64,1.96)
教育水平			
文盲	Ref.	Ref.	Ref.
小学	0.66(0.44,0.98)*	0.48(0.30,0.77)**	0.61(0.32,1.15)
初中	0.44(0.28,0.70)***	0.37(0.22,0.65)***	0.52(0.26,1.03)
高中及以上	0.42(0.20,0.88)*	0.34(0.16,0.76)**	0.93(0.37,2.35)
婚姻状态			
无配偶	Ref.	Ref.	Ref.
有配偶	0.01(0.01,0.02)***	0.08(0.05,0.12)***	0.19(0.11,0.35)***
60 岁以前主要职业			
低水平	Ref.	Ref.	Ref.
高水平	0.73(0.40,1.35)	1.35(0.72,2.55)	0.47(0.19,1.19)

续表

变 量	社交缺乏组 OR(95%CI)	功能障碍组 OR(95%CI)	身心障碍组 OR(95%CI)
居住方式			
独居	Ref.	Ref.	Ref.
非独居	0.87(0.59,1.30)	2.79(1.68,4.64)***	1.47(0.74,2.94)
家庭总收入/元			
<8 000	Ref.	Ref.	Ref.
8 000~30 000	1.21(0.73,1.98)	1.13(0.64,2.00)	0.77(0.39,1.54)
30 000~72 000	0.76(0.47,1.23)	0.93(0.54,1.60)	0.42(0.21,0.86)*
≥72 000	0.82(0.49,1.39)	0.96(0.54,1.71)	0.36(0.17,0.77)**
医疗保险			
城镇职工/居民医保			
无	Ref.	Ref.	Ref.
有	0.96(0.58,1.58)	1.12(0.66,1.92)	1.22(0.58,2.54)
新农合			
无	Ref.	Ref.	Ref.
有	0.78(0.47,1.28)	0.85(0.49,1.49)	0.66(0.31,1.40)
地区			
西部	Ref.	Ref.	Ref.
中部	1.46(0.90,2.37)	2.27(1.26,4.10)**	1.17(0.53,2.62)
东北部	1.65(0.80,3.39)	5.69(2.62,12.37)***	0.87(0.23,3.27)
东部	0.99(0.65,1.52)	2.39(1.42,4.02)**	1.58(0.82,3.04)
居住地			
农村	Ref.	Ref.	Ref.
城镇	0.87(0.60,1.27)	1.04(0.68,1.60)	1.31(0.74,2.32)

注:样本为 1 704 人。

与西部地区的女性老年人相比,非西部地区的女性老年人出现功能障碍的可能性均较高,其中,东北部地区女性老年人的可能性高出 4.69 倍(OR=5.69,95%CI 为 2.62~12.37),而东部和中部地区女性老年人的可能性高出1 倍多(OR=2.39,95%CI 为 1.42~4.02;OR=2.27,95%CI 为 1.26~4.10)。

3.4.2　异质化健康状况组群影响因素的性别差异

在不同性别下,本书发现老年人异质化健康状况组群受到社会人口学特征和社会经济因素的影响作用存在显著差异。

相较于男性,年龄对女性老年人出现功能障碍组的正向作用更大。与本书结果不同的是,台湾地区老年人异质化健康状况组群的研究显示,年龄对男女性的影响作用是相近的[38]。另有研究指出,在高龄阶段,我国女性老年人在社会经济状况、社会支持和可获得长期照护等方面都遇到非常大的劣势,尤其是农村女性老年人[98],从而更有可能患上慢性病甚至导致残疾[118]。由此可见,在对高龄老年人进行健康管理时,应着重关注高龄女性,尤其是农村高龄女性。教育水平对老年人避免出现社交缺乏和功能障碍的保护作用主要体现在女性中,尤其是社交缺乏方面。教育水平越高,女性老年人出现社交缺乏的可能性越低,而男性老年人并没有类似的情况。我国女性老年人中,文盲比例较高,并且受传统家庭观念影响,其社交范围往往局限于关系较为紧密的亲友之间,而教育水平越高,有助于扩宽其社交的范围,增加社交的机会。因此,对于教育水平低的老年女性,应提倡多参与社交活动,“老有所为”,积极融入社会。

婚姻状态对女性老年人避免归属于身心障碍组具有显著的保护作用,而该现象在男性中没有发现。男女性在传统性别角色和社会责任的差别导致女性在获取资源和权力等方面面临更大劣势[105],同时,女性老年人失能后需要的长期照护时间往往高于男性[124,125],给家庭带来更大的长期照护负担。在女性老年人身心健康全面恶化的情况下,失去配偶的女性老年人在长期照料资源的可获性方面可能面临更大的困境。因此,长期照护政策应重点关注没有配偶的女性老年人。60 岁以前高水平就业对男性老年人出现身心障碍存在显著的负向作用,而职业对女性老年人异质化组群没有显著的影响作用。这其中可能的原因在于,大多数男性退休年龄晚于女性,同时,女性老年人往往承担更多的照护配偶、父母和孙子(女)责任,其退休后更有可能退出正式的劳动力市场[126,127],而男性能够积累更多劳动参与所带来的健康优势，从而降低生理和心理的健康风险。那么，应当充分正面评价女性老年人为家庭照料的付出及其价值，保障女性老年人在晚年时期就业或劳动等方面平等参与的机会[122]。此外，与他人同住对男性老年人出现社交缺乏具有显著的正向影响作用，但是这种情况在所有老年人和女性中均没有发现。尽管家庭照料的整体责任较女性轻松，男性老年人也需要帮助照顾其他家庭成员[127]。但与不住在一起的情况相比，"同一屋檐"下男性不可避免需要承担更多的照料责任，从而牺牲了部分社交活动，而女性老年人即使独居，依然需要为家庭付出。

高收入对男女性老年人异质化健康状况组群的影响作用较为相似。新农合对老年人避免出现社交缺乏和功能障碍的正向作用仅体现在男性老年人中。统一城乡医疗保险在消除城乡差异的同时[111]，仍需关注其对不同性别老年人保障的差异，其对不同性别老年人的影响作用仍值得未来进行评估。地区对老年人归属于功能障碍组的显著作用仅体现在女性老年人中。我国女性期望寿命高于男性[128]，可能导致地区对女性异质化健康状况组群的影响更突出。考虑到不同地区医疗资源和照护资源的差异，为了优化我国养老资源配置，不同性别老年人失能带来家庭和社会照料负担仍值得从地区差异的角度进一步探讨。

3.5 不同教育水平下异质化健康状况组群的影响因素

3.5.1 不同教育水平下异质化健康状况组群的影响因素分析

对于不同教育水平的老年人，年龄、婚姻状态和地区对我国老年人异质化健康状况组群均有显著的影响作用，具体见表 3.10 至表 3.13。此外，居住方式和家庭总收入对文盲老年人存在显著的影响作用，性别、居住方式、家庭总收入和居住地对受过小学教育的老年人存在显著的影响作用，60 岁以前主要职业、居住方式和家庭总收入对受过初中教育的老年人存在显著的影响作用，60 岁以前主要职业和城镇职工医保或城镇居民医保对受过高中及以上教育的老年人存在显著的影响作用。

3.5.1.1 文盲老年人异质化健康状况组群的影响因素分析结果

对于没有受过教育的老年人，以 65～79 岁的低龄老年人为参考，80 岁及以上的高龄老年人出现功能障碍的可能性高出 5.20 倍（OR＝6.20,95％CI 为 3.43～11.21）。相较于没有配偶的文盲老年人,有配偶的文盲老年人归属于非相对健康组的可能性明显较低,其可能性从小到大依序为社交缺乏组、功能障碍组和身心障碍组（OR＝0.01,95％CI 为 0.01～0.03；OR＝0.06,95％CI 为 0.04～0.10；OR＝0.31,95％CI 为 0.14～0.66）。

相较于独居的文盲老年人,非独居的文盲老年人出现身心障碍和功能障碍的可能性分别高出 3.14 倍（OR＝4.14,95％CI 为 1.11～15.49）和 1.57 倍（OR＝2.57,95％CI 为 1.30～5.07）。与家庭总收入低于 8 000 元的文盲老年人相比,总收入在 30 000 元及以上的中等偏上及高收入家庭中的文盲老年人出现身心障碍的可能性均接近三成（家庭总收入 30 000～72 000 元,OR＝0.29,95％CI 为 0.12～0.71；≥72 000 元,OR＝0.28,95％CI 为 0.10～0.78）。

表 3.10　文盲老年人异质化健康状况组群影响因素分析结果

变　量	社交缺乏组 OR（95％CI）	功能障碍组 OR（95％CI）	身心障碍组 OR（95％CI）
年龄/岁			
65～79	Ref.	Ref.	Ref.
≥80	1.08(0.66,1.77)	6.20(3.43,11.21)***	0.85(0.44,1.64)
性别			
男	Ref.	Ref.	Ref.
女	1.04(0.63,1.72)	1.19(0.72,1.95)	1.50(0.75,3.01)
婚姻状态			
无配偶	Ref.	Ref.	Ref.
有配偶	0.01(0.01,0.03)***	0.06(0.04,0.10)***	0.31(0.14,0.66)**
60 岁以前主要职业			
低水平	Ref.	Ref.	—
高水平	1.06(0.25,4.44)	0.24(0.04,1.40)	—[1]
居住方式			
独居	Ref.	Ref.	Ref.
非独居	0.67(0.37,1.21)	2.57(1.30,5.07)**	4.14(1.11,15.49)*

续表

变　量	社交缺乏组 OR(95%CI)	功能障碍组 OR(95%CI)	身心障碍组 OR(95%CI)
家庭总收入/元			
<8 000	Ref.	Ref.	Ref.
8 000~30 000	1.00(0.54,1.86)	1.28(0.69,2.36)	0.75(0.35,1.63)
30 000~72 000	0.65(0.34,1.23)	0.92(0.48,1.73)	0.29(0.12,0.71)**
≥72 000	1.06(0.54,2.09)	0.97(0.49,1.90)	0.28(0.10,0.78)*
医疗保险			
城镇职工/居民医保			
无	Ref.	Ref.	Ref.
有	1.67(0.77,3.66)	1.24(0.57,2.69)	1.37(0.41,4.57)
新农合			
无	Ref.	Ref.	Ref.
有	1.18(0.62,2.27)	1.07(0.56,2.06)	1.04(0.39,2.79)
地区			
西部	Ref.	Ref.	Ref.
中部	0.86(0.46,1.62)	2.51(1.25,5.03)**	1.08(0.42,2.76)
东北部	1.63(0.50,5.36)	6.82(2.11,22.06)**	—[2]
东部	0.43(0.24,0.78)**	2.15(1.12,4.13)*	1.28(0.56,2.95)
居住地			
农村	Ref.	Ref.	Ref.
城镇	1.00(0.63,1.60)	0.98(0.61,1.58)	1.37(0.72,2.62)

注:样本为945人。[1]文盲老年人中的身心障碍组中 60 岁以前主要职业没有高水平的情况。[2]文盲老年人中的身心障碍组没有来自东北部地区。

与西部地区的文盲老年人相比,东部地区的文盲老年人出现社交缺乏的可能性仅为43%(95%CI 为 0.24~0.78);非西部地区的文盲老年人出现功能障碍的可能性均较高,其中,东北部地区文盲老年人的可能性高出 5.82 倍(OR=6.82,95%CI 为 2.11~22.06),而中部和东部地区女性老年人的可能性高出 1 倍多(OR=2.51,95%CI 为 1.25~5.03;OR=2.15,95%CI 为 1.12~4.13)。

3.5.1.2 受过小学教育老年人异质化健康状况组群的影响因素分析结果

对于受过小学教育的老年人,相较于 65~79 岁的低龄老年人,80 岁及以上的高龄老年人出现功能障碍和身心障碍的可能性分别高出 5.03 倍(OR＝6.03,95％CI 为 3.20~11.34)和 1.37 倍(OR＝2.37,95％CI 为 1.06~5.30)。与受过小学教育的男性老年人相比,受过小学教育的女性老年人出现身心障碍的可能性较高,高出 1.27 倍(OR＝2.27,95％CI 为 1.04~4.93)。

表 3.11　受过小学教育老年人异质化健康状况组群影响因素分析结果

变　量	社交缺乏组 OR(95％CI)	功能障碍组 OR(95％CI)	身心障碍组 OR(95％CI)
年龄/岁			
65~79	Ref.	Ref.	Ref.
≥80	0.91(0.59,1.43)	6.03(3.20,11.34)***	2.37(1.06,5.30)*
性别			
男	Ref.	Ref.	Ref.
女	1.03(0.67,1.58)	1.02(0.61,1.71)	2.27(1.04,4.93)*
婚姻状态			
无配偶	Ref.	Ref.	Ref.
有配偶	0.01(0.01,0.02)***	0.07(0.04,0.13)***	0.27(0.11,0.68)**
60 岁以前主要职业			
低水平	Ref.	Ref.	Ref.
高水平	0.78(0.34,1.77)	1.41(0.67,2.94)	1.09(0.23,5.25)
居住方式			
独居	Ref.	Ref.	Ref.
非独居	1.57(0.94,2.61)	3.47(1.70,7.08)***	1.11(0.40,3.10)
家庭总收入/元			
＜8 000	Ref.	Ref.	Ref.
8 000~30 000	0.90(0.51,1.58)	0.49(0.23,1.03)	0.73(0.29,1.85)
30 000~72 000	0.56(0.31,1.01)	0.45(0.22,0.91)*	0.54(0.20,1.45)
≥72 000	0.57(0.30,1.09)	0.75(0.36,1.53)	0.15(0.03,0.77)*

续表

变 量	社交缺乏组 OR(95%CI)	功能障碍组 OR(95%CI)	身心障碍组 OR(95%CI)
医疗保险			
城镇职工/居民医保			
无	Ref.	Ref.	Ref.
有	0.77(0.37,1.61)	1.01(0.47,2.15)	1.59(0.32,7.77)
新农合			
无	Ref.	Ref.	Ref.
有	0.57(0.29,1.10)	0.63(0.30,1.33)	1.39(0.32,6.06)
地区			
西部	Ref.	Ref.	Ref.
中部	1.71(0.99,2.95)	1.30(0.64,2.67)	0.74(0.23,2.38)
东北部	1.47(0.48,4.51)	2.25(0.66,7.63)	2.32(0.42,12.69)
东部	1.20(0.73,1.97)	1.93(1.05,3.54)*	1.49(0.60,3.70)
居住地			
农村	Ref.	Ref.	Ref.
城镇	0.74(0.48,1.14)	1.97(1.13,3.43)*	0.90(0.41,1.98)

注:样本为 1 031 人。

相较于独居的受过小学教育的老年人,非独居的受过小学教育的老年人出现功能障碍的可能性高出 2.47 倍(OR=3.47,95%CI 为 1.70~7.08)。与家庭总收入低于 8 000 元的受过小学教育的老年人相比,总收入在 30 000~72 000 元的中等偏上收入家庭中的受过小学教育的老年人出现功能障碍的可能性仅为 45%(95%CI 为 0.22~0.91),总收入在 72 000 元以上的高收入家庭中的受过小学教育的老年人出现身心障碍的可能性仅为 0.15%(95%CI 为 0.03~0.77)。

相较于西部地区的受过小学教育的老年人,东部地区的受过小学教育的老年人出现功能障碍的可能性高出 93%(OR=1.93,95%CI 为 1.05~3.54)。与居住在农村的受过小学教育的老年人相比,居住在城镇的受过小学教育的老年人归属于功能障碍组的可能性高出近 1 倍(OR=1.97,95%CI 为 1.13~3.43)。

3.5.1.3 受过初中教育老年人异质化健康状况组群的影响因素分析结果

对于受过初中教育的老年人,相较于 65～79 岁的低龄老年人,80 岁及以上高龄老年人出现功能障碍的可能性高出 9 倍以上(OR＝10.3,95％CI 为 5.55～19.08),出现身心障碍的可能性高出 1.46 倍(OR＝2.46,95％CI 为 1.07～5.66)。与没有配偶的受过初中教育的老年人相比,有配偶的受过初中教育的老年人出现非相对健康状况的风险明显更低,其可能性从小到大依序为社交缺乏组、功能障碍组和身心障碍组(OR＝0.02,95％CI 为 0.01～0.04;OR＝0.09,95％CI 为 0.05～0.16;OR＝0.26,95％CI 为 0.10～0.69)。相较于 60 岁以前低水平就业的受过初中教育的老年人,60 岁以前高水平就业的受过初中教育的老年人归属于身心障碍组的可能性仅为五分之一左右(OR＝0.22,95％CI 为 0.05～0.98)。

表 3.12　受过初中教育老年人异质化健康状况组群影响因素分析结果

变　量	社交缺乏组 OR(95％CI)	功能障碍组 OR(95％CI)	身心障碍组 OR(95％CI)
年龄/岁			
65～79	Ref.	Ref.	Ref.
≥80	1.05(0.66,1.67)	10.3(5.55,19.08)***	2.46(1.07,5.66)*
性别			
男	Ref.	Ref.	Ref.
女	0.68(0.44,1.06)	1.00(0.56,1.78)	2.05(0.90,4.64)
婚姻状态			
无配偶	Ref.	Ref.	Ref.
有配偶	0.02(0.01,0.04)***	0.09(0.05,0.16)***	0.26(0.10,0.69)**
60 岁以前主要职业			
低水平	Ref.	Ref.	Ref.
高水平	0.67(0.37,1.20)	1.03(0.57,1.87)	0.22(0.05,0.98)*
居住方式			
独居	Ref.	Ref.	Ref.
非独居	1.08(0.63,1.86)	4.12(1.72,9.83)**	0.56(0.19,1.62)

续表

变　量	社交缺乏组 OR(95%CI)	功能障碍组 OR(95%CI)	身心障碍组 OR(95%CI)
家庭总收入/元			
<8 000	Ref.	Ref.	Ref.
8 000~30 000	1.01(0.51,2.00)	0.85(0.33,2.19)	0.15(0.03,0.74)*
30 000~72 000	0.88(0.46,1.68)	0.92(0.38,2.21)	0.34(0.12,0.97)*
≥72 000	1.10(0.55,2.21)	1.00(0.41,2.46)	0.50(0.16,1.53)
医疗保险			
城镇职工/居民医保			
无	Ref.	Ref.	Ref.
有	0.72(0.41,1.30)	0.96(0.49,1.86)	1.35(0.46,4.02)
新农合			
无	Ref.	Ref.	Ref.
有	0.67(0.36,1.23)	0.84(0.38,1.83)	0.56(0.17,1.81)
地区			
西部	Ref.	Ref.	Ref.
中部	1.16(0.63,2.15)	1.54(0.63,3.80)	4.55(1.17,17.64)*
东北部	1.75(0.78,3.94)	4.64(1.72,12.48)**	2.50(0.45,13.82)
东部	0.69(0.40,1.17)	1.76(0.86,3.60)	1.37(0.38,4.94)
居住地			
农村	Ref.	Ref.	Ref.
城镇	0.94(0.59,1.52)	1.63(0.83,3.20)	1.11(0.45,2.74)

注:样本为 1 196 人。

相较于独居的受过初中教育的老年人,与他人同住的受过初中教育的老年人出现功能障碍的可能性高出 3.12 倍(OR=4.12,95%CI 为 1.72~9.83)。与家庭总收入低于 8 000 元的受过初中教育的老年人相比,总收入在 8 000~72 000 元的中收入家庭中的受过初中教育的老年人出现身心障碍的可能性较低(家庭总收入 8 000~30 000 元,OR=0.15,95%CI 为 0.03~0.74;30 000~72 000 元,OR=0.34,95%CI 为 0.12~0.97)。

与西部地区的受过初中教育的老年人相比,东北部地区的受过初中教育的老年人出现功能障碍的可能性较高(OR=4.64,95%CI 为 1.72~12.48),而中部地区的受过初中教育的老年人出现身心障碍的可能性高出 3.55 倍(OR=4.55,95%CI 为 1.17~17.64)。

3.5.1.4 受过高中及以上教育老年人异质化健康状况组群的影响因素分析结果

对于受过高中及以上教育的老年人,以 65~79 岁的低龄老年人为参考,80 岁及以上的高龄老年人出现功能障碍的可能性高出 3.79 倍(OR=4.79,95%CI 为 2.49~9.19)。与没有配偶的受过高中及以上教育的老年人相比,有配偶的受过高中及以上教育的老年人归属于社交缺乏和功能障碍的可能性极低(OR=0.01,95%CI 为 0.00~0.03;OR=0.08,95%CI 为 0.04~0.16)。

表 3.13 受过高中及以上教育老年人异质化健康状况组群影响因素分析结果

变　量	社交缺乏组 OR(95%CI)	功能障碍组 OR(95%CI)	身心障碍组 OR(95%CI)
年龄/岁			
65~79	Ref.	Ref.	Ref.
≥80	0.95(0.48,1.87)	4.79(2.49,9.19)***	1.01(0.34,2.96)
性别			
男	Ref.	Ref.	Ref.
女	0.56(0.28,1.15)	0.67(0.33,1.37)	1.90(0.78,4.61)
婚姻状态			
无配偶	Ref.	Ref.	Ref.
有配偶	0.01(0.00,0.03)***	0.08(0.04,0.16)***	0.33(0.10,1.09)
60 岁以前主要职业			
低水平	Ref.	Ref.	Ref.
高水平	1.13(0.54,2.35)	2.26(1.04,4.90)*	0.43(0.17,1.08)

续表

变　量	社交缺乏组 OR(95％CI)	功能障碍组 OR(95％CI)	身心障碍组 OR(95％CI)
居住方式			
独居	Ref.	Ref.	Ref.
非独居	1.35(0.57,3.16)	2.32(0.88,6.15)	1.66(0.28,9.66)
家庭总收入/元			
＜8 000	Ref.	Ref.	Ref.
8 000～30 000	0.73(0.14,3.99)	0.12(0.01,1.45)	0.48(0.04,6.31)
30 000～72 000	0.96(0.24,3.92)	0.63(0.16,2.40)	0.77(0.11,5.46)
≥72 000	0.53(0.13,2.24)	0.49(0.13,1.84)	0.73(0.11,4.80)
医疗保险			
城镇职工/居民医保			
无	Ref.	Ref.	Ref.
有	0.40(0.19,0.86)*	0.68(0.35,1.32)	0.74(0.23,2.37)
新农合			
无	Ref.	Ref.	Ref.
有	0.55(0.16,1.95)	0.38(0.09,1.56)	1.17(0.21,6.49)
地区			
西部	Ref.	Ref.	Ref.
中部	1.92(0.50,7.39)	0.25(0.07,0.93)*	1.06(0.16,6.91)
东北部	0.91(0.19,4.44)	0.57(0.17,1.93)	—[1]
东部	2.70(0.91,7.98)	0.69(0.31,1.56)	1.61(0.40,6.53)
居住地			
农村	Ref.	Ref.	—[1]
城镇	0.38(0.13,1.11)	0.86(0.26,2.83)	—

　　注：样本为635人。[1]受过高中及以上教育老年人中的身心障碍组没有来自东北部地区。[2]受过高中及以上教育老年人中的身心障碍组没有居住在农村。

从医疗保险来看,相较于没有参保城镇职工医保或城镇居民医保的受过高中及以上教育的老年人,有参保的受过高中及以上教育的老年人出现社交缺乏的可能性仅为五分之二左右(OR=0.40,95%CI 为 0.19~0.86)。

相较于西部地区的受过高中及以上教育的老年人,中部地区的受过高中及以上教育的老年人出现功能障碍的风险仅为四分之一(OR=0.25,95%CI 为 0.07~0.93)。

3.5.2　异质化健康状况组群影响因素的教育水平差异

在不同教育水平下,本书发现老年人异质化健康状况组群受到社会人口学特征和社会经济因素的影响作用存在显著差异。

相较于低龄老年时期,高龄对不同受教育水平老年人出现功能障碍均有显著的正向作用,而对老年人出现身心障碍的正向作用仅在小学和初中组有体现。目前普遍认为,更高的教育水平可以帮助老年人更好地认识衰老的变化,对老年人生理和心理健康均有显著的促进作用[129,130]。然而,如本书结果所显示的,对于高龄老年人,教育水平的提高对老年人身心健康的影响作用可能并不是单向线性变化。国内外研究均显示,老年人的教育水平越高,药物治疗的依从性反而更低[131,132]。在现实医患沟通中,由于医学问题复杂度高、医患双方信息不对称,对于拥有一定学历但对健康信息一知半解的患者反而可能存在依从性较低的情况,进而影响其健康结局。因此,对于高龄老年人,无论学历高低,都应该开展有针对性的健康教育。此外,性别对老年人归属于身心障碍组的显著作用仅体现在受教育水平为小学的老年人中,而婚姻状态对不同受教育水平下异质化健康教育组群的影响作用较为相似。

相较于 60 岁以前低水平就业,高水平就业对老年人出现身心障碍的显著作用主要体现在受教育程度为初中的老年人中,而对老年人出现功能障碍的正向作用则仅体现在教育水平为高中及以上的高学历老年人中。对于高学历人群,高水平就业的比例较高,其在年轻时长期处于工作繁重、精神高度紧张的状态,生活不规律和平时不注意体育锻炼,导致体能基础较差。因此,对于这部分高学历且 60 岁以前高水平就业的老年人,应重点提升其对于功能障碍的认知,加强规律生活、适量运动等健康生活方式的宣传教育。从居住方式来看,与他人同住对老年人归属于功能障碍组的正向作用在高中及以上教育水平的高学历老年人中并不显著,而对老年人归属于身心障碍组的正向作用则仅体现在没有接受过教育的老年人中。同时，收入水平对老年人健康状况的保护作用在高中及以上教育水平的老年人中也是不显著的，但参保城镇职工医保或城镇居民医保对老年人避免出现社交缺乏的保护作用则仅体现在这部分高学历人群中。由此可见，对比教育水平高低两极的老年人群体，早期教育水平及其影响的社会经济状况导致老年人健康的累积差异尤为突出，进一步加剧了老年健康不公平问题。

与西部地区老年人相比，东部地区老年人出现社交缺乏可能性显著较低的情况仅出现在没有接受过教育的老年人中。东部地区经济状况优于其他地区，就业机会更多，社交文娱活动也较为丰富，没有接受过教育的老年人能够获得的社交机会也更多，从而有助于低受教育水平的老年人更好融入社会。

3.6 不同婚姻状态下异质化健康状况组群的影响因素

3.6.1 不同婚姻状态下异质化健康状况组群的影响因素分析

对于不同婚姻状态的老年人，年龄、教育水平、60 岁以前主要职业、家庭总收入和地区对我国老年人异质化健康状况组群均有显著的影响作用，具体见表 3.14 和表 3.15。此外，性别和居住方式对无配偶老年人异质化健康状况组群存在显著的影响作用，而新农合则对有配偶老年人存在显著的影响作用。

3.6.1.1 无配偶老年人异质化健康状况组群的影响因素分析结果

对于无配偶老年人，以 65～79 岁的低龄老年人为参照，80 岁及以上的高龄老年人出现功能障碍高出 13 倍（OR＝14.00，95％CI 为 8.23～23.94）。相较于无配偶的男性老年人，无配偶的女性老年人出现身心障碍的可能性高出 4.13 倍（OR＝5.13，95％CI 为 2.23～11.80）。相较于没有接受过教育的无配偶的老年人，接受过初中教育的无配偶的老年人出现社交缺乏的可能性仅为六成左右（OR＝0.59，95％CI 为 0.39～0.89）；接受过小学教育或初中教育的无配偶的老年人出现功能障碍的可能性仅为一半左右（教育水平为小学，OR＝0.54，95％CI 为 0.39～0.85；初中，OR＝0.47，95％CI 为

0.28～0.78)。与 60 岁以前低水平就业的无配偶的老年人相比,60 岁以前高水平就业的无配偶的老年人归属于身心障碍组的可能性不到四分之一(OR=0.23,95％CI 为 0.07～0.83)。

相较于独居的无配偶的老年人,与他人同住的无配偶的老年人出现功能障碍的可能性高出 3.18 倍(OR=4.18,95％CI 为 2.76～6.35)。与家庭总收入低于 8 000 元的无配偶的老年人相比,总收入在 30 000～72 000 元的中等偏上收入家庭中的无配偶的老年人出现社交缺乏的可能性接近三分之二(OR=0.65,95％CI 为 0.43～0.99);总收入在 30 000 元及以上的中等偏上及高收入家庭中的老年人出现身心障碍的可能性均接近五分之一(家庭总收入 30 000～72 000 元,OR=0.21,95％CI 为 0.09～0.52;≥72 000 元,OR=0.17,95％CI 为 0.06～0.48)。

表 3.14 无配偶老年人异质化健康状况组群影响因素分析结果

变 量	社交缺乏组 OR(95％CI)	功能障碍组 OR(95％CI)	身心障碍组 OR(95％CI)
年龄/岁			
65～79	Ref.	Ref.	Ref.
≥80	1.24(0.92,1.66)	14.00(8.23,23.94)***	1.84(0.95,3.53)
性别			
男	Ref.	Ref.	Ref.
女	0.96(0.72,1.29)	1.14(0.80,1.64)	5.13(2.23,11.80)***
教育水平			
文盲	Ref.	Ref.	Ref.
小学	0.72(0.50,1.05)	0.54(0.35,0.85)**	1.26(0.56,2.82)
初中	0.59(0.39,0.89)*	0.47(0.28,0.78)**	1.72(0.71,4.19)
高中及以上	0.74(0.41,1.35)	0.58(0.29,1.18)	2.61(0.71,9.62)
60 岁以前主要职业			
低水平	Ref.	Ref.	Ref.
高水平	0.65(0.41,1.03)	1.04(0.61,1.77)	0.23(0.07,0.83)*
居住方式			
独居	Ref.	Ref.	Ref.
非独居	1.25(0.92,1.69)	4.18(2.76,6.35)***	1.52(0.78,2.96)

续表

变 量	社交缺乏组 OR(95%CI)	功能障碍组 OR(95%CI)	身心障碍组 OR(95%CI)
家庭总收入/元			
<8 000	Ref.	Ref.	Ref.
8 000~30 000	1.11(0.71,1.75)	0.91(0.52,1.62)	0.63(0.26,1.50)
30 000~72 000	0.65(0.43,0.99)*	0.64(0.38,1.08)	0.21(0.09,0.52)***
≥72 000	0.69(0.44,1.10)	0.61(0.35,1.06)	0.17(0.06,0.48)***
医疗保险			
城镇职工/居民医保			
无	Ref.	Ref.	Ref.
有	0.88(0.58,1.35)	0.98(0.60,1.60)	2.12(0.78,5.72)
新农合			
无	Ref.	Ref.	Ref.
有	0.80(0.53,1.22)	0.92(0.55,1.52)	1.17(0.43,3.17)
地区			
西部	Ref.	Ref.	Ref.
中部	1.59(1.07,2.37)*	1.97(1.18,3.29)**	1.07(0.41,2.76)
东北部	1.93(1.00,3.74)	3.89(1.80,8.41)***	0.69(0.13,3.58)
东部	1.14(0.81,1.62)	2.78(1.78,4.34)***	1.23(0.57,2.67)
居住地			
农村	Ref.	Ref.	Ref.
城镇	0.86(0.63,1.19)	1.26(0.85,1.89)	1.71(0.82,3.56)

注:样本为 1 469 人。

相较于西部地区的无配偶的老年人,中部地区的无配偶的老年人归属于社交缺乏组的可能性高出 59%(OR=1.59,95%CI 为 1.07~2.37);其他地区老年人更有可能归属于功能障碍组,其可能性从大到小依序为东北部、东部和中部(OR=3.89,95%CI 为 1.80~8.41;OR=2.78,95%CI 为 1.78~4.34;OR=1.97,95%CI 为 1.18~3.29)。

3.1.1.2 有配偶老年人异质化健康状况组群的影响因素分析结果

对于有配偶的老年人,相较于 65～79 岁的低龄老年人,80 岁及以上的高龄老年人归属于功能障碍组的可能性高出 3.35 倍(OR＝4.35,95％CI 为 2.90～6.51)。与没有接受过教育的有配偶的老年人,接受过初中及以上教育的有配偶的老年人出现功能障碍的可能性均接近一半(教育水平为初中,OR＝0.47,95％CI 为 0.27～0.82;高中及以上 OR＝0.46,95％CI 为 0.23～0.91);接受过小学和初中教育的有配偶的老年人出现身心障碍的可能性分别为近五分之二(OR＝0.39,95％CI 为 0.21～0.74)和近三分之一(OR＝0.31,95％CI 为 0.16～0.59)。相较于 60 岁以前低水平就业的有配偶的老年人,60 岁以前高水平就业的有配偶的老年人出现身心障碍的可能性仅为 44％(95％CI 为 0.20～0.98)。

表 3.15　有配偶老年人异质化健康状况组群影响因素分析结果

变　量	社交缺乏组 OR(95％CI)	功能障碍组 OR(95％CI)	身心障碍组 OR(95％CI)
年龄/岁			
65～79	Ref.	Ref.	Ref.
≥80	0.83(0.47,1.44)	4.35(2.90,6.51)***	1.41(0.85,2.33)
性别			
男	Ref.	Ref.	Ref.
女	0.72(0.43,1.21)	1.08(0.71,1.66)	1.22(0.76,1.96)
教育水平			
文盲	Ref.	Ref.	Ref.
小学	0.83(0.41,1.71)	0.59(0.34,1.01)	0.39(0.21,0.74)**
初中	1.00(0.50,1.99)	0.47(0.27,0.82)**	0.31(0.16,0.59)***
高中及以上	0.50(0.19,1.34)	0.46(0.23,0.91)*	0.83(0.38,1.80)
60 岁以前主要职业			
低水平	Ref.	Ref.	Ref.
高水平	1.04(0.51,2.10)	1.50(0.89,2.53)	0.44(0.20,0.98)*
居住方式			
独居	Ref.	Ref.	Ref.
非独居	0.63(0.22,1.85)	0.70(0.27,1.85)	3.09(0.41,23.03)

续表

变　量	社交缺乏组 OR(95%CI)	功能障碍组 OR(95%CI)	身心障碍组 OR(95%CI)
家庭总收入/元			
<8 000	Ref.	Ref.	Ref.
8 000~30 000	0.67(0.34,1.32)	0.75(0.40,1.42)	0.48(0.25,0.95)*
30 000~72 000	0.57(0.29,1.12)	0.82(0.44,1.51)	0.53(0.28,1.02)
≥72 000	0.72(0.35,1.46)	1.04(0.56,1.92)	0.56(0.28,1.09)
医疗保险			
城镇职工/居民医保			
无	Ref.	Ref.	Ref.
有	0.66(0.33,1.30)	0.91(0.55,1.52)	0.93(0.44,1.98)
新农合			
无	Ref.	Ref.	Ref.
有	0.52(0.27,0.99)*	0.56(0.31,1.00)	0.91(0.44,1.90)
地区			
西部	Ref.	Ref.	Ref.
中部	0.51(0.26,0.98)*	1.45(0.79,2.66)	1.78(0.83,3.81)
东北部	0.30(0.07,1.30)	2.82(1.31,6.03)**	1.38(0.37,5.19)
东部	0.45(0.26,0.77)**	1.07(0.63,1.83)	1.67(0.84,3.33)
居住地			
农村	Ref.	Ref.	Ref.
城镇	0.92(0.55,1.54)	1.10(0.69,1.76)	1.15(0.69,1.93)

注:样本为 2 338 人。

与家庭总收入低于 8 000 元的有配偶的老年人相比,总收入在 8 000~30 000 元的中等偏下收入家庭中的有配偶的老年人出现身心障碍的可能性仅为一半左右(OR=0.48,95%CI 为 0.25~0.95)。从医疗保险方面来看,相较于没有参加新农合的有配偶的老年人,有参保的有配偶的老年人较不可能出现社交缺乏的情况(OR=0.52,95%CI 为 0.27~0.99)。

相较于西部的有配偶的老年人,中部地区或东部地区的有配偶的老年人归属于社交缺乏组的可能性均接近一半左右(OR＝0.51,95％CI 为 0.26～0.98;OR＝0.45,95％CI 为 0.26～0.77);而东北部地区的有配偶的老年人归属于功能障碍组的可能性高出 1.82 倍(OR＝2.82,95％CI 为 1.31～6.03)。

3.6.2　异质化健康状况组群影响因素的婚姻状态差异

在不同婚姻状态下,本书发现老年人异质化健康状况组群受到社会人口学特征和社会经济因素的影响作用存在显著差异。

随着年龄增长,没有配偶的老年人出现功能障碍的风险明显高于有配偶老年人。可见,在高龄老年时期,婚姻对老年日常活动能力的保护作用更加突出。已有研究指出,丧偶使得老年人生理状况恶化[133],情绪更加痛苦[134]。对于没有配偶尤其是丧偶的老年人应该特别关注其健康状况的恶化。在性别方面,女性对老年人出现身心障碍的正向作用仅体现在没有配偶的老年人。与之相呼应的是,前文性别分层分析中的结果,即婚姻状态对女性老年人出现身心障碍存在显著的保护作用。相较于没有配偶的男性老年人,没有配偶的女性老年人在资源可获性[105]和长期照护[124,125]方面面临更大劣势,需要进一步健全保障这类老年人群体健康和社会权益的相关制度。

教育对老年人社交参与的保护作用主要体现在没有配偶的老年人中,对老年人避免身心恶化的保护作用则仅体现在有配偶的老年人中。考虑到教育对社会活动参与的促进作用[101,102],对于没有配偶的老年人,应充分发挥老年时期再教育的作用,以避免不同老年群体社会参与的差距进一步加大。同时,60 岁以前高水平就业对老年人避免身心恶化的保护作用在没有配偶的老年人中更加突出,高收入对老年人出现社交缺乏的正向影响作用仅体现在没有配偶的老年人中。可见,婚姻在一定程度上有助于减少职业和收入对老年时期健康差异的累积效应。新农合对老年人社会参与的保护作用仅体现在有配偶的老年人中,社会保险对没有配偶支持的老年人的保障作用还有待加强。

3.7 不同 60 岁以前主要职业下异质化 健康状况组群的影响因素

3.7.1 不同 60 岁以前主要职业下异质化健康状况组群的 影响因素分析

对于 60 岁以前不同主要职业的老年人,年龄、婚姻状态、居住方式对我国老年人异质化健康状况组群均有显著的影响作用,具体见表 3.16 和表 3.17。此外,性别、教育水平,家庭总收入和地区对 60 岁以前低水平就业老年人异质化健康状况组群存在显著的影响作用,而新农合对 60 岁以前高水平就业老年人存在显著的影响作用。

3.7.1.1 60 岁以前低水平就业老年人异质化健康状况组群的影响因素分析结果

对于 60 岁以前低水平就业的老年人,相较于 65～79 岁的低龄老年人,80 岁及以上的高龄老年人出现功能障碍的可能性高出近 6 倍($OR = 6.90$,95%CI 为 4.85～9.83),出现身心障碍的风险则高出 56%($OR = 1.56$,95%CI 为 1.02～2.38)。相较于 60 岁以前低水平就业的男性老年人,60 岁以前低水平就业的女性老年人归属于身心障碍组的可能性高出 70%($OR = 1.70$,95%CI 为 1.13～2.57)。与没有接受过教育的 60 岁以前低水平就业的老年人,接受小学教育和初中教育的 60 岁以前低水平就业的老年人出现社交缺乏的可能性分别为 68%(95%CI 为 0.50～0.92)和 60%(95%CI 为 0.43～0.85);随着受教育程度的提高,60 岁以前低水平就业的老年人出现功能障碍的可能性逐步降低(教育水平为小学,$OR = 0.49$,95%CI 为 0.35～0.69;初中,$OR = 0.44$,95%CI 为 0.30～0.65;高中及以上,$OR = 0.37$,95%CI 为 0.18～0.76);接受小学教育和初中教育的 60 岁以前低水平就业的老年人出现身心障碍的可能性均为 57%(95%CI 分别为 0.34～0.93 和 0.33～0.97)。相较于没有配偶的 60 岁以前低水平就业的老年人,有配偶的 60 岁以前低水平就业的老年人归属于非相对健康组的可能性更低,其可能性从小到大依序为社交缺乏组、功能障碍组和身心障碍组($OR = 0.02$,95%CI 为

$0.01 \sim 0.02 ; OR = 0.07, 95\% CI$ 为 $0.05 \sim 0.10 ; OR = 0.30, 95\% CI$ 为 $0.18 \sim 0.48$)。

表 3.16　60 岁以前低水平就业老年人异质化健康状况组群影响因素分析结果

变　量	社交缺乏组 OR(95%CI)	功能障碍组 OR(95%CI)	身心障碍组 OR(95%CI)
年龄/岁			
65~79	Ref.	Ref.	Ref.
≥80	1.03(0.79,1.34)	6.90(4.85,9.83)***	1.56(1.02,2.38)*
性别			
男	Ref.	Ref.	Ref.
女	0.90(0.69,1.16)	1.06(0.79,1.44)	1.70(1.13,2.57)*
教育水平			
文盲	Ref.	Ref.	Ref.
小学	0.68(0.50,0.92)*	0.49(0.35,0.69)***	0.57(0.34,0.93)*
初中	0.60(0.43,0.85)**	0.44(0.30,0.65)***	0.57(0.33,0.97)*
高中及以上	0.55(0.30,1.01)	0.37(0.18,0.76)**	1.09(0.53,2.23)
婚姻状态			
无配偶	Ref.	Ref.	Ref.
有配偶	0.02(0.01,0.02)***	0.07(0.05,0.10)***	0.30(0.18,0.48)***
居住方式			
独居	Ref.	Ref.	Ref.
非独居	1.04(0.76,1.43)	3.01(1.98,4.57)***	1.18(0.66,2.11)
家庭总收入/元			
<8 000	Ref.	Ref.	Ref.
8 000~30 000	0.99(0.69,1.40)	0.91(0.60,1.38)	0.55(0.33,0.94)*
30 000~72 000	0.75(0.53,1.07)	0.83(0.55,1.24)	0.40(0.23,0.68)***
≥72 000	0.80(0.54,1.17)	0.79(0.52,1.22)	0.35(0.19,0.64)***

续表

变　　量	社交缺乏组 OR(95%CI)	功能障碍组 OR(95%CI)	身心障碍组 OR(95%CI)
医疗保险			
城镇职工/居民医保			
无	Ref.	Ref.	Ref.
有	0.94(0.62,1.41)	1.01(0.65,1.57)	1.68(0.85,3.33)
新农合			
无	Ref.	Ref.	Ref.
有	0.75(0.51,1.08)	0.82(0.54,1.24)	1.05(0.55,2.00)
地区			
西部	Ref.	Ref.	Ref.
中部	1.12(0.80,1.59)	1.72(1.12,2.65)*	1.60(0.87,2.94)
东北部	1.57(0.88,2.80)	3.58(1.88,6.83)***	1.37(0.48,3.90)
东部	0.72(0.53,0.99)*	1.93(1.31,2.83)***	1.53(0.89,2.63)
居住地			
农村	Ref.	Ref.	Ref.
城镇	0.83(0.64,1.08)	1.19(0.87,1.62)	1.29(0.84,1.98)

注:样本为 3 088 人。

与独居的 60 岁以前低水平就业的老年人相比,与他人同住的 60 岁以前低水平就业的老年人出现功能障碍的可能性高出近 2 倍(OR=3.01,95%CI 为 1.98~4.57)。与家庭总收入低于 8 000 元的 60 岁以前低水平就业的老年人相比,总收入在 8 000 元及以上的中高收入家庭中 60 岁以前低水平就业的老年人出现身心障碍的可能性较低,并随着收入的增高,可能性逐步下降(家庭总收入 8 000~30 000 元,OR=0.55,95%CI 为 0.33~0.94;30 000~72 000 元,OR=0.40,95%CI 为 0.23~0.68;≥72 000 元,OR=0.35,95%CI 为 0.19~0.64)。

相较于西部地区的 60 岁以前低水平就业的老年人,东部地区的 60 岁以前低水平就业的老年人归属于社交缺乏组的可能性仅为七成左右（OR＝0.72,95％CI 为 0.53～0.99）;东北部地区的 60 岁以前低水平就业的老年人归属于功能障碍组的风险高出 2.58 倍（OR＝3.58,95％CI 为 1.88～6.83）,东部和中部地区的 60 岁以前低水平就业老年人的风险分别高出 93％（95％CI 为 1.31～2.83)和 72％（95％CI 为 1.12～2.65）。

3.7.1.2　60 岁以前高水平就业老年人异质化健康状况组群的影响因素分析结果

对于 60 岁以前高水平就业的老年人,相较于 65～79 岁的低龄老年人,80 岁及以上的高龄老年人归属于功能障碍组的可能性高出 5.35 倍（OR＝6.35,95％CI 为 3.42～11.76）。与没有配偶的 60 岁以前高水平就业的老年人相比,有配偶的 60 岁以前高水平就业的老年人归属于社交缺乏组和功能障碍组的可能性极低,分别为五十分之一（OR＝0.02,95％CI 为 0.01～0.04)和近十分之一（OR＝0.09,95％CI 为 0.05～0.16）。

表 3.17　60 岁以前高水平就业老年人异质化健康状况组群影响因素分析结果

变　量	社交缺乏组 OR(95％CI)	功能障碍组 OR(95％CI)	身心障碍组 OR(95％CI)
年龄/岁			
65～79	Ref.	Ref.	Ref.
≥80	1.00(0.55,1.84)	6.35(3.42,11.76)***	0.65(0.17,2.45)
性别			
男	Ref.	Ref.	Ref.
女	0.58(0.32,1.08)	0.91(0.51,1.62)	3.07(0.93,10.09)
教育水平			
文盲	Ref.	Ref.	—[1]
小学	0.58(0.12,2.65)	4.66(0.75,29.10)	—
初中	0.55(0.13,2.32)	2.38(0.40,14.01)	—
高中及以上	0.53(0.13,2.19)	2.81(0.49,16.11)	—

续表

变 量	社交缺乏组 OR(95%CI)	功能障碍组 OR(95%CI)	身心障碍组 OR(95%CI)
婚姻状态			
无配偶	Ref.	Ref.	Ref.
有配偶	0.02(0.01,0.04)***	0.09(0.05,0.16)***	0.29(0.07,1.15)
居住方式			
独居	Ref.	Ref.	—²
非独居	1.23(0.58,2.61)	4.27(1.76,10.38)**	—
家庭总收入/元			
<8 000	Ref.	Ref.	Ref.
8 000~30 000	0.38(0.09,1.55)	0.29(0.06,1.45)	0.58(0.03,11.67)
30 000~72 000	0.33(0.09,1.17)	0.53(0.14,1.96)	0.61(0.05,7.31)
≥72 000	0.41(0.12,1.39)	0.65(0.19,2.28)	0.68(0.06,7.17)
医疗保险			
城镇职工/居民医保			
无	Ref.	Ref.	Ref.
有	0.54(0.29,1.02)	0.80(0.45,1.40)	0.43(0.12,1.49)
新农合			
无	Ref.	Ref.	Ref.
有	0.53(0.19,1.50)	0.26(0.08,0.88)*	0.89(0.12,6.71)
地区			
西部	Ref.	Ref.	Ref.
中部	2.72(0.96,7.71)	1.05(0.42,2.64)	0.33(0.03,3.20)
东北部	1.22(0.33,4.59)	2.06(0.74,5.72)	—³
东部	2.03(0.85,4.85)	1.23(0.61,2.50)	0.69(0.17,2.70)
居住地			
农村	Ref.	Ref.	Ref.
城镇	1.09(0.42,2.84)	1.61(0.59,4.37)	2.46(0.25,24.06)

注:样本为 719 人。¹60 岁以前高水平就业老年人中的身心障碍组没有文盲的情况。²60 岁以前高水平就业老年人中的身心障碍组没有独居的情况。³60 岁以前高水平就业老年人中的身心障碍组来自东北部地区的情况。

相较于独居的 60 岁以前高水平就业的老年人,与他人同住的 60 岁以前高水平就业的老年人归属于功能障碍组的可能性高出 3.27 倍(OR＝4.27,95％CI 为 1.76～10.38)。从医疗保险来看,相较于没有参加新农合的 60 岁以前高水平就业的老年人,有参保的 60 岁以前高水平就业的老年人出现功能障碍的风险仅为四分之一左右(OR＝0.26,95％CI 为 0.08～0.88)。

3.7.2 异质化健康状况组群影响因素的 60 岁以前主要职业差异

在不同职业下,本书发现老年人异质化健康状况组群受到社会人口学特征和社会经济因素的影响作用存在显著差异。现有有关职业带来健康差异的研究主要针对在职人员[135-137],鲜少考察 60 岁以前或退休以前职业对老年健康的影响。

年龄对老年人出现身心障碍的正向作用仅出现在 60 岁以前低水平就业的老年人中,而这个现象在所有老年人和高水平就业老年人中并没有发现。西班牙 60 岁以上老年人研究显示,相较于非体力劳动者,体力劳动的老年人存在更大的衰弱风险[104]。Zaitsu 等人对日本 20 岁以上住院女性研究显示,低水平就业女性患常见癌症和整体癌症的风险较高[135]。随着年龄增长,低水平就业的老年人身心快速衰弱,更难以参与劳动。同时,一旦退休或者彻底退出劳动力市场,老年人身心恶化的风险进一步加大[106,107]。可见,60 岁以前职业对老年时期健康差异的累积效应会在高龄阶段进一步放大。女性对老年人出现身心障碍的正向作用主要体现在低水平就业中。从现实经验来看,低水平就业人群职业健康风险暴露水平往往较高,再加上男女性生理上的差异以及社会角色定位的不同,低水平就业中男女性职业健康风险暴露差异大于高水平就业。比如,Eng 等人对新西兰 20～64 岁人群的研究显示,与相同职业的女性相比,男性暴露于焊接烟雾、除草剂、木屑、溶剂、振动工具、不规律工作时间和夜班工作的可能性明显更高;女性暴露于重复性任务、高速度工作、尴尬或疲劳职位的风险更大[138]。因此,对老年人健康的职业差异研究不应忽视性别的影响作用。

教育对老年人各健康维度的保护作用主要体现在低水平就业老年人中。考虑到教育对老年人生理健康、心理健康和社会参与的保护作用[100-102],应针对低水平就业老年人采取有针对性的健康教育。高收入对老年人避免出现身心恶化的保护作用仅体现在低水平就业的老年人中。由此可见,收入有利于弥合职业对老年时期健康差异的累积效应。此外,地区对老年人归属于社交缺乏组和功能障碍组的显著影响作用仅主要体现在低水平就业老年人中，其中原因可能在于：相较于高水平就业老年人，低水平就业老年人在医疗资源可获得性方面面临较大劣势，从而更有可能受到不同地区之间医疗资源差异的影响。

3.8 不同居住方式下异质化健康状况组群的影响因素

3.8.1 不同居住方式下异质化健康状况组群的影响因素分析

对于不同居住方式的老年人，年龄、性别、教育水平、婚姻状态、城镇职工或居民医保均对我国老年人异质化健康状况组群有显著的影响作用，具体见表 3.18 和表 3.19。此外，居住地对独居老年人异质化健康状况组群存在显著的影响作用，而家庭总收入、新农合和地区对非独居老年人存在显著的影响作用。

3.8.1.1 独居老年人异质化健康状况组群的影响因素分析结果

对于独居老年人，以 65～79 岁的低龄老年人为参照，80 岁及以上的高龄老年人出现功能障碍的风险高出近 7 倍（OR＝7.89,95％CI 为 3.30～18.90），出现身心障碍的风险高出 3 倍多（OR＝4.06,95％CI 为 1.44～11.42）。相较于男性的独居老年人，女性的独居老年人出现身心障碍的可能性高出 3 倍多（OR＝4.04,95％CI 为 1.34～12.19）。与没有接受过教育的独居老年人相比，接受过小学教育或初中教育的独居老年人出现社交缺乏的风险接近一半左右（OR＝0.53,95％CI 为 0.30～0.94；OR＝0.49,95％CI 为 0.25～0.93）；接受过初中教育的独居老年人出现身心障碍的风险高出 6 倍以上（OR＝7.34,95％CI 为 1.49～36.16）。与没有配偶的独居老年人相比，有配偶的独居老年人归属于非相对健康组的可能性更低，其可能性从小到大依序为社交缺乏组、身心障碍组和功能障碍组（OR＝0.03,95％CI 为 0.01～0.09；OR＝0.11,95％CI 为 0.01～0.92；OR＝0.28,95％CI 为 0.10～0.81）。

表 3.18　独居老年人异质化健康状况组群影响因素分析结果

变　量	社交缺乏组 OR(95%CI)	功能障碍组 OR(95%CI)	身心障碍组 OR(95%CI)
年龄/岁			
65～79	Ref.	Ref.	Ref.
≥80	0.98(0.63,1.52)	7.89(3.30,18.90)***	4.06(1.44,11.42)**
性别			
男	Ref.	Ref.	Ref.
女	1.26(0.81,1.98)	1.67(0.83,3.35)	4.04(1.34,12.19)*
教育水平			
文盲	Ref.	Ref.	Ref.
小学	0.53(0.30,0.94)*	0.51(0.22,1.16)	3.29(0.76,14.25)
初中	0.49(0.25,0.93)*	0.44(0.16,1.22)	7.34(1.49,36.16)*
高中及以上	0.55(0.22,1.37)	1.06(0.31,3.64)	7.48(0.82,68.54)
婚姻状态			
无配偶	Ref.	Ref.	Ref.
有配偶	0.03(0.01,0.09)***	0.28(0.10,0.81)*	0.11(0.01,0.92)*
60 岁以前主要职业			
低水平	Ref.	Ref.	Ref.
高水平	0.58(0.27,1.23)	0.99(0.31,3.11)	—[1]
家庭总收入/元			
<8 000	Ref.	Ref.	Ref.
8 000～30 000	1.03(0.57,1.84)	0.51(0.20,1.32)	0.44(0.12,1.62)
30 000～72 000	0.60(0.32,1.14)	0.66(0.26,1.66)	0.26(0.06,1.07)
≥72 000	0.90(0.44,1.85)	0.58(0.20,1.70)	0.24(0.03,2.25)
医疗保险			
城镇职工/居民医保			
无	Ref.	Ref.	Ref.
有	1.32(0.68,2.57)	1.12(0.39,3.26)	9.03(1.08,75.80)*

续表

变 量	社交缺乏组 OR(95%CI)	功能障碍组 OR(95%CI)	身心障碍组 OR(95%CI)
新农合			
无	Ref.	Ref.	Ref.
有	0.86(0.45,1.63)	2.18(0.78,6.13)	4.46(0.53,37.73)
地区			
西部	Ref.	Ref.	Ref.
中部	1.47(0.73,2.96)	0.96(0.32,2.93)	0.77(0.14,4.10)
东北部	1.43(0.51,4.02)	1.76(0.37,8.38)	0.64(0.05,8.81)
东部	0.95(0.53,1.70)	1.06(0.44,2.57)	0.93(0.25,3.47)
居住地			
农村	Ref.	Ref.	Ref.
城镇	0.96(0.58,1.57)	2.18(1.03,4.61)*	1.57(0.52,4.74)

注:样本为 548 人。[1]独居老年人的身心障碍组中,60 岁以前主要职业均为低水平,没有高水平。

从医疗保险来看,相较于没有参加城镇职工医保或城镇居民医保的独居老年人,有参保的独居老年人出现身心障碍的可能性高出 8 倍多(OR=9.03,95%CI 为 1.08~75.80)。

相较于居住在农村的独居老年人,居住在城镇的独居老年人出现功能障碍的可能性高出 1 倍多(OR=2.18,95%CI 为 1.03~4.61)。

3.8.1.2 非独居老年人异质化健康状况组群的影响因素分析结果

对于与他人同住的老年人,相较于 65~79 岁的低龄老年人,80 岁及以上的高龄老年人出现功能障碍的可能性高出 5.70 倍(OR=6.70,95%CI 为 4.81~9.32)。与他人同住的男性老年人相比,与他人同住的女性老年人出现社交缺乏的可能性仅为 73%(95%CI 为 0.55~0.97),出现身心障碍的风险则高出 66%(OR=1.66,95%CI 为 1.08~2.53)。相较于没有接受过教育的与他人同住的老年人,接受过小学及以上教育的与他人同住的老年人出现功能障碍的可能性较低,并且其可能性随着受教育程度的提高逐步略下降(教育水平为小学,OR=0.56,95%CI 为 0.39~0.80;初中,OR=0.48,95%CI 为 0.32~0.70;高中及以上,OR=0.45,95%CI 为 0.27~0.76;接受过小学教育和初中教育的与他人同住的老年人出现身心障碍的可能性分别为45%（95%CI为0.26～0.78）和37%（95%CI为0.21～0.66）。与没有配偶的与他人同住的老年人相比，有配偶的与他人同住的老年人归属于非相对健康组的可能性更低，其可能性从小到大依序为社交缺乏组、功能障碍组和身心障碍组（OR=0.02,95%CI为0.01～0.02；OR=0.07,95%CI为0.05～0.09；OR=0.31,95%CI为0.19～0.51）。

表 3.19　非独居老年人异质化健康状况组群影响因素分析结果

变　量	社交缺乏组 OR(95%CI)	功能障碍组 OR(95%CI)	身心障碍组 OR(95%CI)
年龄/岁			
65～79	Ref.	Ref.	Ref.
≥80	1.06(0.79,1.43)	6.70(4.81,9.32)***	1.18(0.75,1.85)
性别			
男	Ref.	Ref.	Ref.
女	0.73(0.55,0.97)*	0.97(0.73,1.31)	1.66(1.08,2.53)*
教育水平			
文盲	Ref.	Ref.	Ref.
小学	0.79(0.55,1.13)	0.56(0.39,0.80)**	0.45(0.26,0.78)**
初中	0.72(0.49,1.05)	0.48(0.32,0.70)***	0.37(0.21,0.66)***
高中及以上	0.67(0.38,1.16)	0.45(0.27,0.76)**	0.86(0.42,1.75)
婚姻状态			
无配偶	Ref.	Ref.	Ref.
有配偶	0.02(0.01,0.02)***	0.07(0.05,0.09)***	0.31(0.19,0.51)***
60岁以前主要职业			
低水平	Ref.	Ref.	Ref.
高水平	0.82(0.54,1.26)	1.38(0.94,2.05)	0.51(0.26,1.02)
家庭总收入/元			
<8 000	Ref.	Ref.	Ref.
8 000～30 000	0.82(0.53,1.27)	0.91(0.58,1.43)	0.54(0.31,0.97)*
30 000～72 000	0.68(0.45,1.02)	0.84(0.54,1.29)	0.39(0.22,0.70)**
≥72 000	0.73(0.48,1.12)	0.90(0.58,1.39)	0.40(0.22,0.72)**

续表

变　量	社交缺乏组 OR(95%CI)	功能障碍组 OR(95%CI)	身心障碍组 OR(95%CI)
医疗保险			
城镇职工/居民医保			
无	Ref.	Ref.	Ref.
有	0.66(0.44,0.99)*	0.82(0.57,1.20)	1.00(0.54,1.87)
新农合			
无	Ref.	Ref.	Ref.
有	0.63(0.42,0.93)*	0.59(0.40,0.88)**	0.73(0.39,1.35)
地区			
西部	Ref.	Ref.	Ref.
中部	1.14(0.79,1.64)	1.68(1.11,2.55)*	1.44(0.78,2.68)
东北部	1.40(0.77,2.53)	3.30(1.84,5.92)***	1.02(0.33,3.13)
东部	0.78(0.56,1.09)	1.82(1.26,2.63)**	1.40(0.81,2.43)
居住地			
农村	Ref.	Ref.	Ref.
城镇	0.84(0.62,1.13)	1.10(0.80,1.51)	1.29(0.82,2.02)

注:样本为 3 259 人。

与家庭总收入低于 8 000 元的与他人同住的老年人相比,总收入在 8 000 元及以上的中高收入家庭中与他人同住的老年人出现身心障碍的可能性较低(家庭总收入 8 000~30 000 元,OR=0.54,95%CI 为 0.31~0.97;30 000~72 000 元,OR=0.39,95%CI 为 0.22~0.70;≥72 000 元,OR=0.40,95%CI 为 0.22~0.72)。从医疗保险来看,相较于没有参加城镇职工医保或城镇居民医保的与他人同住的老年人相比,参保的与他人同住的老年人归属于社交缺乏的可能性仅为三分之二(OR=0.66,95%CI 为 0.44~0.99);与没有参加新农合的与他人同住的老年人相比,参保的与他人同住的老年人归属于社交缺乏和功能障碍的可能性分别为 63%(95%CI 为 0.42~0.93)和 59%(95%CI 为 0.40~0.88)。

相较于西部地区的与他人同住的老年人,非西部地区的与他人同住的老

年人出现功能障碍的可能性均较高,其中,东北部地区的可能性高出 2.30 倍
(OR＝3.30,95％CI 为 1.84～5.92),东部和中部地区的可能性分别高出
82％(OR＝1.82,95％CI 为 1.26～2.63)和 68％(OR＝1.68,95％CI 为
1.11～2.55)。

3.8.2　异质化健康状况组群影响因素的居住方式差异

在不同居住方式下,本书发现老年人异质化健康状况组群受到社会人
口学特征和社会经济因素的影响作用存在显著差异。

年龄对老年人出现功能障碍的正向作用在独居老年人中较为突出。英
国老年人研究[139]和美国老年人研究[140]均指出,在非失能具有独立生活能
力的老年人中,独居老年人更有可能出现日常生活能力困难、体力活动较
低、12 个月内多次摔倒、缺少紧急护理人员等情况,面临更大的疾病乃至致
残的风险。可见,即使是非失能、有独立生活能力,独居老年人本身有更大
的失能风险,再加上年龄增长带来的失能风险,从而进一步放大了独居老年
人出现生活自理困难的可能性。女性出现老年人避免社交缺乏的保护作用
仅体现在非独居老年人中,在所有老年人和独居老年人中并没有发现。女
性老年人需要承担更多家庭的照护责任[126,127],如果独居,需要花费部分时
间在去照顾家人的路途上,而在与家人同住的情况下,有更多时间与家人、
朋友或邻居进行交流,还可在闲余时间参加广场舞、打牌等娱乐活动,从而
减小社交隔离的风险。

教育对老年人社会参与的保护作用主要体现在独居老年人中,而对老
年人避免功能障碍的保护作用则仅体现在与他人同住的老年人中。前文所
提及的英国老年人研究[139]同时还指出,对于非失能具有独立生活能力的老
年人,独居老年人也面临更大的社会隔离风险。本书的研究结果显示,通过
教育可弥合独居对老年人出现社交缺乏的影响。那么,可针对独居老年人
开展有针对性的再教育。收入对老年人避免出现身心障碍的保护作用主要
体现在非独居老年人中,在独居老年人并没有发现。可见,收入对独居老年
人健康的保护作用并不明显。

在医疗保险方面,参保城镇职工医保或城镇居民医保对老年人出现身
心障碍的正向作用仅体现在独居老年人中。究其原因可能在于,城市独居
老年人在面临缺乏紧急护理人员劣势的情况下[139],可通过医保保障其一定
的医疗照料资源,从而在出现身心障碍情况下依然独自居住。同时,新农合

对老年人社交参与和生活能力自理的保护作用仅体现在与他人同住的老年人中。可见，不同医疗保险制度对不同居住方式老年人的保障水平存在显著差别。此外，地区对老年人归属于功能障碍的显著作用并没有体现在独居老年人中，而城镇对老年人出现功能障碍的正向作用则主要体现在独居老年人中。可见，相较于地区差异，城乡差异对老年人失能后能否独居的影响更大。

3.9 不同家庭总收入下异质化健康状况组群的影响因素

3.9.1 不同家庭总收入下异质化健康状况组群的影响因素分析

对于不同家庭总收入的老年人，年龄、教育水平、婚姻状态、居住方式和地区对我国老年人异质化健康状况组群均有显著的影响作用，具体见表3.20至表3.23。此外，性别对家庭总收入在 30 000～72 000 元之间的中等偏上收入家庭中的老年人存在显著的影响作用，而性别、60 岁以前主要职业和新农合对家庭总收入在 72 000 元及以上的高收入家庭中的老年人存在显著的影响作用。

3.9.1.1 家庭总收入<8 000 元老年人异质化健康状况组群的影响因素分析结果

对于家庭总收入低于 8 000 元的低收入家庭中的老年人，以 65～79 岁的低龄老年人为参照，80 岁及以上的高龄老年人出现功能障碍的概率高出 3.22 倍（OR＝4.22，95％CI 为 2.19～8.15）。相较于没有接受过教育的来自低收入家庭中的老年人，接受过初中教育的来自低收入家庭中的老年人出现社交缺乏和功能障碍的风险均仅为五分之二左右（OR＝0.43，95％CI 为 0.22～0.87；OR＝0.39，95％CI 为 0.19～0.93）。与没有配偶的来自低收入家庭中的老年人相比，有配偶的来自低收入家庭中的老年人归属于非相对健康组的可能性更低，其可能性从小到大依序为社交缺乏组、功能障碍组和身心障碍组（OR＝0.02，95％CI 为 0.01～0.03；OR＝0.06，95％CI 为 0.03～0.12；OR＝0.24，95％CI 为 0.10～0.61）。

表 3.20　家庭总收入＜8 000 元老年人异质化健康状况组群影响因素分析结果

变　量	社交缺乏组 OR(95％CI)	功能障碍组 OR(95％CI)	身心障碍组 OR(95％CI)
年龄/岁			
65～79	Ref.	Ref.	Ref.
≥80	0.78(0.47,1.30)	4.22(2.19,8.15)***	1.41(0.71,2.81)
性别			
男	Ref.	Ref.	Ref.
女	0.88(0.53,1.47)	0.92(0.50,1.69)	1.23(0.62,2.46)
教育水平			
文盲	Ref.	Ref.	Ref.
小学	0.64(0.36,1.13)	0.55(0.28,1.08)	0.52(0.23,1.19)
初中	0.43(0.22,0.87)*	0.39(0.17,0.93)*	0.56(0.23,1.36)
高中及以上	0.49(0.12,1.95)	0.89(0.23,3.48)	0.68(0.13,3.47)
婚姻状态			
无配偶	Ref.	Ref.	Ref.
有配偶	0.02(0.01,0.03)***	0.06(0.03,0.12)***	0.24(0.10,0.61)**
60 岁以前主要职业			
低水平	Ref.	Ref.	Ref.
高水平	1.82(0.50,6.63)	1.46(0.38,5.52)	0.43(0.05,3.66)
居住方式			
独居	Ref.	Ref.	Ref.
非独居	1.19(0.65,2.19)	2.55(1.24,5.27)*	1.43(0.54,3.74)
医疗保险			
城镇职工/居民医保			
无	Ref.	Ref.	Ref.
有	1.64(0.58,4.64)	1.29(0.39,4.33)	1.39(0.37,5.21)
新农合			
无	Ref.	Ref.	Ref.
有	0.83(0.40,1.72)	1.09(0.46,2.56)	0.79(0.30,2.10)

续表

变　量	社交缺乏组 OR(95％CI)	功能障碍组 OR(95％CI)	身心障碍组 OR(95％CI)
地区			
西部	Ref.	Ref.	Ref.
中部	0.91(0.45,1.86)	1.06(0.45,2.49)	1.42(0.51,3.99)
东北部	1.35(0.34,5.44)	1.78(0.36,8.89)	2.02(0.32,12.6)
东部	0.51(0.27,0.96)*	0.89(0.42,1.89)	1.06(0.42,2.66)
居住地			
农村	Ref.	Ref.	Ref.
城镇	0.82(0.50,1.34)	1.22(0.69,2.16)	1.50(0.77,2.92)

注:样本为725人。

　　相较于独居的来自低收入家庭中的老年人,与他人同住的来自低收入家庭中的老年人归属于功能障碍组的可能性高出1.55倍(OR=2.55,95%CI为1.24～5.27)。与西部地区的来自低收入家庭中的老年人相比,东部地区的来自低收入家庭中的老年人出现社交缺乏的可能性仅为一半左右(OR=0.51,95%CI为0.27～0.96)。

3.9.1.2　家庭总收入8 000～30 000元老年人异质化健康状况组群的影响因素分析结果

　　对于家庭总收入在8 000～30 000元的中等偏下收入家庭中的老年人,相较于65～79岁的低龄老年人,80岁及以上的高龄老年人出现功能障碍的概率高出近4倍(OR=4.91,95%CI为2.35～10.22)。相较于没有接受过教育的来自中等偏下收入家庭中的老年人,接受过小学教育或初中教育的来自中等偏下收入家庭中的老年人出现功能障碍的风险低于三成(OR=0.27,95%CI为0.13～0.59;OR=0.29,95%CI为0.12～0.70);接受过初中教育的来自中等偏下收入家庭中的老年人出现身心障碍的风险略高于一成(OR=0.12,95%CI为0.02～0.61)。与没有配偶的来自中等偏下收入家庭中的老年人相比,有配偶的来自中等偏下收入家庭中的老年人归属于非相对健康组的风险均很低,其可能性从小到大依序为社交缺乏组、功能障碍组和身心障碍组(OR=0.01,95%CI为0.01～0.02;OR=0.04,95%CI为

0.02～0.08;OR＝0.13,95%CI 为 0.05～0.38)。

表 3.21 家庭总收入 8 000～30 000 元老年人异质化健康状况组群影响因素分析结果

变　　量	社交缺乏组 OR(95%CI)	功能障碍组 OR(95%CI)	身心障碍组 OR(95%CI)
年龄/岁			
65～79	Ref.	Ref.	Ref.
≥80	1.15(0.65,2.02)	4.91(2.35,10.22)***	1.01(0.38,2.67)
性别			
男	Ref.	Ref.	Ref.
女	1.16(0.67,2.00)	1.20(0.62,2.33)	2.21(0.87,5.65)
教育水平			
文盲	Ref.	Ref.	Ref.
小学	0.67(0.35,1.28)	0.27(0.13,0.59)***	0.50(0.19,1.30)
初中	0.53(0.25,1.11)	0.29(0.12,0.70)**	0.12(0.02,0.61)*
高中及以上	0.54(0.13,2.32)	0.11(0.01,1.28)	0.35(0.03,4.09)
婚姻状态			
无配偶	Ref.	Ref.	Ref.
有配偶	0.01(0.01,0.02)***	0.04(0.02,0.08)***	0.13(0.05,0.38)***
60 岁以前主要职业			
低水平	Ref.	Ref.	Ref.
高水平	0.41(0.15,1.16)	0.52(0.14,1.85)	0.42(0.04,4.57)
居住方式			
独居	Ref.	Ref.	Ref.
非独居	1.37(0.71,2.67)	6.58(2.46,17.57)***	1.96(0.52,7.40)
医疗保险			
城镇职工/居民医保			
无	Ref.	Ref.	Ref.
有	0.91(0.36,2.31)	1.07(0.34,3.31)	4.02(0.62,25.92)

续表

变　量	社交缺乏组 OR(95％CI)	功能障碍组 OR(95％CI)	身心障碍组 OR(95％CI)
新农合			
无	Ref.	Ref.	Ref.
有	0.54(0.24,1.24)	0.83(0.31,2.28)	1.53(0.25,9.50)
地区			
西部	Ref.	Ref.	Ref.
中部	0.80(0.40,1.62)	1.82(0.75,4.41)	0.62(0.22,1.77)
东北部	1.18(0.41,3.40)	4.67(1.37,15.90)*	0.44(0.05,3.83)
东部	0.72(0.38,1.38)	2.17(0.94,4.98)	0.43(0.15,1.21)
居住地			
农村	Ref.	Ref.	Ref.
城镇	1.15(0.67,1.98)	1.75(0.92,3.34)	1.44(0.59,3.53)

注:样本为791人。

与独居的来自中等偏下收入家庭中的老年人相比,与他人同住的来自中等偏下收入家庭中的老年人出现功能障碍的风险高出 5.58 倍(OR＝6.58,95％CI 为 2.46~17.57)。相较于西部地区的来自中等偏下收入家庭中的老年人,东北部地区的来自中等偏下收入家庭中的老年人出现功能障碍的可能性高出 3.67 倍(OR＝4.67,95％CI 为 1.37~15.90)。

3.9.1.3　家庭总收入 30 000~72 000 元老年人异质化健康状况组群的影响因素分析结果

对于家庭总收入在 30 000~72 000 元的中等偏上收入家庭中的老年人,以 65~79 岁的低龄老年人为参照,80 岁及以上的高龄老年人出现功能障碍的风险高出近 8 倍(OR＝8.74,95％CI 为 4.85~15.77)。相较于来自中等偏上收入家庭中的男性老年人,来自中等偏上收入家庭中的女性老年人出现身心障碍的可能性高出 152％(OR＝2.52,95％CI 为 1.07~5.93)。相较于没有接受过教育的来自中等偏上收入家庭中的老年人,接受过小学教育的来自中等偏上收入家庭中的老年人出现功能障碍的风险接近一半(OR＝0.49,95％CI 为 0.26~0.93)。与没有配偶的来自中等偏上收入家庭中的老年人相比,有配偶的来自中等偏上收入家庭中的老年人归属于社交缺乏组和功能障碍组的风险均极低（OR＝0.02,95％CI 为 0.01～0.03；OR＝0.09,95％CI 为 0.05～0.16），而归属于身心障碍组的风险为51％（95％CI为0.20～1.31）。

表 3.22　家庭总收入 30 000～72 000 元老年人异质化健康状况组群影响因素分析结果

变　量	社交缺乏组 OR(95％CI)	功能障碍组 OR(95％CI)	身心障碍组 OR(95％CI)
年龄/岁			
65～79	Ref.	Ref.	Ref.
≥80	1.03(0.65,1.63)	8.74(4.85,15.77)***	2.72(1.16,6.37)*
性别			
男	Ref.	Ref.	Ref.
女	0.92(0.59,1.45)	1.16(0.68,1.96)	2.52(1.07,5.93)*
教育水平			
文盲	Ref.	Ref.	Ref.
小学	0.88(0.49,1.56)	0.49(0.26,0.93)*	1.19(0.42,3.39)
初中	0.93(0.50,1.74)	0.62(0.31,1.23)	1.08(0.35,3.35)
高中及以上	1.41(0.62,3.19)	1.01(0.42,2.46)	2.30(0.54,9.73)
婚姻状态			
无配偶	Ref.	Ref.	Ref.
有配偶	0.02(0.01,0.03)***	0.09(0.05,0.16)***	0.51(0.20,1.31)
60 岁以前主要职业			
低水平	Ref.	Ref.	Ref.
高水平	0.55(0.29,1.05)	0.95(0.49,1.85)	0.38(0.10,1.42)
居住方式			
独居	Ref.	Ref.	Ref.
非独居	1.21(0.70,2.06)	3.35(1.65,6.79)***	1.14(0.37,3.51)
医疗保险			
城镇职工/居民医保			
无	Ref.	Ref.	Ref.
有	0.65(0.35,1.20)	0.80(0.42,1.54)	1.81(0.45,7.34)

续表

变　　量	社交缺乏组 OR(95％CI)	功能障碍组 OR(95％CI)	身心障碍组 OR(95％CI)
新农合			
无	Ref.	Ref.	Ref.
有	0.78(0.41,1.48)	0.87(0.43,1.74)	2.23(0.52,9.58)
地区			
西部	Ref.	Ref.	Ref.
中部	1.73(0.98,3.04)	2.18(1.13,4.23)*	3.28(0.81,13.26)
东北部	1.83(0.79,4.24)	3.22(1.31,7.91)*	3.24(0.49,21.52)
东部	1.01(0.58,1.77)	2.41(1.30,4.47)**	4.99(1.39,17.89)*
居住地			
农村	Ref.	Ref.	Ref.
城镇	0.70(0.43,1.15)	1.03(0.59,1.79)	1.13(0.46,2.77)

注：样本为 1 085 人。

相较于独居的来自中等偏上收入家庭中的老年人，与他人同住的来自中等偏上收入家庭中的老年人出现功能障碍的风险高出 235％(OR＝3.35，95％CI 为 1.65～6.79)。与西部地区的来自中等偏上收入家庭中的老年人相比，非西部地区的来自中等偏上收入家庭中的老年人更有可能出现功能障碍(东北部，OR＝3.22,95％CI 为 1.31～7.91；东部，OR＝2.41,95％CI 为 1.30～4.47；中部，OR＝2.18,95％CI 为 1.13～4.23)；东部地区的来自中等偏上收入家庭中的老年人出现身心障碍的可能性高出近 4 倍(OR＝4.99,95％CI 为 1.39～17.89)。

3.9.1.4　家庭总收入≥72 000 元老年人异质化健康状况组群的影响因素分析结果

对于家庭总收入在 72 000 元及以上的高收入家庭中的老年人，相较于65～79 岁的低龄老年人，80 岁及以上的高龄老年人出现功能障碍的风险高出近 9 倍(OR＝9.72,95％CI 为 5.57～16.95)。与来自高收入家庭中的男性老年人相比，来自高收入家庭中的女性老年人出现社交缺乏的可能性仅为六成左右(OR＝0.62,95％CI 为 0.40～0.97)。相较于没有接受过教育的来自高收入家庭中的老年人，接受过小学及以上教育的来自高收入家庭中的老年人出现社交缺乏的风险均较小(教育水平为小学,OR=0.52,95%CI 为 0.27~0.98;初中,OR=0.53,95%CI 为 0.28~0.98;高中及以上,OR= 0.32,95%CI 为 0.14~0.71);接受过初中及以上教育的来自高收入家庭中 的老年人出现功能障碍的风险均低于五成(初中,OR=0.49,95%CI 为 0.25~0.93;高中,OR=0.39,95%CI 为 0.18~0.81)。

表 3.23　家庭总收入≥72 000 元老年人异质化健康状况组群影响因素分析结果

变　量	社交缺乏组 OR(95%CI)	功能障碍组 OR(95%CI)	身心障碍组 OR(95%CI)
年龄/岁			
65~79	Ref.	Ref.	Ref.
≥80	1.16(0.72,1.85)	9.72(5.57,16.95)***	1.10(0.46,2.59)
性别			
男	Ref.	Ref.	Ref.
女	0.62(0.40,0.97)*	1.03(0.66,1.60)	2.00(0.94,4.23)
教育水平			
文盲	Ref.	Ref.	Ref.
小学	0.52(0.27,0.98)*	0.84(0.45,1.58)	0.28(0.05,1.48)
初中	0.53(0.28,0.98)*	0.49(0.25,0.93)*	0.89(0.29,2.74)
高中及以上	0.32(0.14,0.71)**	0.39(0.18,0.81)*	2.04(0.57,7.26)
婚姻状态			
无配偶	Ref.	Ref.	Ref.
有配偶	0.02(0.01,0.03)***	0.09(0.06,0.14)***	0.33(0.14,0.82)*
60 岁以前主要职业			
低水平	Ref.	Ref.	Ref.
高水平	1.13(0.64,2.01)	1.62(0.95,2.75)	0.36(0.14,0.90)*
居住方式			
独居	Ref.	Ref.	Ref.
非独居	0.93(0.49,1.76)	3.42(1.36,8.57)**	2.06(0.25,16.97)
医疗保险			
城镇职工/居民医保			
无	Ref.	Ref.	Ref.
有	0.82(0.48,1.41)	0.93(0.56,1.52)	0.61(0.25,1.49)

续表

变　量	社交缺乏组 OR(95％CI)	功能障碍组 OR(95％CI)	身心障碍组 OR(95％CI)
新农合			
无	Ref.	Ref.	Ref.
有	0.69(0.37,1.29)	0.48(0.25,0.93)*	0.59(0.18,1.89)
地区			
西部	Ref.	Ref.	Ref.
中部	1.64(0.81,3.33)	1.31(0.58,2.93)	2.18(0.38,12.43)
东北部	1.33(0.42,4.25)	3.87(1.38,10.85)*	—[1]
东部	1.22(0.69,2.15)	2.05(1.11,3.77)*	2.63(0.60,11.52)
居住地			
农村	Ref.	Ref.	Ref.
城镇	0.84(0.49,1.44)	1.12(0.60,2.08)	0.98(0.34,2.82)

注：样本为 1 206 人。[1]高收入老年人的身心障碍组中没有来自东北部地区的情况。

与没有配偶的来自高收入家庭中的老年人相比，有配偶的来自高收入家庭中的老年人归属于社交缺乏组和功能障碍组的风险均极低（OR＝0.02，95％CI 为 0.01～0.03；OR＝0.09，95％CI 为 0.06～0.14），而归属于身心障碍组的风险为三分之一（OR＝0.33，95％CI 为 0.14～0.82）。相较于 60 岁以前低水平就业的来自高收入家庭中的老年人，60 岁以前高水平就业的来自高收入家庭中的老年人出现身心障碍的风险不到四成（OR＝0.36，95％CI 为 0.14～0.90）。

相较于独居的来自高收入家庭中的老年人，与他人同住的来自高收入家庭中的老年人出现功能障碍的风险高出 2.42 倍（OR＝3.42，95％CI 为 1.36～8.57）。从医疗保险来看，与没有参加新农合的来自高收入家庭中的老年人相比，参保的来自高收入家庭中的老年人归属于功能障碍组的可能性不到一半（OR＝0.48，95％CI 为 0.25～0.93）。与西部地区的来自高收入家庭中的老年人相比，东北部地区或东部地区的来自高收入家庭中的老年人出现功能障碍的可能性高出 287％（OR＝3.87，95％CI 为 1.38～10.85）

和 105％（OR＝2.05,95％CI 为 1.11～3.88）。

3.9.2　异质化健康状况组群影响因素的家庭总收入差异

在不同家庭总收入下,本书发现老年人异质化健康状况组群受到社会人口学特征和社会经济因素的影响作用存在显著差异。

随着收入的提高,年龄对老年人出现功能障碍的正向作用逐渐加强,同时,年龄对老年人出现身心障碍的正向作用仅体现在中高收入家庭的老年人中。Matthews 等人对英国 75 岁及以上老年人的纵向研究显示,主观上认为收入状况不好的老年人发生残疾的年龄（中位数为 80.5 岁）比收入状况良好的老年人（中位数为 87.8 岁）显著小了 7 岁,并且随着年龄增长,主观感知的收入状况与残疾之间的关联随着年龄增长而减弱[141]。Dewhurst 等人在对撒哈拉以南非洲国家 70 岁及以上老年人研究中指出,低收入国家中老年人平均失能水平低于中高收入国家,可能反映了低收入国家中失能所导致的死亡率更高[142]。可见,高收入有助于推迟老年人发生失能的年龄,并且对于低收入家庭,由失能所导致的死亡率可能更高,从而导致中高收入老年人发生功能障碍的风险更高。随着我国人口预期寿命的提高和疾病存活率的改善,老年人失能情况越来越常见,应重点关注低收入高龄老年人的失能情况,完善低收入老年人长期照护保障制度,以降低其因失能致死的风险。性别对老年人归属于功能障碍组和社交缺乏组的显著作用仅体现在中高收入家庭的老年人中。可见,对经济状况不好的老年人,男性和女性健康没有明显差异。

教育对老年人避免出现残障的保护作用在不同家庭收入水平的老年人中均有显著的影响作用,教育对老年人社会参与的保护作用主要体现在低收入和高收入家庭中的老年人中,并且 60 岁以前高水平就业对老年人避免身心障碍的保护作用主要体现在高收入家庭的老年人中。对于经济状况高低两极的老年人群体,早期教育水平及其相关的职业差异所带来的老年人健康累积差异较为突出,进一步深化了老年健康不公平问题。此外,地区对老年人归属于社交缺乏组的显著影响作用仅主要体现在低水平就业老年人中,究其原因,相较于家庭经济状况较好的老年人,低收入家庭中的老年人在社交活动机会方面面临较大劣势,从而在社交文娱活动资源更丰富的东部地区更有可能避免社交隔离。

3.10　不同地区下异质化健康状况组群的影响因素

3.10.1　不同地区下异质化健康状况组群的影响因素分析

对于不同地区的老年人，年龄和婚姻状态对我国老年人异质化健康状况组群均有显著的影响作用，具体见表3.24至表3.27。此外，教育水平、家庭总收入和居住地对西部地区老年人异质化健康状况组群存在显著的影响作用，教育水平、居住方式和居住地对中部地区老年人存在显著的影响作用，性别、教育水平、60岁以前主要职业、居住方式、家庭总收入、新农合和居住地对东部地区老年人存在显著的影响作用。

3.10.1.1　西部地区老年人异质化健康状况组群的影响因素分析结果

对于西部地区老年人，以65～79岁的低龄老年人为参照，80岁及以上的高龄老年人出现功能障碍的风险高出5.30倍（OR＝6.30,95％CI为2.90～13.68）。相较于没有接受过教育的来自西部地区的老年人，接受过小学教育或初中教育的来自西部地区的老年人出现社交缺乏的风险均较小（OR＝0.39,95％CI为0.22～0.69；OR＝0.50,95％CI为0.26～0.97）；接受过初中教育的来自西部地区的老年人出现身心障碍的风险仅为五分之二（OR＝0.20,95％CI为0.05～0.90）。与没有配偶的来自西部地区的老年人相比，有配偶的来自西部地区的老年人归属于非相对健康组的风险均极低，其可能性从小到大依序为社交缺乏组、功能障碍组和身心障碍组（OR＝0.03,95％CI为0.01～0.05；OR＝0.09,95％CI为0.05～0.18；OR＝0.11,95％CI为0.04～0.34）。

表 3.24　西部地区老年人异质化健康状况组群影响因素分析结果

变　量	社交缺乏组 OR(95％CI)	功能障碍组 OR(95％CI)	身心障碍组 OR(95％CI)
年龄/岁			
65～79	Ref.	Ref.	Ref.
≥80	0.72(0.43,1.20)	6.30(2.90,13.68)***	0.37(0.12,1.11)

变　量	社交缺乏组 OR(95%CI)	功能障碍组 OR(95%CI)	身心障碍组 OR(95%CI)
性别			
男	Ref.	Ref.	Ref.
女	0.65(0.40,1.06)	0.89(0.47,1.71)	1.32(0.49,3.57)
教育水平			
文盲	Ref.	Ref.	Ref.
小学	0.39(0.22,0.69)**	0.67(0.31,1.44)	0.33(0.11,1.02)
初中	0.50(0.26,0.97)*	0.63(0.26,1.56)	0.20(0.05,0.90)*
高中及以上	0.34(0.11,1.02)	1.95(0.66,5.81)	0.31(0.04,2.35)
婚姻状态			
无配偶	Ref.	Ref.	Ref.
有配偶	0.03(0.01,0.05)***	0.09(0.05,0.18)***	0.11(0.04,0.34)***
60岁以前主要职业			
低水平	Ref.	Ref.	Ref.
高水平	0.57(0.23,1.42)	1.19(0.49,2.88)	3.75(0.68,20.55)
居住方式			
独居	Ref.	Ref.	Ref.
非独居	1.34(0.71,2.52)	2.12(0.86,5.21)	1.66(0.43,6.35)
家庭总收入/元			
<8 000	Ref.	Ref.	Ref.
8 000~30 000	0.77(0.40,1.48)	0.58(0.23,1.43)	0.94(0.32,2.71)
30 000~72 000	0.44(0.23,0.84)*	0.42(0.18,0.97)*	0.13(0.03,0.58)**
≥72 000	0.48(0.23,1.01)	0.46(0.18,1.15)	0.12(0.02,0.71)*
医疗保险			
城镇职工/居民医保			
无	Ref.	Ref.	Ref.
有	0.72(0.34,1.49)	0.69(0.31,1.56)	0.78(0.19,3.25)

续表

变　量	社交缺乏组 OR(95%CI)	功能障碍组 OR(95%CI)	身心障碍组 OR(95%CI)
新农合			
无	Ref.	Ref.	Ref.
有	1.03(0.55,1.95)	0.92(0.43,1.98)	0.80(0.23,2.83)
居住地			
农村	Ref.	Ref.	Ref.
城镇	1.22(0.76,1.95)	2.10(1.09,4.05)*	1.85(0.69,4.98)

注：样本为 798 人。

与家庭总收入低于 8 000 元的来自西部地区的老年人相比，总收入在 30 000～72 000 元的中等偏上收入家庭中的来自西部地区的老年人出现社交缺乏和功能障碍的可能性均略高于四成（OR＝0.44,95%CI 为 0.23～0.84；OR＝0.42,95%CI 为 0.18～0.97），而总收入在 30 000 元及以上的中高收入家庭的来自西部地区中的老年人出现身心障碍的可能性均略高于十分之一（家庭总收入 30 000～72 000 元,OR＝0.13,95%CI 为 0.03～0.58；≥72 000 元,OR＝0.12,95%CI 为 0.02～0.71）。相较于居住在农村地区的来自西部地区的老年人，居住在城镇的来自西部地区的老年人出现功能障碍的可能性高出 110%（OR＝2.10,95%CI 为 1.09～4.05）。

3.10.1.2　中部地区老年人异质化健康状况组群的影响因素分析结果

对于中部地区老年人，以 65～79 岁的低龄老年人为参照,80 岁及以上的高龄老年人出现功能障碍的风险高出 8 倍多（OR＝9.15,95%CI 为 4.61～18.19）。相较于没有接受过教育的来自中部地区的老年人，接受过小学教育或初中教育的来自中部地区的老年人出现功能障碍的风险均接近三分之一（OR＝0.36,95%CI 为 0.18～0.72；OR＝0.34,95%CI 为 0.14～0.79），接受过高中及以上教育的出现功能障碍的风险不到五分之一（OR＝0.18,95%CI 为 0.04～0.74）。与没有配偶的来自中部地区的老年人相比，有配偶的来自中部地区的老年人归属于社交缺乏组和功能障碍组的风险均极低（OR＝0.01,95%CI 为 0.01～0.02；OR＝0.10,95%CI 为 0.05～0.18）。

表 3.25　中部地区老年人异质化健康状况组群影响因素分析结果

变　量	社交缺乏组 OR(95%CI)	功能障碍组 OR(95%CI)	身心障碍组 OR(95%CI)
年龄/岁			
65～79	Ref.	Ref.	Ref.
≥80	1.30(0.77,2.20)	9.15(4.61,18.19)***	2.05(0.87,4.83)
性别			
男	Ref.	Ref.	Ref.
女	1.16(0.68,1.97)	1.28(0.69,2.40)	1.30(0.56,3.02)
教育水平			
文盲	Ref.	Ref.	Ref.
小学	0.92(0.51,1.67)	0.36(0.18,0.72)**	0.39(0.13,1.18)
初中	0.78(0.39,1.55)	0.34(0.14,0.79)*	1.12(0.42,3.00)
高中及以上	0.60(0.16,2.27)	0.18(0.04,0.74)*	1.05(0.18,6.02)
婚姻状态			
无配偶	Ref.	Ref.	Ref.
有配偶	0.01(0.01,0.02)***	0.10(0.05,0.18)***	0.36(0.13,1.00)
60 岁以前主要职业			
低水平	Ref.	Ref.	Ref.
高水平	1.07(0.38,3.06)	2.27(0.85,6.08)	0.20(0.02,1.96)
居住方式			
独居	Ref.	Ref.	Ref.
非独居	0.97(0.52,1.81)	2.79(1.11,7.01)*	1.52(0.35,6.49)
家庭总收入/元			
<8 000	Ref.	Ref.	Ref.
8 000～30 000	0.71(0.36,1.42)	0.78(0.36,1.69)	0.46(0.17,1.24)
30 000～72 000	0.92(0.46,1.80)	0.97(0.45,2.08)	0.40(0.14,1.12)
≥72 000	0.93(0.41,2.10)	0.75(0.30,1.87)	0.42(0.11,1.58)

续表

变　量	社交缺乏组 OR(95%CI)	功能障碍组 OR(95%CI)	身心障碍组 OR(95%CI)
医疗保险			
城镇职工/居民医保			
无	Ref.	Ref.	Ref.
有	1.07(0.41,2.80)	0.61(0.22,1.73)	2.73(0.41,18.13)
新农合			
无	Ref.	Ref.	Ref.
有	0.90(0.39,2.09)	0.67(0.28,1.64)	1.55(0.28,8.61)
居住地			
农村	Ref.	Ref.	Ref.
城镇	0.55(0.33,0.93)*	0.74(0.41,1.34)	0.47(0.19,1.13)

注:样本为848人。

相较于独居的来自中部地区的老年人,与他人同住的来自中部地区的老年人出现功能障碍的可能性高出179%(OR=2.79,95%CI为1.11~7.01)。与居住在农村的来自中部地区的老年人相比,居住在城镇的来自中部地区的老年人出现社交缺乏的可能性不到六成(OR=0.55,95%CI为0.33~0.93)。

3.10.1.3　东北部地区老年人异质化健康状况组群的影响因素分析结果

对于东北部地区的老年人,以65~79岁的低龄老年人为参照,80岁及以上的高龄老年人出现功能障碍的风险高出10倍多(OR=11.21,95%CI为3.19~39.40)。与没有配偶的来自东北部地区的老年人相比,有配偶的来自东北部地区的老年人归属于社交缺乏组和功能障碍组的风险均极低(OR=0.00,95%CI为0.00~0.02;OR=0.11,95%CI为0.03~0.32)。

表 3.26 东北部地区老年人异质化健康状况组群影响因素分析结果

变 量	社交缺乏组 OR(95%CI)	功能障碍组 OR(95%CI)
年龄/岁		
65~79	Ref.	Ref.
≥80	1.17(0.31,4.44)	11.21(3.19,39.40)***
性别		
男	Ref.	Ref.
女	0.41(0.13,1.34)	1.74(0.60,5.10)
教育水平		
文盲	Ref.	Ref.
小学	0.49(0.09,2.65)	0.40(0.08,1.95)
初中	0.78(0.17,3.58)	0.70(0.18,2.80)
高中及以上	0.25(0.03,2.08)	0.22(0.03,1.39)
婚姻状态		
无配偶	Ref.	Ref.
有配偶	0.00(0.00,0.02)***	0.11(0.03,0.32)***
60岁以前主要职业		
低水平	Ref.	Ref.
高水平	0.34(0.07,1.66)	1.85(0.49,6.97)
居住方式		
独居	Ref.	Ref.
非独居	0.82(0.19,3.51)	2.67(0.50,14.41)
家庭总收入/元		
<8 000	Ref.	Ref.
8 000~30 000	1.31(0.22,7.86)	1.84(0.31,10.83)
30 000~72 000	1.85(0.31,11.09)	2.45(0.43,14.04)
≥72 000	1.84(0.21,15.78)	4.59(0.65,32.22)

续表

变　量	社交缺乏组 OR(95％CI)	功能障碍组 OR(95％CI)
医疗保险		
城镇职工/居民医保		
无	Ref.	Ref.
有	0.74(0.21,2.66)	1.38(0.44,4.32)
新农合		
无	Ref.	Ref.
有	1.79(0.32,10.08)	1.92(0.39,9.39)
居住地		
农村	Ref.	Ref.
城镇	0.37(0.07,1.96)	0.29(0.06,1.37)

注:由于身心障碍组仅为 5 人,样本量太小,故排除身心障碍组,样本数由原样本的 220 人减少为 215 人。

3.10.1.4　东部地区老年人异质化健康状况组群的影响因素分析结果

对于东部地区老年人,相较于 65～79 岁的低龄老年人,80 岁及以上的高龄老年人出现功能障碍的风险高出近 6 倍(OR＝6.90,95％CI 为 4.53～10.51),出现身心障碍的风险高出 1 倍多(OR＝2.02,95％CI 为 1.18～3.45)。与来自东部地区的男性老年人相比,来自东部地区的女性老年人归属于身心障碍组的可能性高出 134％(OR＝2.34,95％CI 为 1.38～3.97)。相较于没有接受过教育的来自东部地区的老年人,接受过初中教育的来自中部地区的老年人出现社交缺乏的风险接近一半(OR＝0.54,95％CI 为 0.33～0.87),接受过初中教育或高中及以上教育的来自东部地区的老年人出现功能障碍的风险略高于五分之二(OR＝0.42,95％CI 为 0.26～0.70;OR＝0.43,95％CI 为 0.23～0.81),接受过初中教育的来自东部地区的老年人出现身心障碍的风险为 44％(95％CI 为 0.21～0.92)。与没有配偶的来自东部地区的老年人相比,有配偶的来自东部地区的老年人归属于社交缺乏组和功能障碍组的风险均极低(OR＝0.02,95％CI 为 0.01～0.02;OR＝0.05,95％CI 为 0.03～0.08),归属于身心障碍组的风险接近五分之二

（OR=0.38,95%CI 为 0.20～0.72）。相较于 60 岁以前低水平就业的来自
东部地区的老年人,60 岁以前高水平就业的来自东部地区的老年人出现身
心障碍的可能性为三成（OR=0.30,95%CI 为 0.13～0.69）。

表 3.27　东部地区老年人异质化健康状况组群影响因素分析结果

变　量	社交缺乏组 OR(95%CI)	功能障碍组 OR(95%CI)	身心障碍组 OR(95%CI)
年龄/岁			
65～79	Ref.	Ref.	Ref.
≥80	1.03(0.73,1.47)	6.90(4.53,10.51)***	2.02(1.18,3.45)*
性别			
男	Ref.	Ref.	Ref.
女	0.88(0.62,1.24)	0.94(0.65,1.36)	2.34(1.38,3.97)**
教育水平			
文盲	Ref.	Ref.	Ref.
小学	0.83(0.53,1.32)	0.65(0.41,1.04)	0.76(0.39,1.48)
初中	0.54(0.33,0.87)*	0.42(0.26,0.70)***	0.44(0.21,0.92)*
高中及以上	0.62(0.33,1.15)	0.43(0.23,0.81)**	1.26(0.55,2.89)
婚姻状态			
无配偶	Ref.	Ref.	Ref.
有配偶	0.02(0.01,0.02)***	0.05(0.03,0.08)***	0.38(0.20,0.72)**
60 岁以前主要职业			
低水平	Ref.	Ref.	Ref.
高水平	0.89(0.55,1.44)	1.14(0.71,1.84)	0.30(0.13,0.69)**
居住方式			
独居	Ref.	Ref.	Ref.
非独居	1.06(0.70,1.59)	3.68(2.24,6.06)***	1.26(0.60,2.67)

续表

变 量	社交缺乏组 OR(95%CI)	功能障碍组 OR(95%CI)	身心障碍组 OR(95%CI)
家庭总收入/元			
<8 000	Ref.	Ref.	Ref.
8 000~30 000	1.12(0.66,1.89)	0.83(0.46,1.49)	0.35(0.14,0.84)*
30 000~72 000	0.69(0.41,1.15)	0.83(0.48,1.45)	0.58(0.28,1.18)
≥72 000	0.90(0.54,1.50)	0.93(0.54,1.58)	0.47(0.23,0.97)*
医疗保险			
城镇职工/居民医保			
无	Ref.	Ref.	Ref.
有	0.71(0.44,1.14)	0.93(0.58,1.48)	1.02(0.49,2.14)
新农合			
无	Ref.	Ref.	Ref.
有	0.41(0.25,0.67)***	0.52(0.31,0.88)*	0.73(0.33,1.61)
居住地			
农村	Ref.	Ref.	Ref.
城镇	0.83(0.56,1.23)	1.25(0.81,1.92)	2.06(1.12,3.81)*

注:样本为1 941人。

相较于独居的来自东部地区的老年人,与他人同住的来自东部地区的老年人出现功能障碍的可能性高出2.68倍(OR=3.68,95%CI为2.24~6.06)。与家庭总收入低于8 000元的来自东部地区的老年人相比,总收入在8 000~30 000元的中等偏下收入家庭或总收入在72 000元以上的高收入家庭中的来自东部地区的老年人出现身心障碍的可能性分别为35%(95%CI为0.14~0.84)和47%(95%CI为0.23~0.97)。在医疗保险方面,相较于没有参加新农合的来自东部地区的老年人,参保的来自东部地区的老年人归属于社交缺乏组和功能障碍组的风险分别为四成左右(OR=0.41,95%CI为0.25~0.67)和一半左右(OR=0.52,95%CI为0.31~

0.88)。与居住在农村地区的来自东部地区的老年人相比,居住在城镇的来自东部地区的老年人出现身心障碍的可能性高出 106%(OR=2.06,95%CI 为 1.12～3.81)。

3.10.2 异质化健康状况组群影响因素的地区差异

对于不同地区,本书发现老年人异质化健康状况组群受到社会人口学特征和社会经济因素的影响作用存在显著差异。

年龄对老年人归属于功能障碍组的正向作用,西北地区作用较小,东北地区最为突出;而年龄对老年人出现身心障碍的正向作用,仅体现在东部地区。已有研究指出西部地区老年人生活自理者比例较其他地区低,功能障碍情况较突出,其导致的健康期望寿命也较低[143],从而西部地区老年人发生失能的年龄早于其他地区,其他非西部地区老年人则更多在高龄老年阶段出现失能。而东部地区老年人的期望寿命较长[115],导致该地区高龄老年人同时出现高共患慢性病和心理问题的风险加大。由此可见,在高龄老年人健康管理方面,西部地区应重点关注功能障碍问题,而东部地区则应着重从高共患慢性病和心理疾病的预防与干预入手。

相较于同地区女性,东部地区的女性老年人更有可能出现身心障碍。与以往研究的结果相类似,相较于男性老年人,女性老年人慢性病患病情况和心理健康往往更差,在生命终末期不得不面临更糟糕的健康状况[97-99]。与其他地区相比,东部地区在经济状况和医疗卫生资源等方面具有优势,当地女性老年人更有机会获得长期照护资源,延长寿命,从而出现身心障碍的可能性较高。教育对老年人 3 个非相对健康组均有显著保护作用的情况仅体现在东部地区,对老年人社会参与和身心健康的保护作用还体现在西部地区,对归属于功能障碍的保护作用还体现在中部地区。与李翔和赵昕东的研究相类似,教育对我国老年人生理健康和心理健康的影响存在显著的地区差异[129];相较于其他地区的老年人群,东部地区的高教育老年人工作生活节奏较快、压力较大,同时比较难以养成健康的生活习惯,从而他们的生理健康和心理健康比受教育程度较低的老年人更加糟糕。另有研究指出,教育水平对城市迁移老年人的家庭隔离和朋友隔离均有显著的作用[144]。由于东部地区在生活服务设施和医疗服务设施等方面的优势,老年人的迁移方向与青壮年趋同,均是向东部沿海发达地区迁移[145],从而可能凸显了教育对东部老年人避免社会隔离的保护作用。

60 岁高水平就业对老年人身心障碍的保护作用主要体现在东部地区。与其他地区相比,东部经济发展更加发达,专业技术和管理岗位等高水平就业机会更多,岗位的上限也更高,职业差异所带来的经济社会状况差异更突出,从而放大了职业对当地老年人健康差异的影响。居住方式对东部地区老年人归属于功能障碍的正向作用尤为突出。在较发达的东部地区,当地青壮年迁移的比例明显少于中西部地区,并且,受限于房价高等经济因素,当地老年人更倾向于和他们的子女同住[146]。鉴于以上因素,当地老年人能够获得更多的代际支持。再者,东部地区拥有更多的养老照护机构[147]。因此,东部地区失能的老年人更有可能与他人同住,以获得照料。

收入对老年人 3 个非相对健康组均存在保护作用的现象仅体现在西部地区。在医疗卫生资源和长期照护资源较缺乏的西部地区,收入差异导致的老年人健康差异比其他地区更突出。因此,应重点完善西部地区低收入老年人的健康保障制度。参保新农合(NRCMS)对老年人社交参与和避免功能障碍的保护作用仅在东部地区,而城乡居住地对各地区影响的异质化健康状况组群有所差异。统一城乡医疗保险在消除城乡差异的同时[111],仍应因地制宜,切实保障不同地区老年人在不同维度的健康公平性。

3.11　不同居住地下异质化健康状况组群的影响因素

3.11.1　不同居住地下异质化健康状况组群的影响因素分析

对于不同居住地的老年人,年龄、教育水平、婚姻状态、居住方式、地区对我国老年人异质化健康状况组群均有显著的影响作用,具体见表 3.28 和表 3.29。此外,新农合对农村老年人异质化健康状况组群存在显著的影响作用,而性别、60 岁以前主要职业、家庭总收入对城镇老年人存在显著的影响作用。

3.11.1.1　农村老年人异质化健康状况组群的影响因素分析结果

对于居住在农村的老年人,以 65～79 岁的低龄老年人为参照,80 岁及以上的高龄老年人出现功能障碍的风险高出 5.63 倍(OR＝6.63,95％CI 为 3.90～11.30)。相较于没有接受过教育的居住在农村的老年人,接受过小学教育或初中教育的居住在农村的老年人出现功能障碍的风险均低于三分之一(OR＝0.32,95％CI 为 0.19～0.57;OR＝0.31,95％CI 为 0.16～0.59)。与没有配偶的居住在农村的老年人相比,有配偶的居住在农村的老年人归属于社交缺乏组和功能障碍组的风险均极低(OR＝0.01,95％CI 为 0.01～0.02;OR＝0.06,95％CI 为 0.04～0.11)。

表 3.28　农村老年人异质化健康状况组群影响因素分析结果

变　量	社交缺乏组 OR(95％CI)	功能障碍组 OR(95％CI)
年龄/岁		
65～79	Ref.	Ref.
≥80	1.15(0.78,1.70)	6.63(3.90,11.30)***
性别		
男	Ref.	Ref.
女	0.99(0.67,1.46)	1.05(0.65,1.70)
教育水平		
文盲	Ref.	Ref.
小学	0.89(0.57,1.38)	0.32(0.19,0.57)***
初中	0.69(0.41,1.15)	0.31(0.16,0.59)***
高中及以上	1.67(0.60,4.64)	0.76(0.23,2.50)
婚姻状态		
无配偶	Ref.	Ref.
有配偶	0.01(0.01,0.02)***	0.06(0.04,0.11)***
60 岁以前主要职业		
低水平	Ref.	Ref.
高水平	0.42(0.16,1.14)	0.74(0.26,2.12)
居住方式		
独居	Ref.	Ref.
非独居	1.21(0.75,1.95)	3.77(1.91,7.46)***
家庭总收入/元		
＜8 000	Ref.	Ref.

续表

变　量	社交缺乏组 OR(95%CI)	功能障碍组 OR(95%CI)
8 000～30 000	0.80(0.49,1.28)	0.75(0.42,1.32)
30 000～72 000	0.86(0.51,1.43)	0.96(0.52,1.77)
≥72 000	0.79(0.45,1.40)	0.77(0.39,1.54)
医疗保险		
城镇职工/居民医保		
无	Ref.	Ref.
有	0.85(0.38,1.93)	1.27(0.46,3.48)
新农合		
无	Ref.	Ref.
有	0.44(0.24,0.82)**	0.92(0.43,1.99)
地区		
西部	Ref.	Ref.
中部	1.71(1.04,2.81)*	3.03(1.55,5.89)**
东北部	3.77(1.40,10.14)**	14.18(4.62,43.56)***
东部	0.84(0.52,1.36)	2.41(1.26,4.63)**

　　注:由于身心障碍组仅为49人,样本量太小,故排除身心障碍组,样本数由原样本的1 487人减少为1 438人。

　　相较于独居的居住在农村的老年人,与他人同住的居住在农村的老年人出现功能障碍的可能性高出近3倍(OR=3.77,95%CI为1.91～7.46)。在医疗保险方面,与没有参加过新农合的居住在农村的老年人相比,参保的居住在农村的老年人出现社交缺乏的可能性仅为44%(95%CI为0.24～0.82)。相较于西部地区的居住在农村的老年人,东北部地区和中部地区的居住在农村的老年人出现社交缺乏的可能性高出277%(OR=3.77,95%CI为1.40～10.14)和71%(OR=1.71,95%CI为1.04～2.81);非西部地区老年人出现功能障碍的可能性均较高,其中,东北部地区的可能性高出13倍以上(OR=14.18,95%CI为4.62～43.56),中部地区和东部地区的可能性分别高出203%(OR=3.03,95%CI为1.55～5.89)和141%(OR=2.41,95%CI为1.26～4.63)。

3.11.1.2 城镇老年人异质化健康状况组群的影响因素分析结果

对于居住在城镇的老年人,达到 80 岁及以上高龄的老年人归属于功能障碍组的概率是 65～79 岁低龄老年人的 7 倍多(OR＝7.01,95％CI 为 4.80～10.24)。相较于居住在城镇的男性老年人,居住在城镇的女性老年人出现身心障碍的可能性增加了 97％(OR＝1.97,95％CI 为 1.20～3.23)。相较于没有接受过教育的居住在城镇的老年人,接受过小学及以上教育的居住在城镇的老年人出现社交缺乏的风险均接近二分之一(教育水平为小学,OR＝0.56,95％CI 为 0.37～0.84;初中,OR＝0.54,95％CI 为 0.35～0.82;高中及以上,OR＝0.45,95％CI 为 0.26～0.78);接受过初中教育或高中及以上教育的居住在城镇的老年人出现功能障碍的风险均略高于二分之一(OR＝0.54,95％CI 为 0.35～0.85;OR＝0.52,95％CI 为 0.30～0.89)。与没有配偶的居住在城镇的老年人相比,有配偶的居住在城镇的老年人归属于非相对健康组的可能性更低,其可能性从小到大依序为社交缺乏组、功能障碍组和身心障碍组(OR＝0.02,95％CI 为 0.01～0.03;OR＝0.08,95％CI 为 0.06～0.11;OR＝0.23,95％CI 为 0.13～0.41)。相较于 60 岁以前低水平就业的居住在城镇的老年人,高水平就业的居住在城镇的老年人出现身心障碍的可能性仅为 40％(95％CI 为 0.20～0.81)。

表 3.29 城镇老年人异质化健康状况组群影响因素分析结果

变　　量	社交缺乏组 OR(95％CI)	功能障碍组 OR(95％CI)	身心障碍组 OR(95％CI)
年龄/岁			
65～79	Ref.	Ref.	Ref.
≥80	0.97(0.71,1.33)	7.01(4.80,10.24)***	1.15(0.68,1.93)
性别			
男	Ref.	Ref.	Ref.
女	0.80(0.59,1.08)	1.00(0.73,1.38)	1.97(1.20,3.23)**
教育水平			
文盲	Ref.	Ref.	Ref.
小学	0.56(0.37,0.84)**	0.72(0.47,1.09)	0.53(0.27,1.06)
初中	0.54(0.35,0.82)**	0.54(0.35,0.85)**	0.60(0.31,1.18)
高中及以上	0.45(0.26,0.78)**	0.52(0.30,0.89)*	1.34(0.62,2.89)

续表

变　量	社交缺乏组 OR(95%CI)	功能障碍组 OR(95%CI)	身心障碍组 OR(95%CI)
婚姻状态			
无配偶	Ref.	Ref.	Ref.
有配偶	0.02(0.01,0.03)***	0.08(0.06,0.11)***	0.23(0.13,0.41)***
60岁以前主要职业			
低水平	Ref.	Ref.	Ref.
高水平	0.94(0.62,1.41)	1.35(0.91,2.00)	0.40(0.20,0.81)*
居住方式			
独居	Ref.	Ref.	Ref.
非独居	1.03(0.72,1.48)	2.84(1.80,4.47)***	1.42(0.71,2.84)
家庭总收入/元			
<8 000	Ref.	Ref.	Ref.
8 000~30 000	1.15(0.69,1.89)	0.84(0.47,1.49)	0.53(0.26,1.10)
30 000~72 000	0.67(0.42,1.07)	0.71(0.43,1.17)	0.30(0.15,0.60)***
≥72 000	0.81(0.50,1.31)	0.83(0.50,1.37)	0.28(0.14,0.56)***
医疗保险			
城镇职工/居民医保			
无	Ref.	Ref.	Ref.
有	0.83(0.57,1.22)	0.87(0.60,1.26)	1.21(0.63,2.32)
新农合			
无	Ref.	Ref.	Ref.
有	0.81(0.53,1.23)	0.67(0.43,1.04)	0.83(0.41,1.69)
地区			
西部	Ref.	Ref.	Ref.
中部	0.99(0.64,1.53)	1.02(0.62,1.68)	0.71(0.30,1.68)
东北部	1.04(0.56,1.93)	1.92(1.03,3.58)*	0.67(0.19,2.45)
东部	0.86(0.60,1.24)	1.53(1.03,2.27)*	1.54(0.85,2.81)

注：样本为1 619人。

相较于独居的居住在城镇的老年人,非独居的居住在城镇的老年人更有可能归属于功能障碍组(OR=2.84,95%CI 为 1.80~4.47)。与家庭总收入低于 8 000 元的居住在城镇的老年人相比,总收入在 30 000 元及以上的中高收入家庭中的居住在城镇的老年人出现身心障碍的可能性均接近十分之三(家庭总收入 30 000~72 000 元,OR=0.30,95%CI 为 0.15~0.60;≥72 000元,OR=0.28,95%CI 为 0.14~0.56)。相较于西部地区的居住在城镇的老年人,东北部地区和东部地区的居住在城镇的老年人归属于功能障碍组的可能性分别高出 92%(OR=1.92,95%CI 为 1.03~3.58)和 53%(OR=1.53,95%CI 为 1.03~2.27)。

3.11.2 异质化健康状况组群影响因素的城乡差异

在不同居住地下,本书发现老年人异质化健康状况组群受到社会人口学特征和社会经济因素的影响作用存在显著差异。农村老年人归属于身心障碍组的样本特别少,未能纳入影响因素分析。究其原因:一方面,受到我国经济社会发展城乡二元化结构的影响,农村老年人的预期寿命和自理预期寿命均低于城镇老年人[148,149],从而农村老年人出现身心衰弱后依然在世的人数少于城镇;另一方面,在我国城镇化快速推进的背景下,从农村流向城市的老年人口持续增多,流出老年群体的年龄较小,身体健康较好[150],但是在流入地需要面临医疗卫生资源可及性差等劣势[151]。相较于原本就住在城镇的老年人,流动的农村老年人身心衰弱风险更大,从而也增加了居住在城市出现身心障碍的老年人口数。因此,应加强对农村老年人及由农村流入城镇的老年人进行健康教育宣传,完善对农村老年人和流动老年人的统计数据,优化基本公共卫生服务和长期照护服务的顶层设计,促进农村老年人和流动老年人对基本医疗卫生服务和长期照护服务的利用。

教育对老年人避免社交隔离的保护作用主要体现在城镇老年人中。由于农村社交文娱活动设施较少,交友圈较为单一,农村老年人的社会活跃度明显低于城镇老年人[152],高受教育水平所带来的社交机会需要在社交文娱活动较为丰富的城镇中才能发挥作用。有配偶对老年人社交参与和生活自理能力的保护作用在农村老年人中较为突出,与他人同住对老年人归属于功能障碍组的正向作用也是在农村老年人中更为明显。相较于居住在城镇的老年人,居住在农村的老年人更需要配偶、家人和朋友帮忙,以获得长期照料和社交机会。在医疗保险方面,参保新农合对老年人避免社交隔离的保护作用主要体现在农村老年人中。相较于没有参保新农合的农村老年人,拥有制度性保障的农村老年人更愿意或更有机会参与社交活动。此外,地区对农村老年人出现社交缺乏的显著作用仅体现在农村老年人中,可见,居住在城镇老年人的社交活动更不容易受到地区的影响。

3.12 异质化健康状况组群的医疗服务利用情况

3.12.1 基于异质化健康状况组群的医疗服务利用差异分析

在具有完整多维健康信息、社会人口学特征和社会经济状况信息的3 807位老年人中,排除门诊、住院、门诊自费和住院自费信息缺失的样本,共有3 419人。本书通过 Pearson 卡方检验比较不同异质化健康状况组群下有利用和没有利用医疗服务人群占比的差异情况,具体见表3.30。各异质化健康状况组群在门诊、住院、门诊自费和住院自费四类医疗服务利用人群中均存在显著差异(p 值均<0.001)。

表 3.30 异质化健康状况组群的医疗服务利用人群差异

变 量	样本[1] (N=3 419)	社交缺乏组[1] (n=709)	功能障碍组[1] (n=474)	身心障碍组[1] (n=120)	相对健康组[1] (n=2 116)	p 值[2]
门诊	2 771 (81.05)	552 (77.86)	415 (87.55)	107 (89.17)	1 697 (80.20)	<0.001
住院	1 536 (44.93)	316 (44.57)	270 (56.96)	60 (50.00)	890 (42.06)	<0.001
门诊自费	2 612 (76.40)	522 (73.62)	392 (82.70)	103 (85.83)	1 595 (75.38)	<0.001
住院自费	1 513 (44.25)	311 (43.86)	262 (55.27)	59 (49.17)	881 (41.64)	<0.001

注:[1]n(%)。[2]Pearson 卡方检验。

在3 419位老年人中,超过五分之四(81.05%)的老年人在过去一年里曾看过门诊。其中,身心障碍组看过门诊的比例最高,接近九成(89.17%),

而缺乏社交组看过门诊的比例最低,仅为 77.86%。对于住院方面,四成以上的老年人在过去一年里曾住院。其中,在各异质化健康状况组群中,住院的可能性从大到小依序为功能障碍组(56.96%)、身心障碍组(50.00%)、社交缺乏组(44.57%)和相对健康组(42.06%)。

从是否在医疗服务利用中产生自费的方面来看,超过四分之三(76.40%)的老年人在过去一年里看过门诊且有自费的情况。其中,身心障碍组和功能障碍组门诊自费的比例均超过八成(85.83% 和 82.70%),而社交缺乏组门诊自费的比例最低,为 73.62%。从住院来看,无论从全样本还是各异质化健康状况组群来看,住院自费比例均略低于住院利用比例,并且,各异质化健康状况组群自费比例排序与住院利用比例排序相同。其中,功能障碍组住院自费比例最高,超过二分之一(55.27%),其他三组住院自费比例均低于二分之一,相对健康组住院自费比例最低,接近四成(41.64%)。

对于有利用对应医疗服务产生了医疗费用的老年人,本书通过 Kruskal-Wallis 秩和检验比较不同异质化健康状况组群下医疗服务费用的差异情况,并计算各组群的均值,具体见表 3.31。各异质化健康状况组群在门诊总费用、住院总费用、门诊自费费用和住院自费费用 4 类医疗服务费用中均存在显著差异(p 值分别为 <0.001、0.017、<0.001 和 0.006)。对于各种医疗费用,本书利用 Dunn 检验进行组间的成对比较,并将各组分布和组间比较结果进行可视化,如图 3.3 至图 3.6 所示。其中,Dunn 检验的 p 值采用 Holm 校正方法进行多重比较检验校正,各组分布通过箱形图、小提琴图和散点图进行可视化。

表 3.31　发生费用下的异质化健康状况组群医疗服务费用差异

变　　量	样本[1]	社交缺乏组[1]	功能障碍组[1]	身心障碍组[1]	相对健康组[1]	p 值[2]
门诊总费用	3 350 (7 971)	2 528 (6 375)	4 982 (11 608)	5 830 (11 551)	3 062 (6 927)	<0.001
住院总费用	8 344 (16 625)	7 032 (15 336)	10 543 (18 897)	11 545 (20 115)	7 927 (16 001)	0.017
门诊自费费用	2 026 (6 004)	1 841 (6 656)	2 615 (6 965)	4 000 (10 616)	1 815 (5 006)	<0.001
住院自费费用	4 055 (10 213)	3 171 (8 049)	4 604 (11 261)	6 359 (15 039)	4 049 (10 156)	0 006

注:[1]均值(方差),单位为元。[2]Kruskal-Wallis 秩和检验。

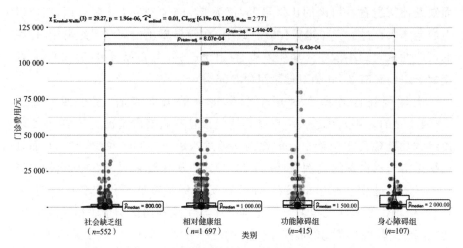

图 3.3 发生门诊费用下的异质化健康状况组群费用差异

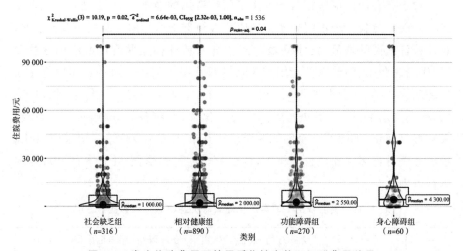

图 3.4 发生住院费用下的异质化健康状况组群费用差异

对于 2 771 位看过门诊的老年人,过去一年门诊总费用的均值达到 3 350 元。其中,社交缺乏组门诊总费用的均值仅为 2 528 元,中位数仅为 800 元,显著低于功能障碍组(均值为 4 982 元,中位数为 1 000 元,$p <$ 0.001)和身心障碍组(均值为 5 830 元,中位数为 2 000 元,$p < 0.001$)。而相对健康组门诊费用的均值为 3 062,中位数为 1 000 元,显著低于身心障碍组($p < 0.001$)。

对于 1 536 位曾住院的老年人,过去一年住院总费用平均约为门诊费用的 249%,达到 8 344 元,而各异质化健康状况组群的平均费用从大到小依序

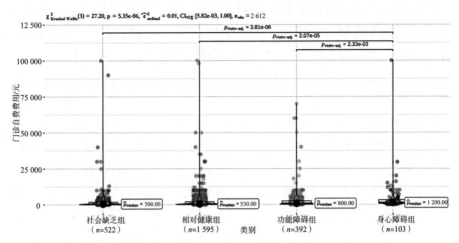

图 3.5 发生门诊自费费用下的异质化健康状况组群费用差异

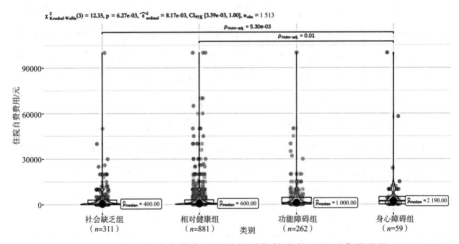

图 3.6 发生住院自费费用下的异质化健康状况组群费用差异

为身心障碍组(均值为 11 545 元)、功能障碍组(均值为 10 543 元)、相对健康组(均值为 7 927 元)和社交缺乏组(均值为 7 032 元)。从组间的成对比较结果来看,社交缺乏组住院总费用的中位数(1 000 元)显著低于身心障碍组(4 300 元,$p = 0.04$)。

对于 2 612 位看过门诊且产生了自费费用的老年人,过去一年门诊自费费用的均值约为门诊总费用均值的六成左右,为 2 026 元。其中,不同于门诊总费用中社交缺乏组均值(2 528 元)低于相对健康组(3 062 元),社交缺乏组在门诊自费费用的均值(1 841 元)略高于相对健康组的均值(1 815 元)。也就是说，社交缺乏组的自费比例相对较高，但两组差异从中位数的成对比较来看，没有显著差异（500 元和 530 元，$p > 0.05$）。从组间的成对比较结果来看，身心障碍组门诊自费中位数（1 200 元）显著高于其他 3 组（p 均 < 0.01）。

对于 1 513 位曾经住院且产生了自费费用的老年人，过去一年住院自费费用的均值约为住院总费用均值的二分之一左右，为 4 055 元。其中，同住院总费用的情况，各异质化健康状况组群的住院自费费用均值从大到小依序为身心障碍组（6 359 元）、功能障碍组（4 604 元）、相对健康组（4 049 元）和社交缺乏组（3 171 元）。但对于各组之间差异，仅有身心障碍组的住院自费费用中位数（2 190 元）显著高于社交缺乏组（400 元，$p < 0.001$）和相对健康组（600 元，$p = 0.01$）。

3.12.2　基于异质化健康状况组群的医疗服务利用影响因素分析

对于医疗总费用和自费费用，基于 Andersen 医疗服务利用行为理论模型，本书利用两部模型的方法对医疗服务利用的影响因素进行分析，总费用和自费费用的分析结果见表 3.32 和表 3.33。其中，由于两部模型下第二部分的费用取对数后再进行分析，因此为了方便理解系数结果，将系数值转换为百分数，即表示为费用变动的相对比例（单位为％）。

3.12.2.1　关于总费用的医疗服务利用影响因素分析结果

两部模型第一部分的分析结果显示，对于需要因素方面，相较于相对健康组，功能障碍组和身心障碍组使用门诊服务的可能性高出 1 倍多（OR＝2.01，95％CI 为 1.43～2.88；OR＝2.13，95％CI 为 1.21～4.06）；功能障碍组使用住院服务的可能性高出 70％（OR＝1.70，95％CI 为 1.33～2.17）。对于倾向因素，性别和教育水平分别对门诊和住院服务利用产生显著的影响作用。相较于男性老年人，女性老年人更有可能使用门诊服务（OR＝1.56，95％CI 为 1.28～1.90）。与没有接受过教育的老年人相比，接受过高中及以上教育的老年人使用住院服务的可能性仅为 72％（95％CI 为 0.54～0.95）。

对于使能因素中的医疗服务可及性方面，家庭总收入对门诊和住院服务利用均有显著的影响作用，而医疗保险中的城镇职工医保或城镇居民医保和新农合则仅对门诊服务利用产生显著的影响作用。相较于家庭总收入在 8 000 元以下的低收入家庭中的老年人，总收入在 72 000 元以上的高收入家庭中的老年人更有可能利用门诊和住院服务（OR＝1.37，95％CI 为

1.02~1.83；OR=1.28,95%CI 为 1.02~1.61）。在医疗保险方面，与没有参保城镇职工医保或城镇居民医保的老年人相比,参保的老年人使用门诊服务的可能性高出八成以上（OR=1.84,95%CI 为 1.39~2.43）；相较于没有参保新农合的老年人相比,参保的老年人使用门诊服务的可能性高出三分之一（OR=1.33,95%CI 为 1.02~1.73）。对于医疗服务可获得性方面,相较于西部地区老年人,中部地区和东北部地区老年人使用门诊服务的可能性分别仅为 55%（95%CI 为 0.42~0.70）和 37%（95%CI 为 0.26~0.54）；非西部地区老年人使用住院服务的可能性也较低,其可能性从小到大依序为东北部地区（OR=0.52,95%CI 为 0.38~0.73）、东部地区（OR=0.62,95%CI 为 0.52~0.75）和中部地区（OR=0.73,95%CI 为 0.59~0.90）。

两部模型第二部分的分析结果显示,在需要因素方面,以相对健康组为参考,功能障碍组和身心障碍组在门诊和住院的总花费往往都更高,其中,功能障碍组的门诊和住院总费用分别超过 35.82%（95%CI 为 14.02%~57.62%）和 45.54%（95%CI 为 7.67%~83.42%）,而身心障碍组的总费用则更高,分别超过 79.87%（95%CI 为 46.97%~112.77%）和 87.00%（95%CI 为 26.00%~148.00%）。在倾向因素方面,性别和年龄分别对门诊总费用和住院总费用存在显著的影响作用,而教育水平则对两类总费用均存在显著的影响作用。相较于 65~79 岁的低龄老年人,80 岁及以上的高龄老年人在住院服务的总花费少了近三成（−28.48%,95%CI 为 −55.89%~1.07%）。与男性老年人相比,女性老年人的门诊总费用则高出四分之一以上（25.88%,95%CI 为 12.31%~39.46%）。相较于没有接受过教育的老年人,接受过初中教育或高中及以上教育的老年人在门诊服务的总花费分别高出 22.44%（95%CI 为 3.57%~41.23%）和 77.35%（95%CI 为 51.93%~102.77%）,而接受过高中及以上教育的老年人在住院服务的总花费则高出 72.31%（95%CI 为 24.67%~119.94%）。

在使能因素中的医疗服务可及性方面,家庭总收入和城镇职工医保或城镇居民医保对门诊总费用存在显著的影响作用。相较于家庭总收入在 8 000 元以下的低收入家庭中的老年人,总收入在 8 000 元以上的中高收入家庭中的老年人在门诊费用上的总花费更高,其中,高出费用比例从大到小依序为总收入在 3 000~72 000 元的中等偏上收入家庭（44.93%,95%CI 为 25.58%~64.28%）、总收入在 8 000~30 000 元的中等偏下收入家庭（31.38%,

95%CI为11.05%～51.72%)和总收入在72 000元以上的高收入家庭(24.88%,95%CI为4.39%～45.36%)中的老年人。在医疗保险方面,相较于没有参保城镇职工医保或城镇居民医保的老年人,参保的老年人在门诊服务的总花费高出近四分之一(23.37%,95%CI为3.80%～42.94%)。在医疗可获性方面,地区和居住地对门诊总费用均有显著的影响作用。相较于西部地区的老年人,东部地区的老年人在门诊服务的总花费高出近两成(18.77%,95%CI为2.39%～35.15%)。与居住在农村的老年人相比,居住在城镇的老年人在门诊的总费用高出16.44%(95%CI为1.08%～31.09%)。

表 3.32　总费用下基于两部模型的医疗服务利用影响因素分析结果

变　量	是否利用医疗服务 OR(95%CI)		医疗服务总费用相对比例 (95%CI)[1]	
	门诊	住院	门诊	住院
需要因素				
异质化健康状况组群				
相对健康组	Ref.	Ref.	Ref.	Ref.
社交缺乏组	1.09 (0.82,1.45)	1.07 (0.85,1.34)	0.07(−20.42, 20.57)	6.06(−32.08, 44.19)
功能障碍组	2.01 (1.43,2.88)***	1.70 (1.33,2.17)***	35.82 (14.02,57.62)**	45.54 (7.67,83.42)*
身心障碍组	2.13 (1.21,4.06)*	1.42 (0.98,2.08)	79.87(46.97, 112.77)***	87.00(26.00, 148.00)**
倾向因素				
年龄/岁				
65～79	Ref.	Ref.	Ref.	Ref.
≥80	0.95 (0.77,1.17)	1.15 (0.98,1.36)	−9.09 (−24.10,5.91)	−28.48 (−55.89,−1.07)*
性别				
男	Ref.	Ref.	Ref.	Ref.
女	1.56 (1.28,1.90)***	0.87 (0.75,1.01)	25.88 (12.31,39.46)***	−16.51 (−42.19,9.16)

续表

变　　量	是否利用医疗服务 OR(95%CI)		医疗服务总费用相对比例 (95%CI)[1]	
	门诊	住院	门诊	住院
教育水平				
文盲	Ref.	Ref.	Ref.	Ref.
小学	1.00 (0.78,1.29)	0.89 (0.73,1.08)	16.30 (−1.79,34.40)	26.13 (−7.02,59.28)
初中	1.15 (0.88,1.50)	0.90 (0.73,1.11)	22.44 (3.57,41.32)*	12.71 (−21.74,47.17)
高中及以上	1.34 (0.92,1.96)	0.72 (0.54,0.95)*	77.35 (51.93,102.77)***	72.31 (24.67,119.94)**
婚姻状态				
无配偶	Ref.	Ref.	Ref.	Ref.
有配偶	1.14 (0.86,1.51)	1.02 (0.82,1.26)	11.46 (−7.80,30.71)	1.26 (−33.39,35.92)
60 岁以前主要职业				
低水平	Ref.	Ref.	Ref.	Ref.
高水平	0.79 (0.59,1.05)	0.98 (0.79,1.22)	−5.33 (−24.87,14.21)	−10.55 (−47.36,26.25)
使能因素				
医疗服务可及性				
居住方式				
独居	Ref.	Ref.	Ref.	Ref.
非独居	1.17 (0.88,1.55)	1.03 (0.82,1.29)	6.90 (−13.59,27.40)	13.89 (−23.44,51.23)
家庭总收入/元				
<8 000	Ref.	Ref.	Ref.	Ref.
8 000~30 000	1.03 (0.79,1.34)	0.95 (0.76,1.19)	31.38 (11.05,51.72)**	14.21 (−23.87,52.29)
30 000~72 000	1.26 (0.96,1.64)	1.12 (0.90,1.38)	44.93 (25.58,64.28)***	26.05 (−9.89,61.98)

续表

变　量	是否利用医疗服务 OR(95％CI)		医疗服务总费用相对比例 (95％CI)[1]	
	门诊	住院	门诊	住院
≥72 000	1.37 (1.02,1.83)*	1.28 (1.02,1.61)*	24.88 (4.39,45.36)*	−5.23 (−42.45,31.98)
医疗保险				
城镇职工/居民医保				
无	Ref.	Ref.	Ref.	Ref.
有	1.84 (1.39,2.43)***	0.82 (0.66,1.02)	23.37 (3.80,42.94)*	18.52 (−16.29,53.33)
新农合				
无	Ref.	Ref.	Ref.	Ref.
有	1.33 (1.02,1.73)*	0.82 (0.66,1.02)	−17.36 (−37.45,2.74)	1.83 (−33.46,37.12)
医疗服务可获得性				
地区				
西部	Ref.	Ref.	Ref.	Ref.
中部	0.55 (0.42,0.70)***	0.73 (0.59,0.90)**	0.51 (−18.84,19.86)	9.90 (−23.80,43.59)
东北部	0.37 (0.26,0.54)***	0.52 (0.38,0.73)***	25.74 (−5.81,57.29)	55.63 (−1.33,112.58)
东部	1.25 (0.98,1.60)	0.62 (0.52,0.75)***	18.77 (2.39,35.15)*	0.98 (−28.38,30.33)
居住地				
农村	Ref.	Ref.	Ref.	Ref.
城镇	0.96 (0.79,1.18)	1.10 (0.93,1.29)	16.44 (1.80,31.09)*	−2.61 (−29.67,24.45)

注:[1]相对比例值的单位为％。

3.12.2.2 关于自费费用的医疗服务利用影响因素分析结果

从两部模型第一部分的分析结果来看,在需要因素方面,相较于相对健康组,功能障碍组和身心障碍组使用门诊服务产生自费的可能性分别高出八成以上(OR=1.81,95%CI 为 1.33~2.48)和近 1 倍(OR=1.97,95%CI 为 1.18~3.47);功能障碍组使用住院服务产生自费的可能性高出近三分之二(OR=1.64,95%CI 为 1.29~2.10)。在倾向因素方面,性别和 60 岁以前主要职业对门诊自费利用产生显著的影响作用。与男性老年人相比,女性老年人使用门诊服务产生自费的可能性高出 59%(OR=1.59,95%CI 为 1.32~1.91)。相较于 60 岁以前低水平就业的老年人,高水平就业的老年人使用门诊服务产生自费的可能性仅为三分之二(OR=0.66,95%CI 为 0.51~0.86)。

在使能因素中的医疗服务可及性方面,家庭总收入以及医疗保险中的城镇职工医保或城镇居民医保和新农合对门诊自费利用存在显著的影响作用。相较于家庭总收入在 8 000 元以下的低收入家庭中的老年人,总收入在 72 000 元以上的高收入家庭中的老年人产生门诊自费的可能性高出三分之一以上(OR=1.35,95%CI 为 1.03~1.76)。对于医疗保险方面,与没有参保城镇职工医保或城镇居民医保的老年人相比,参保的老年人更有可能产生门诊自费的情况(OR=1.70,95%CI 为 1.32~2.18);相较于没有参保新农合的老年人,参保的老年人使用门诊服务的可能性高出近二分之一(OR=1.46,95%CI 为 1.14~1.87)。

在医疗服务可获得性方面,与西部地区老年人相比,中部地区和东北部地区老年人看门诊产生自费的可能性较低,分别为近六成(OR=0.59,95%CI 为 0.46~0.74)和近四成(OR=0.38,95%CI 为 0.27~0.54);其他 3 个地区的老年人住院产生自费的可能性也较低,其可能性从小到大的顺序同住院服务利用的情况(东北部地区,OR=0.49,95%CI 为 0.35~0.69;东部地区,OR=0.62,95%CI 为 0.52~0.75;中部地区,OR=0.74,95%CI 为 0.60~0.90)。

两部模型第二部分的分析结果显示,在需要因素方面,相较于相对健康组,类似于门诊和住院的总花费的情况,功能障碍组和身心障碍组在门诊和住院自费下花费更多,其中,身心障碍组的自费费用均超过 85%以上(85.18%,95%CI 为 54.18%~116.18%;88.01%,95%CI 为 35.53%~140.48%)。对于倾向因素方面,性别和年龄仅对门诊自费费用存在显著的影响作用，而教育水平则对两类自费费用均存在显著的影响作用。相较于65～79 岁的低龄老年人，80 岁及以上的高龄老年人在门诊服务的自费花费较少（－18.41％，95％CI 为－32.68％～4.14％）。与男性老年人相比，女性老年人看门诊产生的自费费用则高出近四分之一（22.53％，95％CI 为9.58％～35.48％）。相较于没有接受过教育的老年人，接受过高中及以上教育的老年人在门诊和住院服务的自费花费均高出五分之二以上（43.13％，95％CI 为 18.82％～67.43％；43.98％，95％CI 为 2.92％～85.04％）。

对于使能因素中的医疗服务可及性方面，家庭总收入和城镇职工医保或城镇居民医保对门诊服务中产生的自费费用存在显著的影响作用。相较于家庭总收入在 8 000 元以下的低收入家庭中的老年人，总收入在 8 000～30 000 元的中等偏下收入家庭和 30 000～72 000 元的中等偏上收入家庭中的老年人在门诊费用上的自费花费更高，分别高出 25.30％（95％CI 为6.05％～44.56％）和 35.24％（95％CI 为 16.90％～53.58％）。在医疗保险方面，相较于没有参保城镇职工医保或城镇居民医保的老年人，参保的老年人在门诊的自费花费高出近五分之一（18.93％，95％CI 为 0.03％～37.83％）。

对于医疗服务可获得性方面，地区对门诊和住院自费费用均存在显著的影响作用，而居住地对门诊自费费用存在显著的影响作用。与西部地区的老年人相比，东北部地区的老年人在门诊服务和住院费用的自费费用分别高出近五分之二和五分之四以上（39.08％，95％CI 为 8.25％～69.90％；81.24％，95％CI 为 31.16％～131.31％）。相较于居住在农村的老年人，居住在城镇的老年人在门诊服务产生的自费费用高出 14.91％（95％CI 为1.03％～28.79％）。

表 3.33　自费情况下基于两部模型的医疗服务利用影响因素分析结果

变　量	是否利用医疗服务 OR(95％CI)		医疗服务费用相对比例 (95％CI)[1]	
	门诊自费	住院自费	门诊自费	住院自费
需要因素				
异质化健康状况组群				
相对健康组	Ref.	Ref.	Ref.	Ref.

变　量	是否利用医疗服务 OR(95%CI)		医疗服务费用相对比例 (95%CI)[1]	
	门诊自费	住院自费	门诊自费	住院自费
社交缺乏组	1.07 (0.82,1.40)	1.06 (0.85,1.33)	−2.06 (−21.79,17.67)	8.10 (−24.89,41.08)
功能障碍组	1.81 (1.33,2.48)***	1.64 (1.29,2.10)***	24.94 (4.08,45.80)*	39.44 (6.41,72.47)*
身心障碍组	1.97 (1.18,3.47)*	1.38 (0.95,2.01)	85.18 (54.18,116.18)***	88.01 (35.53,140.48)**
倾向因素				
年龄/岁				
65～79	Ref.	Ref.	Ref.	Ref.
≥80	0.92 (0.76,1.11)	1.14 (0.97,1.35)	−18.41 (−32.68,−4.14)*	−19.07 (−42.61,4.48)
性别				
男	Ref.	Ref.	Ref.	Ref.
女	1.59 (1.32,1.91)***	0.90 (0.78,1.05)	22.53 (9.58,35.48)***	−5.36 (−27.50,16.78)
教育水平				
文盲	Ref.	Ref.	Ref.	Ref.
小学	0.97 (0.76,1.23)	0.88 (0.72,1.07)	6.70 (−10.44,23.83)	17.82 (−10.75,46.38)
初中	1.03 (0.80,1.31)	0.93 (0.75,1.14)	6.14 (−11.75,24.03)	6.11 (−23.55,35.76)
高中及以上	1.16 (0.83,1.64)	0.79 (0.59,1.05)	43.13 (18.82,67.43)***	43.98 (2.92,85.04)*
婚姻状态				
无配偶	Ref.	Ref.	Ref.	Ref.
有配偶	1.12 (0.86,1.45)	1.01 (0.81,1.25)	0.90 (−17.61,19.41)	13.32 (−16.82,43.45)

续表

变　量	是否利用医疗服务 OR(95%CI)		医疗服务费用相对比例 (95%CI)[1]	
	门诊自费	住院自费	门诊自费	住院自费
60 岁以前主要职业				
低水平	Ref.	Ref.	Ref.	Ref.
高水平	0.66 (0.51,0.86)**	0.90 (0.72,1.12)	−3.86 (−22.72,15.00)	−17.70 (−49.57,14.18)
使能因素				
医疗服务可及性				
居住方式				
独居	Ref.	Ref.	Ref.	Ref.
非独居	1.19 (0.91,1.54)	1.06 (0.85,1.33)	10.70 (−8.82,30.22)	12.31 (−19.86,44.47)
家庭总收入/元				
<8 000	Ref.	Ref.	Ref.	Ref.
8 000~30 000	1.04 (0.81,1.34)	0.97 (0.78,1.21)	25.30 (6.05,44.56)*	16.02 (−16.57,48.61)
30 000~72 000	1.26 (0.98,1.62)	1.10 (0.89,1.36)	35.24 (16.90,53.58)***	29.08 (−1.79,59.95)
≥72 000	1.35 (1.03,1.76)*	1.24 (0.99,1.56)	5.44 (−13.94,24.83)	0.33 (−31.61,32.27)
医疗保险				
城镇职工/居民医保				
无	Ref.	Ref.	Ref.	Ref.
有	1.70 (1.32,2.18)***	0.94 (0.76,1.16)	18.93 (0.03,37.83)*	23.19 (−7.44,53.83)
新农合				
无	Ref.	Ref.	Ref.	Ref.
有	1.46 (1.14,1.87)**	0.94 (0.75,1.16)	−4.51 (−23.74,14.72)	26.29 (−4.56,57.13)

续表

变　量	是否利用医疗服务 OR(95％CI)		医疗服务费用相对比例 (95％CI)[1]	
	门诊自费	住院自费	门诊自费	住院自费
医疗服务可获得性				
地区				
西部	Ref.	Ref.	Ref.	Ref.
中部	0.59 (0.46,0.74)***	0.74 (0.60,0.90)**	11.13 (−7.22,29.48)	18.91 (−10.04,47.87)
东北部	0.38 (0.27,0.54)***	0.49 (0.35,0.69)***	39.08 (8.25,69.90)*	81.24 (31.16,131.31)**
东部	1.17 (0.94,1.47)	0.62 (0.52,0.75)***	9.75 (−5.85,25.34)	20.22 (−5.03,45.48)
居住地				
农村	Ref.	Ref.	Ref.	Ref.
城镇	0.91 (0.75,1.10)	1.08 (0.92,1.27)	14.91 (1.03,28.79)*	−7.93 (−31.17,15.32)

注：[1]相对比例值的单位为％。

3.12.3　异质化健康状况组群对医疗服务利用的影响作用

　　本书的结果显示，无论是从医疗总费用还是医疗自费费用上看，异质化健康状况组群在医疗服务利用方面存在显著差异，对门诊和住院服务的利用及费用也均有显著的影响作用。

　　异质化健康状况组群的医疗服务利用人群差异分析结果显示，社交缺乏组在门诊利用及看门诊产生自费的可能性略低于相对健康组，在住院利用及住院产生自费的可能性略高于相对健康组，在门诊总费用、住院总费用、门诊自费费用和住院自费费用上均略低于相对健康组，但这些差异并不显著。但社交缺乏组在门诊总费用上显著低于功能障碍组和身心障碍组，在住院总费用、门诊自费费用和住院自费费用均显著低于身心障碍组。缺乏社交组的老年人较少住院，但一旦病情严重需要住院，则会产生较高的医疗费用。缺乏社交组的老年人缺少社会支持，即使生病了，也较少就诊[153]。治疗的延误有可能进一步加剧生理和心理健康的恶化[51,154]，以致病重住院后,需要支出更多的费用。此外,以相对健康组为参照,在以往对 2014 年老年人 Andersen 模型分析结果也发现了缺乏社交组对住院费用的显著作用[6],但我们在 2018 年老年人的 Andersen 模型分析结果中并没有发现这个现象。除了我们纳入更多健康指标,不同年份分析结果的差异还有可能在于,自 2012 年党的十八大以来,我国推动医药卫生体制改革成效显著,基层医疗卫生服务能力持续提高,居民个人卫生支出所占比重显著下降[155],即使是缺少社会支持的老年人看病也更加容易了。如世界卫生组织所倡导的,社会参与是积极老龄化建设的重要组成部分之一[156]。在我国持续推进医药卫生体制改革、全面推进健康中国建设的背景下,关注老年人社会健康状态的改变及其对医疗费用的影响作用是十分有必要的。

出现功能障碍的老年人在住院利用及住院产生自费的可能性最高,均高于身心障碍组,同时,在门诊利用和门诊产生自费的可能性以及各医疗总费用和自费费用均较高。该结果类似于国外及台湾地区的相关研究[157,158]。以相对健康组为参照,本书的 Andersen 模型分析结果也验证了功能障碍组对各项医疗服务利用和各项医疗费用的显著作用,其中,对总费用下的影响效应略高于对自费费用下的影响效应。由于功能障碍的老年人需要及时的治疗,以及近年来孝道态度的转变,传统家庭照料已无法满足这部分老年人的需要[159,160]。此外,在我国快速老龄化的背景下,随着近年来社会的流动性和原子化的不断加强,独居的空巢老年人越来越多,他们宁可自己解决问题,也不愿意给家人或外人带来负担[96]。因此,推动社区和机构层面的长期照料服务建设,构建"互助养老"的社会支持体系[161,162],完善多元化养老服务体系,是尤为迫切的。

身心障碍组的老年人需要同时面临生理上的高共患慢性病和心理上的抑郁与焦虑问题,需要占用更多的医疗服务资源:其在门诊利用和门诊产生自费的可能性均高于其他异质化健康状况组群,在门诊总费用上显著高于社交缺乏组和相对健康组,在住院总费用上显著高于社交缺乏组,在门诊自费费用上显著高于其他 3 个异质化健康状况组群,在住院自费费用上显著高于社交缺乏组和相对健康组。以相对健康组为参照,本书的 Andersen 模型分析结果也验证了身心障碍组对门诊利用和门诊自费利用以及各项医疗费用的显著作用,值得注意的是,对自费费用下的影响效应略高于对总费用下的影响效应,且身心均衰弱的老年人更经常去看门诊,门诊花费最高。该发现与以往研究相类似[157,163,164]。这些老年人出于便利的考虑,更倾向于通过看门诊来开药或者进行简单的问诊[165,166]。同时,这部分老年人一旦看诊或者住院,其总体花费也更高,个人卫生支出负担也更重。从慢性病管理来看,由于我国医护人员短缺、医院门诊量有限,社区卫生服务机构已成为慢性病管理医疗服务网络的重要补充[167]。在用于预防心血管疾病的糖尿病护理管理方面,Yu 等人从美国案例的成本效果分析中发现,将药剂师用药咨询纳入门诊服务的范畴,有助于减轻社区医疗服务机构的负担[168]。可见,引入药剂师提供药物治疗管理服务,将在提高医护人员利用率的同时,有助于降低慢性病管理的医疗成本。在我国近年来"医共体"和分级诊疗建设的背景下,对于医共体慢病管理团队中的患者用药指导和监测,应充分发挥临床药师的价值与作用,但是,由于相关配套制度的欠缺、药师知识水平不足以及人员结构不完善,临床药师的技能并未得到充分应用[169]。从我国精神卫生资源状况来看,尽管近年来精神卫生机构床位数、医护人员数量大幅提升,但仍存在地区分布不平衡、人员数量相对不足的情况,尤其是针对老年人等人群的服务资源存在明显不足[170]。因此,提升我国老年人身心健康,亟须优化相关医疗卫生资源配置。

3.12.4 控制异质化健康状况影响下社会人口学特征和社会经济因素的影响作用

在倾向因素方面,Andersen 模型分析结果显示,年龄对住院总费用具有显著的负向作用,对门诊自费费用也存在显著的负向作用。不同于本书的结果,以往国外的研究结果显示,年龄对老年人医疗服务并没有显著的影响作用[171-173]。然而,阎竣和陈玉萍在我国农村医疗费用年龄分布研究中指出,不同于老年人耗费大量医疗资源的常规认识,65 岁以上老年人患病风险远大于非老年人,但耗用的医疗资源份额仅比其人口份额高出 6 个百分点,80 岁以上高龄老年人耗用占比则更低,农村老年人是医疗资源配置中的弱势群体[174]。随着预期寿命的增长以及健康老龄化进程的推进,我国老年人尤其是高龄老年人的医疗保障水平还有待进一步提升。

无论是在总费用还是自费费用情况下,高中及以上高学历老年人在门诊和住院都更有可能花费更多的费用。Lartey 等人对非洲加纳老年人的研究也指出,高医疗支出与高受教育程度显著相关[175]。值得注意的是,在高收入国家,社会经济梯度一旦固化,往往会变得根深蒂固,教育水平较低的人往往难以从后续的公共卫生改善中受益[176,177]。

在使能因素方面，本书发现 NRCMS 对门诊利用和门诊费用均存在显著的正向作用，同时，新农合对门诊利用也存在显著的正向作用。相比之下，在新农合方面，以往未考虑老年人健康异质性的研究并没有得到类似的结果[178,179]。此外，以往研究还指出，参保 NRCMS 的老年人有可能通过多住院，少看门诊，以提高报销比例，但这会带来平均医疗费用降低的误解[158,180]。但本书在控制了健康异质性的影响下，并没有发现这个情况。随着我国已开始整合 UR-BMI 和 NRCMS[111]，统一城乡医疗保险对农村老年人医疗费用的影响作用仍待进一步评估。在地区方面，不同地区老年人在门诊利用和住院利用上存在显著差异，其中，西部地区老年人门诊利用和住院利用的可能性均较高。究其原因可能在于，西部地区老年人身体有问题及时就医的可能性较小，其医疗服务获得状况最差[181]，再加上医疗服务质量的地区差异，西部地区老年人更有可能发生医疗服务利用。

在控制了异质化健康状况组群的影响后，本书发现，我国老年人住院利用和住院自费利用的主要影响因素不包括倾向因素中的性别，使能因素中的城镇职工医保或城镇居民医保、新农合，但这些因素对门诊利用和门诊自费利用存在显著的影响作用。除了以上因素，住院自费利用的主要影响因素也不包括倾向因素的 60 岁以前主要职业，以及使能因素的家庭总收入，但这些因素对门诊自费利用仍有显著的影响作用。另外，住院总费用和住院自费费用的主要影响因素不包括倾向因素中的性别，以及使能因素中的医疗服务可及性的家庭总收入和城镇职工医保或城镇居民医保，医疗服务可获得性的居住地，但这些因素对门诊总费用和门诊自费费用存在显著的影响作用。除了以上因素，住院总费用的主要影响因素也不包括医疗服务可获得性的地区，但该因素对门诊总费用仍有显著的影响作用。由此可见，我国住院服务利用在老年人群中已达到一定的公平性，而老年人在门诊服务利用中可能存在的不公平性仍值得关注。为了减轻医院的负担，我国已抓紧建设以社区医疗服务机构为补充的医疗服务体系[182]，加快推进分级诊疗建设。然而，患者对社区医疗服务中心的医疗水平并不信任，仍尽量选择去医院的门诊看病[183,184]。

总之，引入异质化健康状况组群，有助于深化理解社会人口学特征和社会经济因素对老年人医疗服务利用的影响，从而为相关医疗资源配置提供决策参考。

3.13　不同性别下异质化健康状况组群的医疗服务利用情况

3.13.1　不同性别下基于异质化健康状况组群的医疗服务利用影响因素分析

对于不同性别下的老年人,本书同样在 Andersen 医疗服务利用行为理论模型下对医疗服务利用的影响因素进行探索,其中,男性和女性总费用的两部模型分析结果见表 3.34 和表 3.35,男性和女性自费费用的两部模型分析结果见表 3.36 和表 3.37。

在过去一年的门诊服务利用方面,功能障碍组、城镇职工医保或城镇居民医保和地区对不同性别的老年人均有显著的影响作用。此外,身心障碍组和新农合对女性老年人的门诊服务利用存在显著的影响作用。对于住院服务利用方面,功能障碍组和地区对不同性别的老年人均有显著的影响作用。此外,教育和家庭总收入对男性老年人在过去一年是否曾住院存在显著的影响作用。在过去一年的门诊总费用方面,功能障碍组、身心障碍组、教育水平和家庭总收入对男性和女性老年人均有显著的影响作用。此外,城镇职工医保或城镇居民医保对男性老年人门诊总费用存在显著的影响作用,而新农合、地区和居住地则对女性老年人存在显著的影响作用。在住院总费用方面,仅有教育水平对男性老年人存在显著的影响作用,而功能障碍组、身心障碍组和年龄仅为女性老年人存在显著的影响作用。

对于利用门诊服务是否产生自费方面,功能障碍组、城镇职工医保或城镇居民医保和地区对不同性别老年人均有显著的影响作用。此外,身心障碍组、60 岁以前主要职业和家庭总收入对男性老年人门诊自费利用存在显著的影响作用。在过去一年住院是否产生自费方面,功能障碍组和地区对不同性别的老年人均有显著的影响作用。此外,身心障碍组、教育水平和家庭总收入对男性老年人存在显著的影响作用。对于过去一年门诊自费费用,身心障碍组和家庭总收入对不同性别老年人均存在显著的影响作用。此外,功能障碍组和城镇职工医保或城镇居民医保对男性老年人门诊自费费用存在显著的影响作用，而年龄、教育水平和地区对女性老年人存在显著的影响作用。在住院自费费用方面，地区对不同性别老年人均有显著的影响作用。此外，功能障碍组、身心障碍组和年龄仅对女性老年人存在显著的影响作用。

3.13.1.1　男性老年人关于总费用的医疗服务利用影响因素分析结果

对于男性老年人，两部模型第一部分的分析结果显示，在需要因素方面，相较于相对健康组，功能障碍组使用门诊服务和住院服务的可能性分别高出 135%（OR＝2.35,95%CI 为 1.47～3.87）和 99%（OR＝1.99,95%CI 为 1.41～2.82）。对于倾向因素，相较于没有接受过教育的男性老年人，接受过高中及以上教育的男性老年人在过去一年曾经住院的可能性仅约为五分之三（OR＝0.61,95%CI 为 0.41～0.89）。

对于使能因素的医疗服务可及性方面，相较于家庭总收入在8 000元以下的低收入家庭中的男性老年人，家庭总收入在30 000～72 000元的中等偏上收入家庭和72 000元及以上的高收入家庭中的男性老年人曾经住院的可能性高出五分之二左右（OR＝1.38,95%CI 为 1.03～1.84；OR＝1.41,95%CI 为 1.04～1.92）。在医疗保险方面，与没有参加城镇职工医保或城镇居民医保的男性老年人相比，参保的男性老年人在过去一年看过门诊的可能性高出七成以上（OR＝1.71,95%CI 为 1.19～2.45）。在医疗服务可获得性方面，相较于西部地区的男性老年人，中部地区和东北部地区的男性老年人利用门诊的可能性仅分别为 52%（95%CI 为 0.38～0.71）和 44%（95%CI 为 0.26～0.75），而东部地区的男性老年人看过门诊的可能性则高出 45%（OR＝1.45,95%CI 为 1.06～1.96）；中部地区和东部地区老年人在过去一年住院的可能性则仅为十分之七左右（OR＝0.67,95%CI 为 0.51～0.88；OR＝0.70,95%CI 为 0.55～0.89）。

男性老年人两部模型第二部分的分析结果显示，在需要因素方面，以相对健康组为参考，功能障碍组和身心障碍组在过去一年看门诊的总花费分别高出 33.01%（95%CI 为 2.51%～63.51%）和 78.36%（95%CI 为 26.38%～130.34%）。在倾向因素方面，相较于没有接受过教育的男性老年人，接受过高中及以上教育的男性老年人在门诊服务和住院服务的总花费分别高出近六成（57.33%,95%CI 为 22.07%～92.60%）和近七成（67.22%,95%CI 为 4.00%～130.43%）。

在使能因素方面，对于医疗服务可及性，相较于收入相较于家庭总收入在 8 000 元以下的低收入家庭中的男性老年人,家庭总收入在 30 000 ～ 72 000 元的中等偏上收入家庭中的男性老年人住院总花费高出近三分之一 (31.43％,95％CI 为 4.52％～58.35％)。在医疗保险方面,相较于没有参加城镇职工医保或城镇居民医保的男性老年人,参保的男性老年人过去一年门诊总费用高出 45.66％(95％CI 为 19.09％～72.23％)。

表 3.34　男性老年人总费用下基于两部模型的医疗服务利用影响因素分析结果

变　　量	是否利用医疗服务 OR(95％CI)		医疗服务总费用相对比例 (95％CI)[1]	
	门诊	住院	门诊	住院
需要因素				
异质化健康状况组群				
相对健康组	Ref.	Ref.	Ref.	Ref.
社交缺乏组	1.19 (0.81,1.77)	0.97 (0.70,1.34)	6.07 (−23.49,35.62)	6.91 (−47.73,61.54)
功能障碍组	2.35 (1.47,3.87)***	1.99 (1.41,2.82)***	33.01 (2.51,63.51)*	39.05 (−11.71,89.81)
身心障碍组	1.83 (0.87,4.34)	1.77 (1.00,3.19)	78.36 (26.38,130.34)**	55.91 (−33.31,145.13)
倾向因素				
年龄/岁				
65～79	Ref.	Ref.	Ref.	Ref.
≥80	0.90 (0.69,1.17)	1.17 (0.95,1.45)	−1.55 (−21.37,18.26)	−7.36 (−43.17,28.46)
教育水平				
文盲	Ref.	Ref.	Ref.	Ref.
小学	1.04 (0.72,1.48)	0.93 (0.68,1.26)	6.60 (−22.20,35.41)	30.97 (−18.92,80.86)
初中	1.13 (0.78,1.63)	0.84 (0.62,1.14)	14.64 (−14.28,43.57)	7.87 (−42.82,58.55)
高中及以上	1.37 (0.85,2.22)	0.61 (0.41,0.89)*	57.33 (22.07,92.60)**	67.22 (4.00,130.43)*

续表

变　量	是否利用医疗服务 OR(95％CI)		医疗服务总费用相对比例 (95％CI)[1]	
	门诊	住院	门诊	住院
婚姻状态				
无配偶	Ref.	Ref.	Ref.	Ref.
有配偶	1.14 (0.78,1.67)	1.12 (0.83,1.52)	8.86 (−18.84,36.55)	10.20 (−38.58,58.98)
60 岁以前主要职业				
低水平	Ref.	Ref.	Ref.	Ref.
高水平	0.73 (0.52,1.03)	1.04 (0.80,1.36)	−9.43 (−33.61,14.75)	−21.33 (−65.66,23.00)
使能因素				
医疗服务可及性				
居住方式				
独居	Ref.	Ref.	Ref.	Ref.
非独居	1.01 (0.67,1.50)	1.04 (0.75,1.46)	18.12 (−12.83,49.08)	26.00 (−29.94,81.93)
家庭总收入/元				
<8 000	Ref.	Ref.	Ref.	Ref.
8 000～30 000	1.10 (0.78,1.56)	1.02 (0.75,1.38)	27.65 (−0.80,56.11)	3.42 (−49.56,56.40)
30 000～72 000	1.36 (0.96,1.91)	1.38 (1.03,1.84)*	31.43 (4.52,58.35)*	13.74 (−35.40,62.87)
≥72 000	1.45 (1.00,2.12)	1.41 (1.04,1.92)*	27.33 (−0.87,55.54)	−9.14 (−60.40,42.12)
医疗保险				
城镇职工/居民医保				
无	Ref.	Ref.	Ref.	Ref.
有	1.71 (1.19,2.45)**	0.87 (0.65,1.15)	45.66 (19.09,72.23)***	30.30 (−16.15,76.76)

续表

变　　量	是否利用医疗服务 OR(95％CI)		医疗服务总费用相对比例 (95％CI)[1]	
	门诊	住院	门诊	住院
新农合				
无	Ref.	Ref.	Ref.	Ref.
有	1.15 (0.81,1.62)	0.84 (0.62,1.12)	−5.52 (−32.97,21.94)	−4.33 (−52.61,43.95)
医疗服务可获得性				
地区				
西部	Ref.	Ref.	Ref.	Ref.
中部	0.52 (0.38,0.71)***	0.67 (0.51,0.88)**	−5.25 (−31.77,21.27)	4.49 (−41.38,50.37)
东北部	0.44 (0.26,0.75)**	0.69 (0.42,1.12)	27.07 (−20.97,75.12)	58.69 (−21.91,139.30)
东部	1.45 (1.06,1.96)*	0.70 (0.55,0.89)**	13.31 (−8.50,35.12)	−12.65 (−51.44,26.14)
居住地				
农村	Ref.	Ref.	Ref.	Ref.
城镇	0.91 (0.70,1.18)	1.11 (0.90,1.38)	10.32 (−9.68,30.33)	6.12 (−30.69,42.93)

注:[1]相对比例值的单位为％。

3.13.1.2　女性老年人关于总费用的医疗服务利用影响因素分析结果

对于女性老年人,两部模型第一部分的分析结果显示,在需要因素方面,相较于相对健康组,功能障碍组在过去一年使用门诊服务和住院服务的可能性分别高出71％(OR＝1.71,95％CI为1.01～2.92)和49％(OR＝1.49,95％CI为1.04～2.16),身心障碍组使用门诊服务的可能性则高出166％(OR＝2.66,95％CI为1.12～7.86)。

对于使能因素的医疗服务可及性下的医疗保险方面，与没有参加城镇职工医保或城镇居民医保的女性老年人相比，参保的女性老年人在过去一年看过门诊的可能性高出 1.15 倍（OR＝2.15,95％CI 为 1.38～3.35）；相较于没有参加新农合的女性老年人，参保的女性老年人在过去一年看过门诊的可能性高出近七成（OR＝1.68,95％CI 为 1.09～2.54）。在医疗服务可获得性方面，相较于西部地区的女性老年人，中部地区和东北部地区的女性老年人利用门诊的可能性较低，分别为 59％（95％CI 为 0.38～0.91）和 32％（95％CI 为 0.18～0.55）；东北部地区和东部地区老年人在过去一年曾经住院的可能性仅为 41％（95％CI 为 0.25～0.65）和 52％（95％CI 为 0.39～0.70）。

女性老年人两部模型第二部分的分析结果显示，在需要因素方面，以相对健康组为参考，身心障碍组和功能障碍组的门诊总花费和住院总花费都较高，尤其是身心障碍组，其在门诊和住院的总花费分别高出 79.47％（95％CI 为 36.46％～122.48％）和 119.54％（95％CI 为 34.49％～204.60％）。在倾向因素方面，相较于 65～79 岁的低龄女性老年人，80 岁及以上的高龄女性老年人在过去一年住院的总花费更少，不到四成（－61.84％,95％CI 为 －105.58％～18.10％）。相较于没有接受过教育的女性老年人，接受过高中及以上教育的女性老年人门诊总费用则高出 1 倍多（101.12％,95％CI 为 60.51％～141.72％）。

对于使能因素，在医疗服务可及性方面，相较于家庭总收入在 8 000 元以下的低收入家庭中的女性老年人，家庭总收入在 8 000～30 000 元的中等偏下家庭和 30 000～72 000 元的中等偏上收入家庭中的女性老年人门诊总花费分别高出 35.48％（95％CI 为 6.20％～64.77％）和 59.91％（95％CI 为 31.92％～87.91％）。在医疗保险方面，相较于没有新农合的女性老年人，参保的女性老年人过去一年门诊总费用较低，约为三分之二（－33.57％, 95％CI 为 －63.55％～－3.59％）。对于医疗服务可获得性，相较于西部地区的女性老年人，东部地区的女性老年人门诊总花费较高，高出 26.26％（95％CI 为 1.14％～51.38％）。与居住在农村的女性老年人相比，居住在城镇的女性老年人在过去一年的门诊总费用高出两成以上（22.64％,95％CI 为 0.97％～44.31％）。

表 3.35　女性老年人总费用下基于两部模型的医疗服务利用影响因素分析结果

变　量	是否利用医疗服务 OR(95%CI)		医疗服务总费用相对比例 (95%CI)[1]	
	门诊	住院	门诊	住院
需要因素				
异质化健康状况组群				
相对健康组	Ref.	Ref.	Ref.	Ref.
社交缺乏组	0.99 (0.64,1.54)	1.11 (0.80,1.55)	−5.65 (−34.64,23.34)	7.96 (−47.00,62.93)
功能障碍组	1.71 (1.01,2.92)*	1.49 (1.04,2.16)*	39.02 (7.43,70.61)*	61.27 (2.61,119.92)*
身心障碍组	2.66 (1.12,7.86)*	1.22 (0.73,2.04)	79.47 (36.46,122.48)***	119.54 (34.49,204.60)**
倾向因素				
年龄/岁				
65～79	Ref.	Ref.	Ref.	Ref.
≥80	1.08 (0.76,1.55)	1.13 (0.86,1.47)	−19.11 (−42.31,4.09)	−61.84 (−105.58, −18.10)**
教育水平				
文盲	Ref.	Ref.	Ref.	Ref.
小学	0.98 (0.68,1.41)	0.85 (0.64,1.12)	17.96 (−6.40,42.31)	14.63 (−32.39,61.65)
初中	1.27 (0.84,1.95)	1.06 (0.79,1.44)	20.75 (−5.91,47.42)	27.41 (−23.24,78.05)
高中及以上	1.26 (0.64,2.57)	1.03 (0.64,1.66)	101.12 (60.51,141.72)***	82.32 (−0.45,165.09)
婚姻状态				
无配偶	Ref.	Ref.	Ref.	Ref.
有配偶	1.19 (0.77,1.85)	0.86 (0.63,1.19)	12.91 (−14.61,40.43)	−11.33 (−61.88,39.23)

续表

变 量	是否利用医疗服务 OR(95%CI)		医疗服务总费用相对比例 (95%CI)[1]	
	门诊	住院	门诊	住院
60岁以前主要职业				
低水平	Ref.	Ref.	Ref.	Ref.
高水平	0.94 (0.53,1.73)	0.78 (0.51,1.16)	−2.13 (−36.40,32.14)	−5.41 (−76.73,65.91)
使能因素				
医疗服务可及性				
居住方式				
独居	Ref.	Ref.	Ref.	Ref.
非独居	1.31 (0.88,1.94)	1.02 (0.75,1.39)	0.05 (−27.63,27.72)	7.05 (−44.00,58.11)
家庭总收入/元				
<8 000	Ref.	Ref.	Ref.	Ref.
8 000~30 000	0.95 (0.62,1.45)	0.86 (0.62,1.19)	35.48 (6.20,64.77)*	30.34 (−25.32,86.00)
30 000~72 000	1.12 (0.73,1.71)	0.86 (0.62,1.18)	59.91 (31.92,87.91)***	38.72 (−14.77,92.22)
≥72 000	1.23 (0.76,1.97)	1.14 (0.81,1.61)	23.05 (−7.00,53.11)	−2.08 (−57.70,53.53)
医疗保险				
城镇职工/居民医保				
无	Ref.	Ref.	Ref.	Ref.
有	2.15 (1.38,3.35)***	0.77 (0.55,1.07)	−4.38 (−33.62,24.86)	4.53 (−49.29,58.34)
新农合				
无	Ref.	Ref.	Ref.	Ref.
有	1.68 (1.09,2.54)*	0.83 (0.60,1.16)	−33.57 (−63.55,−3.59)*	14.95 (−38.48,68.38)

续表

变　量	是否利用医疗服务 OR(95%CI)		医疗服务总费用相对比例 (95%CI)[1]	
	门诊	住院	门诊	住院
医疗服务可获得性				
地区				
西部	Ref.	Ref.	Ref.	Ref.
中部	0.59 (0.38,0.91)*	0.78 (0.57,1.08)	9.13 (−19.54,37.80)	19.70 (−30.97,70.36)
东北部	0.32 (0.18,0.55)***	0.41 (0.25,0.65)***	30.87 (−11.83,73.57)	51.80 (−30.58,134.18)
东部	0.98 (0.64,1.49)	0.52 (0.39,0.70)***	26.26 (1.14,51.38)*	26.66 (−19.27,72.59)
居住地				
农村	Ref.	Ref.	Ref.	Ref.
城镇	1.03 (0.74,1.44)	1.08 (0.84,1.38)	22.64 (0.97,44.31)*	−11.69 (−52.18,28.80)

注:[1]相对比例值的单位为%。

3.13.1.3　男性老年人关于自费费用的医疗服务利用影响因素分析结果

对于男性老年人,从两部模型第一部分的分析结果来看,相较于相对健康组,功能障碍组和身心障碍组使用门诊服务和住院服务产生自费的可能性均较高,其中,在门诊服务自费方面分别高出74%(OR=1.74,95%CI为1.16~2.65)和127%(OR=2.27,95%CI为1.09~5.33),在住院服务自费方面则均高出近八成(OR=1.78,95%CI为1.27~2.51;OR=1.79,95%CI为1.00~3.22)。在倾向因素方面,相较于没有接受过教育的男性老年人,接受过高中及以上教育的男性老年人在过去一年住院产生自费的可能性不到十分之七(OR=0.67,95%CI为0.46~0.98)。相较于60岁以前低水平就业的男性老年人,高水平就业的男性老年人使用门诊服务产生自费的可能性为62%(95%CI为0.46~0.84)。

在使能因素中的医疗服务可及性方面,相较于家庭总收入在8 000元以下的低收入家庭中的老年人,总收入在30 000~72 000元的中等偏上收入家庭中的男性老年人产生门诊自费和住院自费的可能性分别高出41%(OR=1.41,95%CI为1.02~1.94)和34%(OR=1.34,95%CI为1.01~

1.80)。对于医疗保险方面，与没有参保城镇职工医保或城镇居民医保的男性老年人相比，参保的男性老年人在门诊服务产生自费的可能性高出七成（OR＝1.70,95％CI 为 1.23～2.34）。对于医疗服务可获得性，相较于西部地区的男性老年人，中部地区和东北部地区老年人看门诊产生自费的可能性分别为近六成（OR＝0.59,95％CI 为 0.44～0.80）和四成（OR＝0.40,95％CI 为 0.24～0.65），而东部地区的男性老年人在门诊服务产生自费的可能性则较高，高出近四成（OR＝1.38,95％CI 为 1.05～1.82）；其他 3 个地区的老年人住院产生自费的可能性均较低，其可能性从小到大依序为东北部地区（OR＝0.54,95％CI 为 0.33～0.88）、中部地区（OR＝0.66,95％CI 为 0.50～0.87）和东部地区（OR＝0.70,95％CI 为 0.55～0.89）的男性老年人。

男性老年人自费情况下的两部模型第二部分分析结果显示，相较于相对健康组，类似于门诊总花费的情况，功能障碍组和身心障碍组在门诊自费下花费更多，分别超过 29.46％（95％CI 为 0.03％～58.90％）和 73.35％（95％CI 为 25.50％～121.20％）。对于使能因素中的医疗服务可及性方面，相较于家庭总收入在 8 000 元以下的低收入家庭中的男性老年人，总收入在 30 000～72 000 元的中等偏上收入家庭中的老年人在门诊费用上的自费花费高出近三成（29.92％,95％CI 为 4.48％～55.37％）。在医疗保险方面，相较于没有参保城镇职工医保或城镇居民医保的男性老年人，参保的男性老年人在门诊的自费花费高出近五分之二（38.03％,95％CI 为 12.20％～63.85％）。对于医疗服务可获得性方面，与西部地区的老年人相比，东北部地区的男性老年人在住院费用的自费费用高出近九成（89.17％,95％CI 为 15.83％～162.51％）。

表 3.36　男性老年人自费情况下基于两部模型的医疗服务利用影响因素分析结果

变　量	是否利用医疗服务 OR(95％CI)		医疗服务费用相对比例 (95％CI)[1]	
	门诊自费	住院自费	门诊自费	住院自费
需要因素				
异质化健康状况组群				
相对健康组	Ref.	Ref.	Ref.	Ref.
社交缺乏组	1.05 (0.74,1.51)	0.99 (0.71,1.36)	4.54 (−24.09,33.16)	10.91 (−36.19,58.01)

变 量	是否利用医疗服务 OR(95％CI)		医疗服务费用相对比例 (95％CI)[1]	
	门诊自费	住院自费	门诊自费	住院自费
功能障碍组	1.74 (1.16,2.65)**	1.78 (1.27,2.51)***	29.46 (0.03,58.90)*	29.37 (−15.20,73.95)
身心障碍组	2.27 (1.09,5.33)*	1.79 (1.00,3.22)*	73.35 (25.50,121.20)**	62.11 (−13.74,137.96)
倾向因素				
年龄/岁				
65～79	Ref.	Ref.	Ref.	Ref.
≥80	0.92 (0.72,1.17)	1.17 (0.95,1.45)	−9.91 (−28.73,8.91)	2.87 (−27.61,33.35)
教育水平				
文盲	Ref.	Ref.	Ref.	Ref.
小学	1.13 (0.80,1.59)	0.94 (0.69,1.27)	1.24 (−26.05,28.52)	22.04 (−20.98,65.07)
初中	1.09 (0.77,1.53)	0.88 (0.65,1.20)	11.43 (−16.08,38.95)	12.00 (−31.67,55.68)
高中及以上	1.26 (0.82,1.95)	0.67 (0.46,0.98)*	31.62 (−2.09,65.32)	40.95 (−13.93,95.83)
婚姻状态				
无配偶	Ref.	Ref.	Ref.	Ref.
有配偶	1.04 (0.73,1.47)	1.12 (0.83,1.52)	2.41 (−24.18,29.00)	24.24 (−18.03,66.52)
60 岁以前主要职业				
低水平	Ref.	Ref.	Ref.	Ref.
高水平	0.62 (0.46,0.84)**	0.97 (0.74,1.27)	−9.26 (−32.44,13.92)	−19.99 (−58.19,18.21)

续表

变　量	是否利用医疗服务 OR(95%CI)		医疗服务费用相对比例 (95%CI)[1]	
	门诊自费	住院自费	门诊自费	住院自费
使能因素				
医疗服务可及性				
居住方式				
独居	Ref.	Ref.	Ref.	Ref.
非独居	1.17 (0.81,1.69)	1.13 (0.81,1.58)	19.50 (−10.06,49.06)	24.81 (−23.54,73.16)
家庭总收入/元				
<8 000	Ref.	Ref.	Ref.	Ref.
8 000~30 000	1.10 (0.79,1.53)	1.03 (0.76,1.40)	24.39 (−2.52,51.30)	8.83 (−36.25,53.91)
30 000~72 000	1.41 (1.02,1.94)*	1.34 (1.01,1.80)*	29.92 (4.48,55.37)*	31.78 (−10.25,73.81)
≥72 000	1.30 (0.92,1.84)	1.31 (0.97,1.79)	8.92 (−17.74,35.57)	5.04 (−38.80,48.87)
医疗保险				
城镇职工/居民医保				
无	Ref.	Ref.	Ref.	Ref.
有	1.70 (1.23,2.34)**	1.04 (0.78,1.39)	38.03 (12.20,63.85)**	20.62 (−20.53,61.77)
新农合				
无	Ref.	Ref.	Ref.	Ref.
有	1.35 (0.98,1.85)	0.99 (0.74,1.32)	7.14 (−19.29,33.57)	26.07 (−16.23,68.37)
医疗服务可获得性				
地区				
西部	Ref.	Ref.	Ref.	Ref.
中部	0.59 (0.44,0.80)***	0.66 (0.50,0.87)**	−0.25 (−25.37,24.87)	16.65 (−22.67,55.97)

续表

变　量	是否利用医疗服务 OR(95％CI)		医疗服务费用相对比例 (95％CI)[1]	
	门诊自费	住院自费	门诊自费	住院自费
东北部	0.40 (0.24,0.65)***	0.54 (0.33,0.88)*	26.55 (−22.40,75.49)	89.17 (15.83,162.51)*
东部	1.38 (1.05,1.82)*	0.70 (0.55,0.89)**	−0.24 (−21.03,20.55)	13.42 (−19.70,46.53)
居住地				
农村	Ref.	Ref.	Ref.	Ref.
城镇	0.90 (0.70,1.14)	1.09 (0.88,1.36)	15.14 (−3.83,34.11)	0.46 (−31.11,32.03)

注：[1]相对比例值的单位为％。

3.13.1.4　女性老年人关于自费费用的医疗服务利用影响因素分析结果

对于女性老年人，从两部模型第一部分的分析结果来看，在需要因素方面，相较于相对健康组，功能障碍组使用门诊服务和住院服务产生自费的可能性分别高出九成以上（OR＝1.93,95％CI 为 1.19～3.16）和一半以上（OR＝1.55,95％CI 为 1.08～2.24）。

在使能因素中的医疗服务可及性的医疗保险方面，与没有参保城镇职工医保或城镇居民医保的女性老年人相比，参保的女性老年人产生门诊自费的情况高出七成以上（OR＝1.71,95％CI 为 1.14～2.56）；相较于没有参保新农合的女性老年人，参保的女性老年人使用门诊服务的可能性高出68％（OR＝1.68,95％CI 为 1.12～2.48）。在医疗服务可获得性方面，与西部地区的女性老年人相比，中部地区和东北部地区的女性老年人在过去一年看门诊产生自费的可能性较低，分别为 56％（95％CI 为 0.37～0.84）和35％（95％CI 为 0.21～0.59）；东北部地区和东部地区的女性老年人住院产生自费的可能性也是较低，分别为 45％（95％CI 为 0.28～0.71）和53％（95％CI 为 0.40～0.71）。

女性老年人自费情况下两部模型第二部分的分析结果显示，在需要因素方面，相较于相对健康组，功能障碍组在过去一年住院产生的自费费用高出近六成（59.74％,95％CI 为 8.89％～110.60％）；身心障碍组在门诊和住院自费下花费均较多，其中，门诊自费超过 91.22％（95％CI 为 50.02％～

132.42%),而住院自费则高出 117.33%(95%CI 为 43.13%~191.53%)。对于倾向因素方面,相较于 65~79 岁的低龄女性老年人,80 岁及以上的高龄老年人在门诊服务和住院服务的自费花费均较低(−29.82%,95%CI 为 −51.95%~−7.68%;−55.56%,95%CI 为 −93.65%~−17.47%)。相较于没有接受过教育的女性老年人,接受过高中及以上教育的老年人在门诊服务的自费花费高出六成以上(61.84%,95%CI 为 22.79%~100.89%)。

对于使能因素中的医疗服务可及性方面,相较于家庭总收入在 8 000 元以下的低收入家庭中的女性老年人,总收入在 30 000~72 000 元的中等偏上收入家庭中的女性老年人在门诊费用上的自费花费更高,高出四成以上(41.63%,95%CI 为 15.00%~68.26%)。对于医疗服务可获得性方面,与西部地区的女性老年人相比,东北部地区的女性老年人在门诊服务和住院费用的自费费用分别高出近六成和近八成(58.19%,95%CI 为 17.49%~98.90%;78.92%,95%CI 为 8.28%~149.56%)。

表 3.37　女性老年人自费情况下基于两部模型的医疗服务利用影响因素分析结果

变　量	是否利用医疗服务 OR(95%CI)		医疗服务费用相对比例 (95%CI)[1]	
	门诊自费	住院自费	门诊自费	住院自费
需要因素				
异质化健康状况组群				
相对健康组	Ref.	Ref.	Ref.	Ref.
社交缺乏组	1.11 (0.74,1.67)	1.09 (0.78,1.52)	−9.06 (−36.81,18.69)	7.71 (−40.09,55.50)
功能障碍组	1.93 (1.19,3.16)**	1.55 (1.08,2.24)*	20.70 (−9.24,50.63)	59.74 (8.89,110.60)*
身心障碍组	1.87 (0.93,4.21)	1.17 (0.70,1.95)	91.22 (50.02,132.42)***	117.33 (43.13,191.53)**
倾向因素				
年龄/岁				
65~79	Ref.	Ref.	Ref.	Ref.
≥80	0.93 (0.67,1.29)	1.10 (0.84,1.44)	−29.82 (−51.95,−7.68)**	−55.56 (−93.65,−17.47)**

续表

变　量	是否利用医疗服务 OR(95%CI)		医疗服务费用相对比例 (95%CI)[1]	
	门诊自费	住院自费	门诊自费	住院自费
教育水平				
文盲	Ref.	Ref.	Ref.	Ref.
小学	0.81 (0.58,1.15)	0.83 (0.63,1.10)	10.04 (−13.15,33.23)	11.68 (−29.08,52.45)
初中	1.03 (0.70,1.52)	1.06 (0.78,1.43)	−7.82 (−33.04,17.40)	2.82 (−41.00,46.64)
高中及以上	1.15 (0.63,2.16)	1.20 (0.74,1.93)	61.84 (22.79,100.89)**	57.04 (−13.70,127.79)
婚姻状态				
无配偶	Ref.	Ref.	Ref.	Ref.
有配偶	1.24 (0.83,1.85)	0.85 (0.62,1.17)	−1.74 (−28.17,24.68)	−1.61 (−45.79,42.58)
60 岁以前主要职业				
低水平	Ref.	Ref.	Ref.	Ref.
高水平	0.78 (0.47,1.31)	0.69 (0.46,1.05)	0.34 (−32.95,33.63)	−30.61 (−92.91,31.70)
使能因素				
医疗服务可及性				
居住方式				
独居	Ref.	Ref.	Ref.	Ref.
非独居	1.15 (0.79,1.66)	1.00 (0.73,1.36)	7.49 (−18.88,33.86)	4.45 (−39.62,48.52)
家庭总收入/元				
<8 000	Ref.	Ref.	Ref.	Ref.
8 000~30 000	0.96 (0.64,1.43)	0.87 (0.63,1.21)	26.91 (−0.88,54.69)	26.59 (−21.54,74.72)
30 000~72 000	1.07 (0.71,1.58)	0.84 (0.61,1.16)	41.63 (15.00,68.26)**	23.28 (−23.09,69.64)

续表

变 量	是否利用医疗服务 OR(95%CI)		医疗服务费用相对比例 (95%CI)[1]	
	门诊自费	住院自费	门诊自费	住院自费
≥72 000	1.42 (0.91,2.22)	1.18 (0.83,1.66)	3.80 (−24.72,32.32)	−3.21 (−51.37,44.95)
医疗保险				
城镇职工/居民医保				
无	Ref.	Ref.	Ref.	Ref.
有	1.71 (1.14,2.56)**	0.81 (0.58,1.13)	−6.49 (−34.50,21.51)	26.23 (−20.89,73.35)
新农合				
无	Ref.	Ref.	Ref.	Ref.
有	1.68 (1.12,2.48)*	0.91 (0.65,1.27)	−20.65 (−49.09,7.79)	30.63 (−15.97,77.23)
医疗服务可获得性				
地区				
西部	Ref.	Ref.	Ref.	Ref.
中部	0.56 (0.37,0.84)**	0.81 (0.59,1.12)	26.69 (−0.53,53.90)	25.46 (−18.47,69.39)
东北部	0.35 (0.21,0.59)***	0.45 (0.28,0.71)***	58.19 (17.49,98.90)**	78.92 (8.28,149.56)*
东部	0.88 (0.59,1.29)	0.53 (0.40,0.71)***	23.64 (−0.23,47.51)	33.31 (−6.75,73.37)
居住地				
农村	Ref.	Ref.	Ref.	Ref.
城镇	0.95 (0.69,1.29)	1.08 (0.84,1.38)	15.28 (−5.23,35.79)	−14.69 (−49.60,20.22)

注：[1] 相对比例值的单位为%。

3.13.2 不同性别下异质化健康状况组群对医疗服务利用的影响作用

异质化健康状况组群对医疗服务利用的影响作用存在性别差异。无论是从医疗总费用还是医疗自费费用上来看,异质化健康状况组群对男性老年人门诊利用、住院利用和门诊费用存在显著的影响作用,而对于女性老年人的各项医疗服务利用都存在显著的影响作用。

以相对健康组为参考,功能障碍组和身心障碍组对老年人住院总花费和住院自费费用的正向作用主要体现在女性老年人中。王广州对我国老年人口健康预期寿命的研究显示,无论男性还是女性,老年人口的平均健康预期寿命都有所提升,平均预期生活不能自理时间均有下降趋势,但是60岁女性老年人口平均预期生活不能自理时间为1.50年,是男性老年人口(0.90年)的1.7倍[185]。尽管我国女性老年人的预期寿命比男性高,女性老年人处于生活不能自理状态的时间长于男性,需要长期照护的时间高于男性[124,125],所产生的医疗费用和长期照护负担更大。因此,需要高度关注女性老人的养老问题。此外,以相对健康组为参考,社交缺乏组对男性老年人和女性老年人的各项医疗服务利用均没有显著的影响作用。

3.13.3 不同性别下控制异质化健康状况影响下社会人口学特征和社会经济因素的影响作用

在倾向因素方面,年龄对住院总费用、门诊自费费用和住院自费费用的显著负向作用仅体现在女性老年人中。农村医疗费用年龄分布研究显示,女性老年人尤其是高龄女性自报大病率较低,医疗费用所占份额低,在医疗资源净受益仅为男性老年人的三分之一[174]。可见,女性高龄老年人是医疗资源配置中相当弱势的群体。

高中及以上的高学历对门诊总花费和门诊自费花费的正向作用在女性老年人中较为突出,对住院利用的负向作用和对住院总费用的正向作用仅体现在男性老年人中。老年人受教育程度越高,医疗费用往往越高[175],但教育水平对男女性老年人医疗支出的作用有所不同:男性主要体现在住院方面,女性则主要体现在门诊方面。

60岁以前高水平就业对门诊自费利用的显著负向作用主要体现在男性老年中,但对门诊总费用利用的作用并不显著。相较于女性,男性高水平就业的上限较高,而高水平就业的医疗保障水平往往更好,报销比例更高,进而男性高低水平就业差异所带来的医疗保障水平差异则更加突出，进一步深化了男性老年人中医疗保障不公平问题。

参保城镇职工医保或城镇居民医保对门诊总费用和门诊自费费用的正向作用主要体现在男性老年人中，参保新农合对门诊利用及其自费利用的正向作用主要体现在女性老年人中，而居住在城镇对门诊总费用的正向作用主要体现在女性老年中。城乡医疗保险的保障水平差异较大，对男女性老年人医疗服务利用的影响作用也有所差异。首先，城镇医疗保险的保障水平较高，男性老年人在有较高保障的情况下，会愿意花费更多用于小病治疗的门诊支出；其次，新农合保障水平较低，女性老年人在有较低保障的情况下，更有可能增加用于小病治疗的门诊就医行为；最后，女性老年人只有居住在医疗资源较为丰富、有更多选择性的城镇，才会增加用于小病治疗的门诊花费。随着城乡居民医疗保险制度整合的推进，其对老年人医疗服务利用影响作用的变化还有待进一步探讨。

❹ 异质化健康发展轨迹组群及其医疗服务利用

4.1 失能发展轨迹组群及其医疗服务利用

4.1.1 失能发展轨迹组群的识别

4.1.1.1 关于失能的增长混合模型拟合效果

对于具有 2 期及以上完整失能信息的 16 834 位老年人,本书依次构建 LGCM 和 LCGM,以确定 GMM 的潜增长因子和初步的最优类别数,然后比较 GMM 拟合效果,以得到最终的 GMM。

对于 LGCM,本书分别构建了线性模型、二次曲线模型和三次曲线模型,通过比较包括卡方检验 p 值、CFI、TLI、RMSEA、AIC、BIC 和 aBIC 的 7 个评估指标(表 4.1),以及较好的 LGCM 中各模型潜增长因子的显著性(表 4.2),从而初步确定潜增长因子包括哪些潜增长因子。

表 4.1 失能发展轨迹的潜增长曲线模型拟合效果

模　型	卡方检验 p 值	指　标					
		CFI	TLI	RMSEA	AIC	BIC	aBIC
线性	<0.001	0.954	0.956	0.039	320 104.121	320 189.164	320 154.206
二次曲线	<0.001	0.973	0.966	0.034	319 871.731	319 987.698	319 940.029
三次曲线	<0.001	0.981	0.960	0.037	319 774.462	319 929.085	319 865.526

注:CFI:比较拟合指标。TLI:Tucker-Lewis 指数。RMSEA:近似误差均方根。AIC:赤池信息准则。BIC:贝叶斯信息准则。aBIC:调整的贝叶斯信息准则。

从 7 个评估指标来看,各模型的卡方检验 p 值均<0.001,其中,三次 LGCM 的 CIF 为最大值(0.981),并在 AIC(319 774.462)、BIC(319 929.085)和 aBIC(319 865.526)均为最小值,均优于线性和二次 LGCM,而其 TLI 也达到较高值(0.960),RMSEA 达到较小值(0.037),这 2 个指标仅次于二次 LGCM(TLI 为 0.966,RMSEA 为 0.034)。此外,三次 LGCM 的拟合结果显示,潜截距因子、潜斜率因子、潜二次曲线因子和潜三次曲线因子的均值均显著不为 0(p 值均≤0.010),并且,4 个潜因子均值的方差也都是显著不为 0(p 值均≤0.005),说明整体老年人内部的失能发展轨迹存在显著的、个体间的异质性。因此,我国老年人失能发展轨迹可通过三次 LGCM 来刻画平均发展轨迹。也就是说,后续构建失能的 GMM 应包括潜截距因子、潜斜率因子、潜二次曲线因子和潜三次曲线因子共 4 个潜增长因子。

表 4.2　失能发展轨迹三次曲线潜增长曲线模型拟合结果

潜增长因子	均　值		方　差	
	估计值	p 值	估计值	p 值
潜截距因子	3.610	<0.001	25.205	<0.001
潜斜率因子	5.498	<0.001	233.850	<0.001
潜二次曲线因子	−1.699	0.010	505.048	<0.001
潜三次曲线因子	1.376	<0.001	65.798	0.005

对于三次 LCGM,本书从先拟合含有 2 个潜在轨迹类别的模型,在模型收敛和最小类占比不低于 5% 的前提下,逐步增加潜在轨迹类别数,拟合效果见表 4.3。当潜在轨迹类别数达到 8 类时,VLMR-LRT 的 p 值高于 0.05,表明具有 8 类潜在轨迹类别的 LCGM 并没有显著优于 7 类 LCGM,并且,8 类 LCGM 的最小类占比仅为 3.9%,低于 5%。因此,不再估计更多潜在轨迹类别数的三次 LCGM,从而可以确定初步的潜在轨迹最优类别数为 7 类。该模型的 aBIC 为 303 358.124,低于三次 LGCM 的 319 865.526,模型效果有所改善。此外,7 类三次 LCGM 的 Entropy 为 0.736,VLMR-LRT 和 BLRT 的 p 值均<0.001,最小类占比为 5.4%。

在确定了潜增长因子和初步的最优潜在轨迹类别数后,本书先拟合了具有 7 类潜在轨迹类别的三次 GMM 模型,并设定跨类等同。该模型的 Entropy 指标略有改善,由 0.736 提高到 0.782,VLMR-LRT 和 BLRT 的 p

值均<0.001,但最小类占比数仅为4.5%,低于5%。此外,对于跨类不等同的7类三次GMM,由于模型过于复杂,模型未能收敛。因此,进一步尝试拟合具有更少类别数的三次GMM。估计6类三次GMM后,可发现其VLMR-LRT的 p 值>0.05,也就是说,6类三次GMM没有显著优于5类三次GMM,从而继续减少潜在轨迹类别数。然而,5类三次GMM也存在类似的问题,进而拟合4类三次GMM。在估计模型过程中,根据Mplus提示的由潜斜率因子和潜二次曲线因子带来的非正定问题,调整模型参数,在设置潜斜率因子和潜二次曲线因子的方差为0后,得到收敛的模型结果。该模型的VLMR-LRT的 p 值<0.001,且BLRT的 p 值也是<0.001,最小类占比为11.1%,高于5%,同时,Entropy为0.760,高于7类三次LCGM的0.736。可见,4类三次GMM拟合效果较好。

表4.3　失能发展轨迹的潜类别增长模型和增长混合模型拟合效果

模　型	指　标				
	aBIC	Entropy	VLMR-LRT p 值	BLRT p 值	最小类占比
三次 LCGM					
2 类	318 415.481	0.849	<0.001	<0.001	0.290
3 类	312 240.191	0.768	<0.001	<0.001	0.180
4 类	308 910.435	0.769	<0.001	<0.001	0.098
5 类	306 786.236	0.764	<0.001	<0.001	0.086
6 类	304 664.412	0.764	<0.001	<0.001	0.060
7 类	303 358.124	0.736	<0.001	<0.001	0.054
8 类	302 345.303	0.733	0.694	<0.001	0.039
三次 GMM[1]					
4 类	307 704.713	0.760	<0.001	<0.001	0.111
5 类	305 855.091	0.768	0.083	<0.001	0.071
6 类	304 112.309	0.779	0.077	<0.001	0.050
7 类	302 847.989	0.782	<0.001	<0.001	0.045

　　注:LCGM:潜类别增长模型。GMM:增长混合模型。aBIC:调整的贝叶斯信息准则。VLMR-LRT:Vuong-Lo-Mendell-Rubin 似然比检验。BLRT:基于 Bootstrap 的似然比检验。

　　[1] 跨类等同。

从该模型的类别可解释性看(图 4.1)，4 个潜在类别轨迹类别具有不同的特征。根据各轨迹类别的分布特征，本书分别给各类别的名称进行命名以便区分。对于 16 834 位老年人，第一类老年人($n=2\ 514,14.93\%$)在第一期的 2002 年初始失能水平较低，早期恶化较快，在第四期的 2011 年达到最高点，并在后两期的 2014 年和 2018 年略有改善，故可定义为"早发性失能组"。第二类老年人($n=2\ 448,14.54\%$)的初始失能水平也较低，在第二期的 2005 年略有改善，但在第三期的 2008 年后快速恶化，并在最后一期的 2018 年达到最高值，且高于其他 3 个类别，此时在 ADLs 和 IADLs 中的大部分项目都需要他人帮助。因此，第二类老年人可称为"迟发性失能组"。第三类老年人($n=1\ 871,11.12\%$)长期保持在中等失能水平，其在第一期的 2002 年失能水平高于其他 3 类，在第二期的 2005 年到第五期的 2014 年逐步略有改善，但在最后一期的 2018 年失能水平又恶化到初始水平。因此，可将该类老年人视为"长期失能组"。对于第四类老年人，失能水平长期保持在较低水平，其中，除了第二期 2005 年略高于"迟发性失能组"，其余各期的失能水平均低于其他 3 类，故相较于其他类老年人，该类老年人可称为"正常组"($n=10\ 001,59.41\%$)。

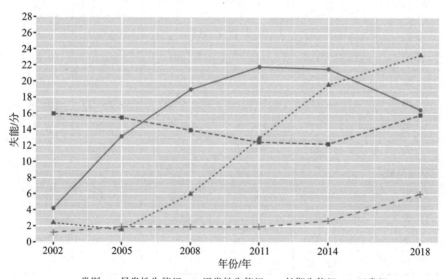

图 4.1　认知功能障碍发展轨迹增长混合模型拟合结果

为了检验拟合结果的稳健性，本书将分析样本由具有 2 期及以上完整失能信息的 16 834 位老年人，调整为具有 3 期及以上完整失能信息的 8 491 位老年人,再次构建 4 类三次 GMM,所得到的轨迹类别如图 4.2 所示。对比 2 个图形可知,3 期及以上完整失能数据所得到的 4 个类别的轨迹分布特征与原始样本相似。

　　综上所述,对于失能发展轨迹而言,具有 4 个潜类别、4 个潜因子、跨类等同的三次 GMM 拟合效果较好,各潜在轨迹类别具有一定的可解释性,并且敏感性分析显示该模型的结果是稳健的。因此,对于我国老年人,本书共识别出早发性失能组、迟发性失能组、长期失能组和正常组共 4 个类别的失能发展轨迹。

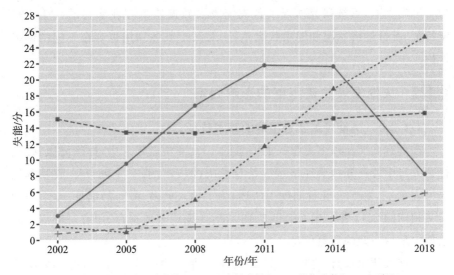

图 4.2　基于 3 期完整数据的认知功能障碍发展轨迹增长混合模型拟合结果

4.1.1.2　失能发展轨迹的异质性

　　基于全国代表性样本,本书评估了我国老年人失能发展轨迹的异质性,共识别出 4 个异质化发展轨迹组别:早发性失能组、迟发性失能组、长期失能组和正常组。这些轨迹特征与以往美国、丹麦和中国台湾地区老年人的研究结果相似[186-189]。Liang 等人基于 1995 年到 2006 年的美国健康与退休老年人研究数据,利用组基半参数混合方法对美国 50 岁以上老年人的功能健康进行分析,最终确定了 5 个轨迹:功能良好组(61%)、失能小幅恶化组(25%)、失能快速恶化组(7%)、高度长期失能组(4%)和持续严重失能组(3%)[186]。Tarraf 等人同样利用美国健康与退休老年人研究数据,采用 65 岁及以上老年人在 1998 年到 2014 年的数据,利用联合潜在离散时间和增长曲线模型,对综合了失能、功能表现、常见慢性病、认知障碍和死亡的衰老轨迹进行分析,确定了认知不健康组、高共患病组、非加速衰老组和健康组共 4 个轨迹类别[187]。Jørgensen 等人利用组基轨迹模型,对丹麦老年人的活动能力受限轨迹进行研究,共发现了无受限组(68.7%)、无受限且后期恶化组(4.0%)、中等受限且持续恶化组(21.1%)和高受限且恶化组(6.3%)4 个轨迹类别[188]。Hsu 利用基于组基轨迹分析对中国台湾老年人 1993 年到 2007年的纵向面板数据进行研究,共发现了 4 组身体功能障碍轨迹:无障碍组(38.8%)、轻微障碍组(34.1%)、晚期加重组(16.1%)和后期加重组(11.0%)[189]。后续研究体现了各失能发展轨迹组群存在明显的社会人口学特征、社会经济状况和健康状况差异,对医疗服务利用也存在不同的影响作用。

4.1.2 失能发展轨迹组群的影响因素

4.1.2.1 失能发展轨迹组群的基本特征

在具有 2 期及以上完整失能信息的 16 834 位老年人中,排除健康状况、社会人口学特征和社会经济状况信息缺失的样本,共有 5 981 人,其基本情况见表 4.4。如 2.2 变量测度中所述,为了纳入更多、最新的信息,本书利用定义相同的 2011 年、2014 年和 2018 年后 3 期调查数据,采用有对应信息的数据中最后一期的最新信息。

从健康状况来看,老年人认知功能障碍平均得分为 2.67,社会隔离平均得分为 2.57。从老年人最新的年龄信息来看,样本中 80 岁及以上老年人在七成以上(71.79%)。考虑到本书样本的发展轨迹研究时间跨度最大达到2005 年到 2018 年之间的 14 年,此时老年人最新年龄信息中高龄往往占据大多数。从性别来看,54.05%的老年人为男性。近五成老年人没有接受过教育(46.33%),不到四分之一的老年人接受过初中及以上教育。仅有四成左右的老年人有配偶(41.78%),绝大多数老年人在 60 岁以前主要从事低水平职业(88.75%),而有超过五分之四以上的老年人与他人同住(84.03%)。从家庭总收入来看,20.88%的老年人来自低收入家庭,而有 28.56%的老年人来自高收入家庭。从医疗保险来看,近四分之一的老年人参加城镇职工医保或城镇居民医保(23.81%),超过六成的老年人参加了新农合(60.88%)。从地区来看,东北部地区的老年人较少,仅为 7.71%,而东部地区的老年人占比最高,达到 44.26%。超过四成的老年人居住在农村

(43.65%)。

从不同失能发展轨迹组群来看,除了 60 岁以前主要职业和城镇职工医保或城镇居民医保,其他社会人口学特征和社会经济状况均存在显著差异。在健康状况方面,长期失能组和早发性失能组认知功能障碍情况较严重,得分均值分别为 5.00 和 4.97;早发性失能组和长期失能组社交隔离情况较突出,得分均值分别为 3.19 和 3.02。

从最新的年龄信息来看,正常组中 65～79 岁的低龄老年人占比最大,约为三分之一(33.93%);而非正常组的其他 3 组老年人中 80 岁及以上的高龄老年人占比均超过九成,其中长期失能组占比最高,达到 94.44%。在性别方面,正常组男性占比(56.23%)高于平均水平,而长期失能组和早发性失能组则是女性占比较高,其中,长期失能组的女性占比高达近七成(69.75%)。从教育水平来看,长期失能组中没有接受过教育的老年人占比最高,接近七成(67.90%);而正常组老年人受教育程度较高,接受过初中及以上教育的老年人占比超过四分之一。在婚姻状态方面,长期失能组和早发性失能组中没有配偶的老年人占比均高达八成以上(83.33% 和 82.56%),而正常组中有配偶的老年人占比接近一半(46.77%)。

表 4.4　失能发展轨迹组群的健康状况、社会人口学特征和社会经济状况

变　量	总样本[1] ($n=5\,981$)	发展轨迹组群				p 值[2]
		早发性失能组[1] ($n=172$)	迟发性失能组[1] ($n=1\,041$)	长期失能组[1] ($n=162$)	正常组[1] ($n=4\,606$)	
健康状况						
认知功能障碍	2.67(3.52)	4.97(5.46)	3.97(4.34)	5.00(5.33)	2.21(2.96)	<0.001
社会隔离	2.57(0.97)	3.19(1.03)	2.92(0.93)	3.02(0.93)	2.45(0.95)	<0.001
年龄/岁						<0.001
65～79	1 687 (28.21)	12(6.98)	103(9.89)	9(5.56)	1 563 (33.93)	
≥80	4 294 (71.79)	160(93.02)	938(90.11)	153(94.44)	3 043 (66.07)	

续表

变　量	总样本[1] ($n=5\,981$)	发展轨迹组群				p 值[2]
		早发性失能组[1] ($n=172$)	迟发性失能组[1] ($n=1\,041$)	长期失能组[1] ($n=162$)	正常组[1] ($n=4\,606$)	
性别						<0.001
男	3 233 (54.05)	70(40.70)	524(50.34)	49(30.25)	2 590 (56.23)	
女	2 748 (45.95)	102(59.30)	517(49.66)	113(69.75)	2 016 (43.77)	
教育水平						<0.001
文盲	2 771 (46.33)	96(55.81)	578(55.52)	110(67.90)	1 987 (43.14)	
小学	1 762 (29.46)	42(24.42)	271(26.03)	27(16.67)	1 422 (30.87)	
初中	1 033 (17.27)	16(9.30)	135(12.97)	19(11.73)	863(18.74)	
高中及以上	415(6.94)	18(10.47)	57(5.48)	6(3.70)	334(7.25)	
婚姻状态						<0.001
无配偶	3 482 (58.22)	142(82.56)	753(72.33)	135(83.33)	2 452 (53.23)	
有配偶	2 499 (41.78)	30(17.44)	288(27.67)	27(16.67)	2 154 (46.77)	
60 岁以前主要职业						0.964
低水平	5 308 (88.75)	151(87.79)	921(88.47)	144(88.89)	4 092 (88.84)	
高水平	673(11.25)	21(12.21)	120(11.53)	18(11.11)	514(11.16)	
居住方式						<0.001
独居	955(15.97)	16(9.30)	77(7.40)	23(14.20)	839(18.22)	
非独居	5 026 (84.03)	156(90.70)	964(92.60)	139(85.80)	3 767 (81.78)	

变　量	总样本[1] ($n=5\,981$)	发展轨迹组群				p 值[2]
		早发性失能组[1] ($n=172$)	迟发性失能组[1] ($n=1\,041$)	长期失能组[1] ($n=162$)	正常组[1] ($n=4\,606$)	
家庭总收入[3]						<0.001
低收入	1 249 (20.88)	17(9.88)	171(16.43)	33(20.37)	1 028 (22.32)	
中等偏下收入	1 246 (20.83)	43(25.00)	212(20.36)	32(19.75)	959(20.82)	
中等偏上收入	1 778 (29.73)	53(30.82)	338(32.47)	50(30.87)	1 337 (29.03)	
高收入	1 708 (28.56)	59(34.30)	320(30.74)	47(29.01)	1 282 (27.83)	
医疗保险						
城镇职工/居民医保	1 424 (23.81)	45(26.16)	261(25.07)	35(21.60)	1 083 (23.51)	0.552
新农合	3 641 (60.88)	78(45.35)	569(54.66)	99(61.11)	2 895 (62.85)	<0.001
地区						<0.001
西部	1 571 (26.26)	26(15.12)	277(26.61)	29(17.90)	1 239 (26.90)	
中部	1 302 (21.77)	44(25.58)	233(22.38)	35(21.60)	990(21.50)	
东北部	461(7.71)	34(19.77)	108(10.38)	19(11.73)	300(6.51)	
东部	2 647 (44.26)	68(39.53)	423(40.63)	79(48.77)	2 077 (45.09)	

续表

变量	总样本[1] ($n=5\ 981$)	发展轨迹组群				p 值[2]
		早发性失能组[1] ($n=172$)	迟发性失能组[1] ($n=1\ 041$)	长期失能组[1] ($n=162$)	正常组[1] ($n=4\ 606$)	
居住地						<0.001
农村	2 611 (43.65)	62(36.05)	394(37.85)	68(41.98)	2 087 (45.31)	
城镇	3 370 (56.35)	110(63.95)	647(62.15)	94(58.02)	2 519 (54.69)	

注:为了将最新、相同定义、尽可能多的信息纳入考虑,健康状况、社会人口学特征和社会经济状况信息利用定义相同的 2011 年、2014 年和 2018 年后 3 期调查数据,采用有对应信息的数据中最后一期的最新信息,即各指标有可能来自不同的年份。

[1]连续变量为均值(方差),类别变量为 $n(\%)$。[2]类别变量采用 Pearson 卡方检验,连续变量采用 Kruskal-Wallis 秩和检验。[3]按照当年收入情况的四分位数进行划分。

从居住方式来看,迟发性失能组和早发性失能组中与他们同住的老年人占比均在九成以上(92.60% 和 90.70%),而正常组中独自居住的老年人占比较高,接近五分之一(18.22%)。在家庭总收入方面,早发性失能组来自低收入家庭的占比最低,不到十分之一(9.88%);而正常组来自中等偏上和高收入家庭的占比均较低(29.03% 和 27.83%)。在新农合方面,正常组和长期失能组中参保占比较高,均超过五分之三(62.85% 和 61.11%)。从地区来看,早发性失能组中西部地区老年人占比低于其他 3 组,仅为15.12%;正常组中东北部地区老年人占比低于其他组,仅为 6.51%;长期失能组东部地区老年人占比最高,接近二分之一(48.77%)。

4.1.2.2 失能发展轨迹组群的影响因素分析结果

利用 logistic 回归模型,以正常组为参考,老年人异质化失能发展轨迹组群的影响因素分析结果见表 4.5。健康状况、年龄、居住方式和地区对各发展轨迹组群均有显著的影响作用。此外,家庭总收入和新农合对早发性失能组存在显著的影响作用,教育水平、婚姻状态、新农合和居住地对迟发性失能组存在显著的影响作用,而性别、婚姻状态和 60 岁以前主要职业对长期失能组存在显著的影响作用。

从最新一期的健康状况来看,老年人认知功能障碍和社会隔离越严重,归属于非正常组的可能性越高,尤其是早发性失能组。认知功能障碍得分每提高 1 分,老年人出现早发性失能的可能性增加了 14%(OR=1.14,95%CI 为 1.10～1.18),出现长期失能的可能性增加了 13%(OR=1.13,95%CI 为 1.10～1.17),出现迟发性失能的可能性则增加了 10%(OR=1.10,95%CI 为 1.08～1.12)。对于社会隔离方面,老年人得分每提高 1 分,出现早发性失能的可能性增加了近八成(OR=1.76,95%CI 为 1.47～2.10),出现迟发性失能的可能性增加了近五成(OR=1.46,95%CI 为 1.33～1.61),出现长期失能的可能性则高出近四成(OR=1.36,95%CI 为 1.11～1.66)。

相较于 65～79 岁的低龄老年人,80 岁及以上的高龄老年人归属于非正常组的可能性较高,其可能性从大到小依序为长期失能组(OR=5.59,95%CI 为 2.78～11.25)、早发性失能组(OR=4.57,95%CI 为 2.46～8.51)和迟发性失能组(OR=3.31,95%CI 为 2.64～4.16)。与男性老年人相比,女性老年人出现长期失能的可能性高出九成(OR=1.90,95%CI 为 1.28～2.83)。相较于没接受过教育的老年人,接受过高中及以上教育和小学教育的老年人出现迟发性失能的风险分别仅七成左右(OR=0.68,95%CI 为 0.47～0.98)和八成左右(OR=0.82,95%CI 为 0.69～0.99)。与没有配偶的老年人相比,有配偶的老年人出现长期失能和迟发性失能的可能性减少了近四成(OR=0.57,95%CI 为 0.34～0.95)和两成(OR=0.80,95%CI 为 0.65～0.99)。相较于 60 岁以前低水平就业的老年人,高水平就业的老年人归属于长期失能组的可能性高出近九成(OR=1.87,95%CI 为 1.00～3.47)。

表 4.5　基于 logistic 回归模型的失能发展轨迹组群影响因素分析结果

变　量	早发性失能组 OR(95%CI)	迟发性失能组 OR(95%CI)	长期失能组 OR(95%CI)
健康状况			
认知功能障碍	1.14(1.10,1.18)***	1.10(1.08,1.12)***	1.13(1.10,1.17)***
社会隔离	1.76(1.47,2.10)***	1.46(1.33,1.61)***	1.36(1.11,1.66)**
年龄/岁			
65～79	Ref.	Ref.	Ref.
≥80	4.57(2.46,8.51)***	3.31(2.64,4.16)***	5.59(2.78,11.25)***
性别			
男	Ref.	Ref.	Ref.
女	1.27(0.88,1.84)	0.92(0.78,1.09)	1.90(1.28,2.83)**

续表

变　量	早发性失能组 OR(95%CI)	迟发性失能组 OR(95%CI)	长期失能组 OR(95%CI)
教育水平			
文盲	Ref.	Ref.	Ref.
小学	1.01(0.67,1.52)	0.82(0.69,0.99)*	0.63(0.40,1.00)
初中	0.82(0.45,1.49)	0.83(0.65,1.06)	0.94(0.53,1.68)
高中及以上	1.84(0.94,3.63)	0.68(0.47,0.98)*	0.49(0.19,1.29)
婚姻状态			
无配偶	Ref.	Ref.	Ref.
有配偶	0.70(0.43,1.15)	0.80(0.65,0.99)*	0.57(0.34,0.95)*
60岁以前主要职业			
低水平	Ref.	Ref.	Ref.
高水平	0.82(0.45,1.49)	1.17(0.89,1.53)	1.87(1.00,3.47)*
居住方式			
独居	Ref.	Ref.	Ref.
非独居	2.70(1.54,4.71)***	3.79(2.91,4.95)***	2.14(1.30,3.52)**
家庭总收入			
低收入	Ref.	Ref.	Ref.
中等偏下收入	2.57(1.41,4.69)**	1.15(0.90,1.46)	0.95(0.56,1.60)
中等偏上收入	1.94(1.07,3.51)*	1.15(0.91,1.44)	1.01(0.62,1.65)
高收入	2.05(1.12,3.77)*	1.03(0.81,1.30)	0.88(0.52,1.48)
医疗保险			
城镇职工/居民医保			
无	Ref.	Ref.	Ref.
有	0.77(0.50,1.20)	0.90(0.72,1.12)	1.02(0.61,1.70)
新农合			
无	Ref.	Ref.	Ref.
有	0.51(0.34,0.77)**	0.71(0.58,0.87)***	0.98(0.62,1.55)

变　量	早发性失能组 OR(95％CI)	迟发性失能组 OR(95％CI)	长期失能组 OR(95％CI)
地区			
西部	Ref.	Ref.	Ref.
中部	2.79(1.68,4.64)***	1.29(1.05,1.59)*	1.77(1.06,2.96)*
东北部	6.18(3.54,10.80)***	1.87(1.42,2.48)***	3.76(2.02,7.01)***
东部	2.05(1.28,3.29)**	1.17(0.98,1.40)	2.08(1.33,3.26)**
居住地			
农村	Ref.	Ref.	Ref.
城镇	1.15(0.80,1.66)	1.24(1.06,1.45)**	1.18(0.83,1.69)

注:样本为 5 981 人。

从居住方式来看,与独自居住的老年人相比,与他人同住的老年人归属于非正常组的可能性较高,其可能性从大到小依序为迟发性失能组(OR＝3.79,95％CI 为 2.91～4.95)、早发性失能组(OR＝2.70,95％CI 为 1.54～4.71)和长期失能组(OR＝2.14,95％CI 为 1.30～3.52)。相较于来自低收入家庭中的老年人,中等收入家庭和高收入家庭中的老年人出现早发性失能的可能性较高(家庭总收入为中等偏下收入,OR＝2.57,95％CI 为 1.41～4.69;中等偏上收入,OR＝1.94,95％CI 为 1.07～3.51;高收入,OR＝2.05,95％CI 为 1.12～3.77)。与没有参加新农合的老年人相比,参保老年人出现迟发性失能的可能性仅为十分之七左右(OR＝0.71,95％CI 为 0.58～0.87),出现早发性失能的可能性仅为二分之一左右(OR＝0.51,95％CI 为0.34～0.77)。相较于西部地区的老年人,非西部地区的老年人出现早发性失能和长期失能的可能性较高,尤其是东北部地区老年人的出现这两类可能性极高,分别高出五倍以上(OR＝6.18,95％CI 为 3.54～10.80)和近 3 倍(OR＝3.76,95％CI 为 2.02～7.01)。与居住在农村的老年人相比,居住在城镇的老年人归属于迟发性失能组的可能性高出近四分之一(OR＝1.24,95％CI 为 1.06～1.45)。

4.1.2.3　失能发展轨迹组群的主要影响因素探讨

本书结果显示,以正常组为参考,除了城镇职工医保或城镇居民医保,健康状况、社会人口学特征和其他社会经济状况因素都对我国老年人异质化失能发展轨迹存在显著的影响作用。

无论是心理方面认知水平的下降还是社会方面社会隔离的恶化，老年人生理方面的身体功能均会随之恶化，对早期发生、后期发生或长期发生的失能都会产生正向作用。与之类似的是，Kim 等人对韩国老年人研究指出，失能程度与心理方面的认知功能和抑郁高度相关[190]。Dodge 等人发现，在 ADL 与 IADL 的每个项目中，认知障碍是意外致残的危险因素，其对 ADL 项目的影响更大[191]。McGuire 等人（2006）在对美国 70 岁以上老年人研究中发现，认知功能水平较低的老年人比认知水平较高的老年人更容易死亡或残疾，认知功能的改变可能是神经和医学因素的早期指标[192]。延缓认知功能下降、促进社会参与对预防老年人失能是十分重要的。

随着年龄增长，老年人身体机能逐渐衰弱，退行性疾病逐渐增多，各项器官和组织的功能逐渐衰退，生活自理能力逐渐下降，失能率不断增长[193,194]，从而更有可能归属于各类失能组。相较于男性老年人，女性老年人更有可能归属于长期失能组。这与已有健康预期寿命研究相类似：我国女性老年人生活处于不能自理的平均时间比男性老年人要高出近七成[185]。女性老年人所带来的长期照护负担更重。教育水平对老年人避免迟发性失能具有保护作用，类似的情况在国内外老年人研究中均有发现。Biritwum 等人在对 6 个国家开展的全球老龄化与成人健康研究数据进行分析发现，在中国、印度、俄罗斯和墨西哥，教育是老年人残障和衰弱的保护因素[195]。彭顺壮等人基于 2015 年和 2018 年中国健康与养老追踪调查的研究显示，相较于非文盲中老年人群，文盲人群发生失能的风险更高[196]。

相较于没有配偶的老年人，有配偶的老年人出现迟发性失能和长期性失能的风险更低。可见，婚姻对老年人日常活动能力长期的变化具有显著的保护作用。以往国内外研究均显示，已婚老年人发生 ADL 或 IADL 失能的概率低于未婚老年人[197,198]。值得注意的是，美国老年人研究显示，IADL 失能差距在白人男性中随着时间推移而增加，并且，与已婚白人相比，丧偶白人男性、丧偶白人女性和离婚白人女性的 ADL 失能差距有所缩小[197]。随着未来由于未结婚或丧偶而无配偶的老年人口增长，处于社会经济地位弱势的无配偶老年人对长期照护的需求问题日益凸显。与 60 岁以前低水平就业的老年人相比，高水平就业的老年人更有可能归属于长期失能组，究其原因可能在于：60 岁以前高水就业的老年人社会经济状况更具有优势，更有可能获得长期照护资源,延缓了从失能到死亡的进程,从而更有可能出现长期失能的情况。

从居住方式来看,与他人同住的老年人归属于 3 种失能组的可能性均高于独居老年人。老年人日常活动能力受限以后,往往需要家庭或社会提供长期照料的支持,从而与亲友或保姆同住,或在机构居住;而对于缺乏家庭或社会支持的老年人,难以在失能后继续维系生命。张继文等人对北京市独居与非独居老年人居家照护未满足需求进行比较研究,发现独居老年人居家照护未满足需求在日常生活照护、疾病与健康管理、安全照护和社会支持等方面均显著高于非独居老年人[199]。可见,针对独居老年人的长期照护策略还有待进一步完善。与低收入家庭的老年人相比,中高收入家庭的老年人更有可能归属于早发性失能组。以往对国内外老年人非异质化的失能研究均指出,收入是老年人失能或残障的保护因素[195,200]。从本书结果来看,早发性失能组在后期的失能状况略有改善,而经济状况较好的老年人有能力获得较好的养老及医疗服务,从而有一定机会在后期有所恢复。另外,也有研究指出,从影响老年人健康社会经济因素来看,个人收入的重要性超过了家庭收入[201]。未来可进一步探讨个人收入对老年人异质化失能发展轨迹的影响作用。

从医疗保险来看,参保新农合是我国老年人避免出现早发性失能和迟发性失能的保护因素,而城镇居民医保或城镇职工医保则不是任一失能组群的保护因素。新农合有助于提高农民的医疗可及性[110],从而降低了农民的失能风险。然而,刘晓婷指出由慢性病导致的身体功能能力下降并没有受到现有医疗保障制度的影响,应加快完善长期护理保障制度,才能解决失能老年人的照料需求[202]。与西部地区老年人相比,其他地区老年人归属于失能组群的可能性更大,这与 2010 年中国老龄科学研究中心对我国城乡老年人研究结果并不一致[203]。究其原因可能在于:近 10 多年来,我国老龄化进程加快,老年人失能情况更加常见,而经济发展水平较好地区的老年人在失能状况出现后能够及时得到家庭或社会的照料支持,以维持正常生活和功能发挥,从而失能情况更加有可能出现在经济发展状况较好的非西部地区。与农村老年人相比,城镇老年人更有可能归属于迟发性失能组,这与魏蒙和王红漫的研究相类似[99]。其中可能的原因在于:农村老年人在医疗资源配置、医疗保障水平和医疗保健知识等方面比城镇老年人面临更大劣势,使得众多老年人在生命终末期阶段失能后不能够得到完善的医疗服务,从而直接死亡。

4.1.3　失能发展轨迹组群的医疗服务利用情况

4.1.3.1　基于失能发展轨迹组群的医疗服务利用差异

在具有 2 期及以上完整失能信息的 16 834 位老年人中,排除最后一期 2018 年医疗总费用和医疗自费费用信息缺失的样本,共有 2 893 人。本书通过 Fisher 精确检验和 Pearson 卡方检验比较不同失能发展轨迹组群下有利用和没有利用医疗服务人群占比的差异情况,具体见表 4.6。各失能发展轨迹组群在住院和住院自费 2 类医疗服务利用人群中均存在显著差异(p 值分别为 0.001 和<0.001)。

在 2 893 位老年人中,近八成的老年人在过去一年里曾经看过门诊(77.46%),近二分之一的老年人在过去一年里曾住院(47.81%)。其中,在各异质化健康状况组群中,住院的可能性从大到小依序为早发性失能组(52.38%)、迟发性失能组(52.12%)、正常组(48.18%)和长期失能组(27.78%)。

从是否在医疗服务利用中产生自费的方面来看,接近四分之三(73.94%)的老年人在过去一年里看过门诊且有自费的情况,而近二分之一(47.25%)的老年人在过去一年里曾住院且有自费的情况。其中,各失能发展轨迹组群自费比例排序与住院利用比例排序略有不同,主要差别在于迟发性失能组的住院自费比例最高,达到 52.73%。

表 4.6　失能发展轨迹组群的医疗服务利用人群差异

变　量	样本[1] ($N=2\,893$)	早发性失能组[1] ($n=21$)	迟发性失能组[1] ($n=165$)	长期失能组[1] ($n=90$)	正常组[1] ($n=2\,617$)	p 值[2]
门诊	2 241(77.46)	20(95.24)	129(78.18)	70(77.78)	2 022(77.26)	0.251
住院	1 383(47.81)	11(52.38)	86(52.12)	25(27.78)	1 261(48.18)	0.001
门诊自费	2 139(73.94)	20(95.24)	122(73.94)	65(72.22)	1 932(73.82)	0.165
住院自费	1 367(47.25)	11(52.38)	87(52.73)	24(26.67)	1 245(47.57)	<0.001

注:[1]n(%)。[2]门诊和门诊自费采用 Fisher 精确检验,住院和住院自费采用 Pearson 卡方检验。

对于有利用对应医疗服务产生了医疗费用的老年人,本书通过 Kruskal-Wallis 秩和检验比较不同失能发展轨迹组群下医疗服务费用的差异情况,并计算各组群的均值和方差,具体见表 4.7。各失能发展轨迹组群在门诊总费用、住院总费用、门诊自费费用和住院自费费用 4 类医疗服务费用中均不存在显著差异（p 值均＞0.05）。

对于 2 241 位看过门诊的老年人,过去一年门诊总费用的均值达到 2 404 元,其中 2 139 位老年人产生了门诊自费,平均自费花费为 1 607 元。对于 1 383 位曾住院的老年人,过去一年住院总费用的均值是门诊总费用均值的 3 倍左右,达到 7 423 元,其中 1 367 位老年人存在住院自费的情况,平均自费费用约为门诊自费均值的 2.63 倍,达到 4 229 元。

表 4.7　发生费用下失能发展轨迹组群的组群医疗服务费用差异

变　量	样本[1] (N＝2 241)	早发性 失能组[1]	迟发性 失能组[1]	长期 失能组[1]	正常组[1]	p 值[2]
门诊总费用	2 404 (7 161)	2 285 (6 784)	2 175 (4 812)	848 (1 259)	2 474 (7 402)	0.134
住院总费用	7 423 (15 434)	10 109 (25 616)	6 430 (11 655)	6 179 (19 838)	7 491 (15 468)	0.414
门诊自费	1 607 (5 114)	521 (816)	1 447 (3 203)	784 (1 234)	1 656 (5 312)	0.138
住院自费	4 229 (10 781)	5 900 (14 395)	3 222 (7 154)	1 704 (4 251)	4 333 (11 039)	0.094

注:[1]均值(方差),单位为元。[2]Kruskal-Wallis 秩和检验。

4.1.3.2　基于失能发展轨迹组群的医疗服务利用影响因素分析

对于具有 2 期及以上完整失能信息以及完整 2018 年医疗总费用和医疗自费费用信息的 2 893 位老年人,为了能纳入更多分析样本,本书将作为协变量的健康状况(认知功能障碍和社会隔离)、社会人口学特征和社会经济状况信息进行多重插补。同前文所述,协变量信息来自最后 3 期调查(2011 年、2014 年和 2018 年)的最新调查结果。

对于各失能发展轨迹组群的医疗总费用和自费费用,基于 Andersen 医疗服务利用行为理论模型,本书利用两部模型的方法对医疗服务利用的影响因素进行分析,总费用和自费费用的分析结果分别见表 4.8 和表 4.9。其中,同前文所述,由于两部模型下第二部分的费用取对数后再进行分析,因此为了方便理解系数结果,将系数值转换为百分数,即表示为费用变动的相对比例(单位为％)。

(1)关于总费用的医疗服务利用影响因素分析结果。

两部模型第一部分的分析结果显示,对于需要因素的失能方面,相较于正常组,长期失能组在过去一年住院的可能性不到二分之一(OR=0.47,95%CI 为 0.29~0.77)。老年人的社会隔离得分每提高 1 分,住院的可能性增长了 14%(OR=1.14,95%CI 为 1.02~1.28)。在使能因素的家庭总收入方面,相较于低收入家庭中的老年人,中高收入家庭中的老年人更有可能利用门诊服务,并随着家庭收入的提高,可能性略有提高(家庭总收入为中等偏下收入,OR=1.41,95%CI 为 1.10~1.80;中等偏上收入,OR=1.67,95%CI 1.30~2.15;高收入,OR=1.75,95%CI 1.30~2.35);而中等偏上收入家庭中的老年人利用住院服务的可能性高出近十分之三(OR=1.29,95%CI 为 1.04~1.60)。从医疗服务可获得性来看,相较于西部地区的老年人,东北部地区的老年人在过去一年看过门诊的可能性仅为二分之一(OR=0.50,95%CI 为 0.30~0.81);中部地区的老年人在过去一年曾住院的可能性仅略高于三分之二(OR=0.68,95%CI 为 0.55~0.84)。与居住在农村的老年人相比,居住在城镇的老年人利用住院服务的可能性高出近三成(OR=1.29,95%CI 为 1.10~1.52)。

表 4.8　失能发展轨迹组群下基于两部模型的总费用医疗服务利用影响因素分析结果

变　量	是否利用医疗服务 OR(95%CI)		医疗服务费用相对比例 (95%CI)[1]	
	门诊	住院	门诊	住院
需要因素				
失能发展轨迹组群				
正常组	Ref.	Ref.	Ref.	Ref.
早发性失能组	6.47 (0.86,48.8)	1.43 (0.60,3.43)	−23.06 (−93.95,47.84)	17.04 (−118.49,152.57)
迟发性失能组	1.03 (0.69,1.53)	1.10 (0.79,1.53)	4.40 (−24.80,33.60)	0.74 (−50.38,51.87)
长期失能组	1.12 (0.66,1.90)	0.47 (0.29,0.77)**	−19.10 (−58.45,20.26)	−14.01 (−105.95,77.92)
认知功能障碍	0.98 (0.95,1.01)	1.01 (0.98,1.04)	−0.49 (−3.16,2.17)	0.75 (−4.26,5.76)

续表

变　量	是否利用医疗服务 OR(95%CI)		医疗服务费用相对比例 (95%CI)[1]	
	门诊	住院	门诊	住院
社会隔离	0.96 (0.84,1.10)	1.14 (1.02,1.28)*	−10.11 (−19.81,−0.41)*	−15.73 (−32.32,0.87)
倾向因素				
年龄/岁				
65～79	Ref.	Ref.	Ref.	Ref.
≥80	0.98 (0.79,1.22)	1.09 (0.91,1.30)	−7.42 (−23.47,8.63)	−20.48 (−49.24,8.28)
性别				
男	Ref.	Ref.	Ref.	Ref.
女	1.16 (0.94,1.43)	0.92 (0.77,1.09)	13.01 (−2.33,28.35)	−5.98 (−33.47,21.52)
教育水平				
文盲	Ref.	Ref.	Ref.	Ref.
小学	0.97 (0.77,1.23)	1.11 (0.91,1.35)	22.35 (4.99,39.70)*	22.86 (−7.72,53.45)
初中	0.82 (0.62,1.09)	1.03 (0.81,1.32)	−0.37 (−22.00,21.26)	24.15 (−14.24,62.55)
高中及以上	0.88 (0.54,1.43)	0.96 (0.64,1.43)	37.60 (3.09,72.11)*	49.83 (−12.85,112.51)
婚姻状态				
无配偶	Ref.	Ref.	Ref.	Ref.
有配偶	0.98 (0.76,1.27)	1.22 (0.99,1.52)	9.49 (−9.51,28.49)	26.19 (−7.30,59.67)
60岁以前主要职业				
低水平	Ref.	Ref.	Ref.	Ref.
高水平	0.75 (0.47,1.22)	0.77 (0.53,1.11)	49.67 (20.09,79.26)**	24.49 (−29.68,78.67)

续表

变量	是否利用医疗服务 OR(95%CI)		医疗服务费用相对比例 (95%CI)[1]	
	门诊	住院	门诊	住院
使能因素				
医疗服务可及性				
居住方式				
独居	Ref.	Ref.	Ref.	Ref.
非独居	1.25 (0.98,1.60)	0.93 (0.75,1.15)	−10.46 (−29.89,8.97)	−17.62 (−52.05,16.80)
家庭总收入				
低收入	Ref.	Ref.	Ref.	Ref.
中等偏下收入	1.41 (1.10,1.80)**	1.07 (0.87,1.33)	19.06 (−0.42,38.53)	16.76 (−18.99,52.51)
中等偏上收入	1.67 (1.30,2.15)***	1.29 (1.04,1.60)*	37.67 (18.57,56.77)***	38.52 (4.08,72.96)*
高收入	1.75 (1.30,2.35)***	1.26 (0.99,1.60)	31.64 (10.16,53.13)**	22.94 (−15.01,60.89)
医疗保险				
城镇职工/居民医保				
无	Ref.	Ref.	Ref.	Ref.
有	1.34 (0.96,1.87)	1.06 (0.81,1.38)	17.94 (−5.22,41.10)	21.24 (−18.36,60.83)
新农合				
无	Ref.	Ref.	Ref.	Ref.
有	1.00 (0.76,1.31)	0.87 (0.69,1.09)	−9.69 (−30.00,10.63)	−3.09 (−38.56,32.37)
医疗服务可获得性				
地区				
西部	Ref.	Ref.	Ref.	Ref.
中部	0.81 (0.63,1.05)	0.68 (0.55,0.84)***	26.47 (7.30,45.64)**	74.53 (40.00,109.06)***

续表

变　量	是否利用医疗服务 OR(95％CI)		医疗服务费用相对比例 (95％CI)[1]	
	门诊	住院	门诊	住院
东北部	0.50 (0.30,0.81)**	1.11 (0.70,1.75)	25.68 (−17.03,68.40)	65.24 (−0.86,131.34)
东部	1.20 (0.95,1.53)	0.89 (0.73,1.08)	9.75 (−7.42,26.91)	12.36 (−17.98,42.70)
居住地				
农村	Ref.	Ref.	Ref.	Ref.
城镇	1.13 (0.93,1.37)	1.29 (1.10,1.52)**	28.10 (13.64,42.56)***	−1.48 (−27.27,24.30)

注:[1]相对比例值的单位为％。

从两部模型第二部分的分析结果来看,在需要因素方面,随着社会隔离得分每提高 1 分,在过去一年的门诊总费用减少了 10.11％(95％CI 为−19.81％～−0.41％)。对于倾向因素,相较于没有接受过教育的老年人,接受过小学教育和高中及以上教育的老年人在门诊服务的年度总花费高出了近四分之一(22.35％,95％CI 为 4.99％～39.70％)和近四成(37.60％,95％CI 为 3.09％～72.11％)。与 60 岁以前低水平就业的老年人相比,高水平就业的老年人在门诊服务的总花费高出近二分之一(49.67％,95％CI 为 20.09％～79.26％)。在使能因素中,相较于低收入家庭中的老年人,中等偏上收入家庭中的老年人在门诊服务和住院服务的年度总花费均高出近四成(37.67％,95％CI 为 18.57％～56.77％;38.52％,95％CI 为 4.08％～72.96％);高收入家庭中的老年人在过去一年中的门诊总费用高出三成以上(31.64％,95％CI 为 10.16％～53.13％)。对于医疗服务可获得性方面,与西部地区的老年人相比,中部地区老年人的门诊和住院总花费分别高出四分之一以上(26.47％,95％CI 为 7.30％～45.64％)和十分之七以上(74.53％,95％CI 为 40.00％～109.06％)。相较于居住在农村地区的老年人,居住在城镇的老年人在过去一年的门诊总费用高出近三成(28.10％,95％CI 为 13.64％～42.56％)。

(2)关于自费费用的医疗服务利用影响因素分析结果。

从两部模型第一部分的分析结果来看,在需要因素方面,相较于正常组,长期失能组使用住院服务产生自费的可能性不到二分之一(OR＝0.46, 95％CI 为 0.28～0.75)。随着社会隔离得分每提高 1 分,老年人在过去一年住院产生自费的可能性高出一成以上(OR＝1.12,95％CI 为 1.01～1.25)。对于倾向因素方面,与没有配偶的老年人相比,有配偶的老年人使用住院服务产生自费的可能性高出四分之一以上(OR＝1.26,95％CI 为 1.01～1.56)。相较于 60 岁以前低水平就业的老年人,高水平就业的老年人看门诊产生自费和住院产生自费的可能性分别为二分之一左右(OR＝0.49,95％CI 为 0.33～0.72)和七成左右(OR＝0.68,95％CI 为 0.47～0.98)。在使能因素方面,相较于低收入家庭中的老年人,中高收入家庭中的老年人在门诊服务产生自费的可能性较高,类似于门诊总费用的情况,随着收入提高,其可能性逐步提高;中等偏上收入家庭中的老年人在住院服务产生自费的可能性高出 28％(OR＝1.28,95％CI 为 1.03～1.58)。与西部地区老年人相比,东部地区老年人门诊自费的可能性高出四分之一以上(OR＝1.26,95％CI 为 1.00～1.58),而中部地区老年人住院自费的可能性仅为七成左右(OR＝0.71,95％CI 为 0.57～0.87)。相较于居住在农村的老年人,居住在城镇的老年人在住院服务产生自费的可能性高出 28％(OR＝1.28,95％CI 为 1.09～1.50)。

表 4.9 失能发展轨迹组群下基于两部模型的自费医疗服务利用影响因素分析结果

变 量	是否利用医疗服务 OR(95％CI)		医疗服务费用相对比例 (95％CI)[1]	
	门诊自费	住院自费	门诊自费	住院自费
需要因素				
失能发展轨迹组群				
正常组	Ref.	Ref.	Ref.	Ref.
早发性失能组	7.73 (1.02,58.4)*	1.47 (0.61,3.52)	−30.54 (−97.69,36.61)	33.40 (−85.81,152.60)
迟发性失能组	0.95 (0.65,1.38)	1.16 (0.83,1.62)	−7.45 (−35.89,21.00)	−11.88 (−56.59,32.83)
长期失能组	0.92 (0.56,1.51)	0.46 (0.28,0.75)**	−12.09 (−50.68,26.51)	−42.27 (−124.81,40.26)

续表

变量	是否利用医疗服务 OR(95%CI)		医疗服务费用相对比例 (95%CI)[1]	
	门诊自费	住院自费	门诊自费	住院自费
认知功能障碍	0.99 (0.96,1.02)	1.01 (0.98,1.04)	0.11 (−2.43,2.65)	1.10 (−3.40,5.60)
社会隔离	0.96 (0.85,1.09)	1.12 (1.01,1.25)*	−10.16 (−19.58,−0.75)*	−14.29 (−29.03,0.45)
倾向因素				
年龄/岁				
65~79	Ref.	Ref.	Ref.	Ref.
≥80	1.00 (0.81,1.23)	1.11 (0.93,1.33)	−7.60 (−23.14,7.93)	−15.42 (−40.85,10.00)
性别				
男	Ref.	Ref.	Ref.	Ref.
女	1.21 (1.00,1.48)	0.95 (0.80,1.13)	10.52 (−4.37,25.41)	3.91 (−20.53,28.35)
教育水平				
文盲	Ref.	Ref.	Ref.	Ref.
小学	0.89 (0.72,1.12)	1.13 (0.93,1.37)	10.78 (−6.23,27.79)	24.07 (−2.97,51.12)
初中	0.88 (0.67,1.16)	1.03 (0.81,1.32)	−5.12 (−26.22,15.98)	36.55 (2.21,70.89)*
高中及以上	0.85 (0.55,1.31)	1.01 (0.68,1.50)	20.39 (−14.02,54.79)	19.77 (−36.37,75.92)
婚姻状态				
无配偶	Ref.	Ref.	Ref.	Ref.
有配偶	1.02 (0.80,1.30)	1.26 (1.01,1.56)*	13.96 (−4.46,32.38)	27.24 (−2.53,57.01)
60岁以前主要职业				
低水平	Ref.	Ref.	Ref.	Ref.

续表

变　量	是否利用医疗服务 OR(95%CI)		医疗服务费用相对比例 (95%CI)[1]	
	门诊自费	住院自费	门诊自费	住院自费
高水平	0.49 (0.33,0.72)***	0.68 (0.47,0.98)*	21.52 (−8.42,51.46)	−8.15 (−57.64,41.33)
使能因素				
医疗服务可及性				
居住方式				
独居	Ref.	Ref.	Ref.	Ref.
非独居	1.15 (0.91,1.46)	0.92 (0.74,1.14)	−5.09 (−23.81,13.64)	−12.83 (−43.25,17.59)
家庭总收入				
低收入	Ref.	Ref.	Ref.	Ref.
中等偏下收入	1.34 (1.05,1.69)*	1.07 (0.86,1.33)	16.38 (−2.44,35.20)	17.66 (−13.98,49.30)
中等偏上收入	1.64 (1.29,2.08)***	1.28 (1.03,1.58)*	32.01 (13.63,50.39)***	27.82 (−2.55,58.20)
高收入	1.71 (1.30,2.26)***	1.27 (0.99,1.61)	13.53 (−7.21,34.28)	11.90 (−21.65,45.46)
医疗保险				
城镇职工/居民医保				
无	Ref.	Ref.	Ref.	Ref.
有	1.16 (0.85,1.57)	1.07 (0.83,1.40)	18.91 (−3.70,41.52)	32.25 (−3.00,67.50)
新农合				
无	Ref.	Ref.	Ref.	Ref.
有	1.06 (0.82,1.37)	0.89 (0.71,1.11)	−1.44 (−21.05,18.17)	7.08 (−24.46,38.61)
医疗服务可获得性				
地区				
西部	Ref.	Ref.	Ref.	Ref.

变　量	是否利用医疗服务 OR(95%CI)		医疗服务费用相对比例 (95%CI)[1]	
	门诊自费	住院自费	门诊自费	住院自费
中部	0.91 (0.71,1.15)	0.71 (0.57,0.87)**	20.85 (2.20,39.50)*	59.32 (28.69,89.96)***
东北部	0.65 (0.40,1.05)	1.12 (0.71,1.77)	44.42 (3.19,85.66)*	62.69 (3.99,121.40)*
东部	1.26 (1.00,1.58)*	0.92 (0.76,1.12)	7.90 (−8.80,24.61)	19.77 (−7.14,46.67)
居住地				
农村	Ref.	Ref.	Ref.	Ref.
城镇	1.12 (0.93,1.34)	1.28 (1.09,1.50)**	18.01 (4.05,31.98)*	−12.67 (−35.49,10.14)

注:[1]相对比例值的单位为%。

两部模型第二部分的分析结果显示,在需要因素方面,随着社会隔离得分每提高 1 分,在过去一年门诊服务的年度自费费用减少 10.16%(95%CI 为−19.58%～−0.75%)。对于倾向因素,相较于没有接受过教育的老年人,接受过初中教育的老年人在住院服务的年度自费费用高出了三分之一以上(36.55%,95%CI 为 2.21%～70.89%)。在使能因素方面,相较于低收入家庭,中等偏上收入家庭在门诊服务的自费花费高出三成以上(32.01%,95%CI 为 13.63%～50.39%)。相较于西部地区的老年人,中部地区的老年人在门诊服务和住院服务的自费花费分别高出五分之一左右(20.85%,95%CI 为 2.20%～39.50%)和五分之三左右(59.32%,95%CI 为 28.69%～89.96%),东北部地区的老年人则分别高出五分之二以上(44.42%,95%CI 为 3.19%～85.66%)和五分之三以上(62.69%,95%CI 为 3.99%～121.40%)。与居住在农村的老年人相比,居住在城镇的老年人在过去一年门诊服务产生的自费费用高出 18.01%(95%CI 为 4.05%～31.98%)。

4.1.3.3　失能发展轨迹组群对医疗服务利用的影响作用

本书结果显示,异质化失能发展轨迹组群主要对老年人住院利用、门诊自费利用以及住院自费利用产生显著的影响作用,其中长期失能组老年人住院服务利用及其住院自费利用的可能性较低,而早发性失能组老年人门诊自费的可能性较高。迟发性老年人较少利用住院服务，其中可能的原因在于，他们可能经历了一个正常的衰老过程，随着器官功能和生理机能的下降，日常活动能力也随之下降[193,194]。由于是在一段较长时间内以肉眼可见、较明显可观察的变化，其个人或亲友在较长时间的照料过程中自认为已具备一定的医疗护理知识储备，一旦出现老年人较为严重但不危重的疾病，会将其视为常见的终末期衰老现象，从而这部分老年人较少选择去医院住院，并即使在住院的情况下，也往往通过可报销的基本医疗服务维护身体机能的运转。

相较之下，早发性失能老年人由于首次重大或意外事件，如摔倒和受伤，日常活动能力急剧恶化，从而导致更高的长期照料需求[204]，再加上现有长期护理保障制度不够完善，从而表现在医疗服务中产生更多的门诊服务。另外，也有研究认为，不同失能发展轨迹类别可能代表了不同类型失能的累积，比如 ADL 失能可能发生在较短时间内，而 IADL 失能过程较长，从而导致了医疗服务利用的差异[205]。

值得注意的是，国内学者研究发现，由慢性病导致的身体功能障碍并未明显受到现有医疗保障制度的影响，因此需要区分医疗保障制度所能处理的因疾病致残的失能风险，应对失能老年人的照料需求应从长期护理保障制度着手[202]。老年人异质化失能发展轨迹对其长期护理需求和利用的影响作用还有待未来进一步挖掘。

4.2 认知功能障碍发展轨迹组群及其医疗服务利用

4.2.1 认知功能障碍发展轨迹组群的识别

4.2.1.1 关于认知功能障碍的增长混合模型拟合效果

对于具有 2 期及以上完整认知功能障碍信息的 6 677 位老年人，本书首先依次构建 LGCM 和 LCGM，从而确定 GMM 的潜增长因子和初步的最优类别数；其次，比较 GMM 拟合效果，从而得到最终的 GMM。其中，对于 LGCM，本书分别构建了线性模型、二次曲线模型和三次曲线模型，7 个评估指标的结果见表 4.10。此外，较好的 LGCM 中各模型潜增长因子的显著性见表4.11。

表4.10 认知功能障碍发展轨迹的潜增长曲线模型拟合效果

模型	指标						
	卡方检验 p 值	CFI	TLI	RMSEA	AIC	BIC	aBIC
线性	<0.001	0.929	0.934	0.017	89 702.539	89 777.410	89 742.454
二次曲线	<0.001	0.947	0.933	0.017	89 689.456	89 791.552	89 743.886
三次曲线	0.021	0.977	0.950	0.014	89 669.564	89 805.693	89 742.138

注：CFI：比较拟合指标。TLI：Tucker-Lewis 指数。RMSEA：近似误差均方根。AIC：赤池信息准则。BIC：贝叶斯信息准则。aBIC：调整的贝叶斯信息准则。

表4.11 认知障碍发展轨迹三次曲线潜增长曲线模型拟合结果

潜增长因子	均值		均值的方差	
	估计值	p 值	估计值	p 值
潜截距因子	1.782	<0.001	3.350	0.001
潜斜率因子	1.319	<0.001	49.041	0.034
潜二次曲线因子	−1.882	<0.001	106.432	0.033
潜三次曲线因子	0.755	<0.001	16.868	0.068

从7个评估指标来看，各 LGCM 的卡方检验 p 值均<0.05（线性和二次 LGCM 均<0.01，三次 LGCM 为0.021）。与其他2个模型相比，三次模型的 CFI 和 TLI 均为最大值（0.977 和 0.950），RMSEA、AIC 和 aBIC 均为最小值（0.014、89 669.564 和 89 742.138）。此外，三次 LGCM 的拟合结果显示，潜截距因子、潜斜率因子、潜二次曲线因子和潜三次曲线因子的均值均显著不为0（p 值均<0.001），并且，前3个因子的方差也都是显著不为0（p 值均<0.05）。以上结果表明，整体老年人内部的认知功能障碍发展轨迹存在显著的、个体间的异质性。因此，我国老年人认知功能障碍的平均发展轨迹可利用三次 LGCM 进行刻画。这意味着，认知功能障碍的 GMM 应纳入潜截距因子、潜斜率因子、潜二次曲线因子和潜三次曲线因子共4个潜增长因子。

对于认知功能障碍的三次 LCGM，本书拟合了含有2～5个潜在轨迹类别的模型，拟合效果见表4.12。具有2个类别 LCGM 的 Entropy 为最高，达到 0.937,其最小类占比为 7.1%,高于 5%。尽管随着潜在轨迹类别数的增加,aBIC 值不断降低,VLMR-LRT 的 p 值均<0.05,BLRT 的 p 值均<0.001,但是,3 类及以上类别数 LCGM 的最小类占比均低于 5%。因此,对于认知功能障碍的 GMM,最优类别数初步可以判定为 2 类。

本书进一步拟合了具有 2 类潜在类别的三次 GMM,并且分别在跨类等同和跨类变化的设定下拟合模型。在估计跨类等同模型过程中,根据 Mplus 提示的由潜截距因子、潜二次曲线因子和潜三次曲线因子带来的非正定问题,调整模型参数,在设置以上 3 个潜因子的方差为 0 后,得到收敛的模型结果。从 2 个模型的拟合效果来看(表 4.12),2 类跨类等同 GMM 的 Entropy 较高,达到 0.937,并且不低于 2 类三次 LCGM,而跨类变化模型的 Entropy 仅为 0.774。同时,2 类跨类等同 GMM 的 aBIC(87402.092)低于 2 类三次 LCGM(87 455.094),VLMR-LRT 和 BLRT 的 p 值均为 0.001,最小类占比为 7.2%,不低于 5%。由此可见,2 类跨类等同的三次 GMM 拟合结果较好。

表 4.12 认知功能障碍发展轨迹的潜类别增长模型和增长混合模型拟合效果

模 型	指 标				
	aBIC	Entropy	VLMR-LRT p 值	BLRT p 值	最小类占比
三次 LCGM					
2 类	87 455.094	0.937	0.007	<0.001	0.071
3 类	85 936.242	0.930	0.003	<0.001	0.037
4 类	85 065.015	0.910	0.004	<0.001	0.020
5 类	84 255.508	0.904	0.038	<0.001	0.017
三次 GMM					
2 类跨类等同	87 402.092	0.937	0.001	0.001	0.072
2 类跨类变化	81 904.833	0.774	<0.001	<0.001	0.277

注:LCGM:潜类别增长模型。GMM:增长混合模型。aBIC:调整的贝叶斯信息准则。VLMR-LRT:Vuong-Lo-Mendell-Rubin 似然比检验。BLRT:基于 Bootstrap 的似然比检验。

从该模型的类别可解释性看(图 4.3),认知功能障碍的 2 个潜在类别轨迹类别具有不同的特征。对于 6 677 位老年人,第一类老年人($n=480$,7.19%)在第一期的 2002 年初始认知功能障碍水平略高于第二类,在第二期的 2005 年略有恶化,在第三期的 2008 年到第五期的 2014 年之间略有波动变化,并在最后一期的 2018 年恶化。因此,本书定义该类老年人为"波动性进展组"。第二类老年人($n=6\,197$,92.81%)的认知功能障碍水平长期保持在极低的水平,故可视为"正常组"。

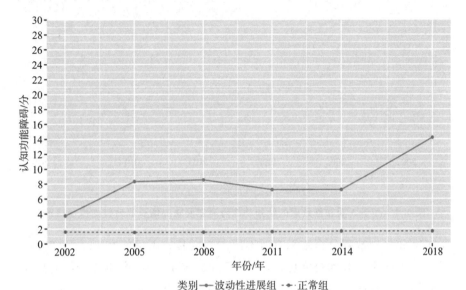

图 4.3 认知功能障碍发展轨迹增长混合模型拟合结果

为了检验 GMM 拟合结果的稳健性,本书将分析样本由具有 2 期及以上完整认知功能障碍信息的 6 677 位老年人,调整为具有 3 期及以上完整认知功能障碍信息的 3 177 位老年人,再次采用相同的模型设定构建 GMM,即设定为三次曲线、具有 2 个潜在类别以及跨类等同,所得到的轨迹类别如图4.4 所示。对比 2 个图形可知,3 期及以上完整认知功能障碍数据所得到的2 个类别的轨迹分布特征与原始样本相似。

综上所述,对于我国老年人认知功能障碍发展轨迹而言,具有 2 个潜类别、4 个潜因子、跨类等同的三次 GMM 拟合效果较好,各潜在轨迹类别具有一定的可解释性,同时,敏感性分析进一步验证了该模型结果的稳健性。因此,对于我国老年人,本书共识别出波动性进展组和正常组 2 个类别的认知功能障碍发展轨迹。

4.2.1.2 认知功能障碍发展轨迹的异质性

对于我国老年人认知功能障碍发展变化过程的异质性,本研究共识别出 2 个异质化发展轨迹组群:波动性进展组和正常组。这与以往对 2002 年

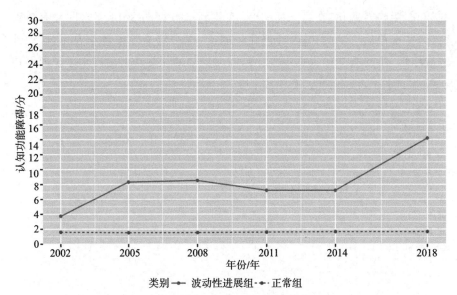

图 4.4   基于 3 期完整数据的认知功能障碍发展轨迹增长混合模型拟合结果

到 2014 年纵向数据分析结果有所不同[206]，究其原因可能在于：一是时间跨度不同，本研究的时间跨度更长，采用了 2002 年到 2018 年的 6 期纵向数据，而此前研究仅纳入 5 期纵向数据；二是纳入样本设定不同，本研究纳入 2 期及以上完整认知功能数据的样本，而此前研究仅考虑了所有调查时期均有完整认知功能数据的样本；三是模型设定差异，本研究对比了线性、二次曲线和三次曲线 LGCM 的结果，以三次曲线拟合效果更佳，而此前研究为线性模型。此外，以往国内研究往往认为我国老年人认知功能遵循单一的发展变化轨迹，忽略了老年人总体中可能存在的群体异质性问题[58,207]。少数国内学者开始关注轻度认知功能障碍老年人[208]、高龄老年人[209]和台湾地区老年人[210]等部分老年人群的异质化认知轨迹，未能全面体现我国老年人口总体认知水平的发展轨迹[211]。本书纳入了认知轨迹的异质性，覆盖的老年人群更为全面，考察的时间跨度也更长，从而能够更充分地评估我国老年人复杂多样化的认知发展轨迹。后续研究体现了各认知功能障碍发展轨迹组群存在明显的社会人口学特征、社会经济状况和健康状况差异，对医疗服务利用也存在不同的影响作用。

4.2.2　认知功能障碍发展轨迹组群的影响因素

4.2.2.1　认知功能障碍发展轨迹组群的基本特征

在具有 2 期及以上完整认知功能障碍信息的 6 677 位老年人中,排除健康状况、社会人口学特征和社会经济状况信息缺失的样本,共有 4 202 人,其基本情况见表 4.13。

从健康状况来看,老年人在失能方面的平均得分为 5.46,在社会隔离的平均得分为 2.44。从老年人最新的年龄信息来看,样本中 80 岁及以上老年人大约为三分之二(65.40%)。鉴于本研究样本的发展轨迹研究时间跨度最大达到2005 年到 2018 年的 14 年,因此老年人最新年龄信息中高龄往往占据大多数。在性别方面,近六成老年人为男性(59.33%)。接近三分之一的老年人没有接受过教育(36.75%),大约五分之一的老年人接受过初中教育,不到十分之一的老年人接受过高中及以上教育。超过二分之一的老年人没有配偶(51.38%),绝大多数老年人在 60 岁以前主要从事低水平职业(85.91%),而有超过五分之四的老年人与他人同住(84.63%)。从家庭总收入来看,近五分之一的老年人来自低收入家庭(19.28%),而超过十分之三的老年人来自高收入家庭(30.60%)。在医疗保险方面,超过四分之一的老年人参加城镇职工医保或城镇居民医保(27.18%),接近五分之三的老年人参加了新农合(57.54%)。从地区来看,东北部地区的老年人较少,不到十分之一(8.71%),而东部地区和西部地区的老年人占比较高,分别为超过五分之二(43.57%)和四分之一(26.61%)。接近五分之三的老年人居住在城镇(59.26%)。

不同认知功能障碍发展轨迹组群在失能、社会隔离、年龄、性别、教育水平、婚姻状态、60 岁以前主要职业和地区方面均存在显著的差异。从健康状况来看,波动性进展组在失能和社会隔离方面比较严重,尤其是失能方面,其得分均值(10.74)是正常组(5.13)的 2 倍以上。

从最新的年龄信息来看,波动性进展组中 80 岁及以上的高龄老年人占比达到近九成(89.02%)。在性别方面,波动性进展组的女性占比较高,接近五分之三(57.72%),而正常组的女性占比不到五分之二(39.61%)。从教育水平来看,波动性进展组的老年人受教育程度较低,其中,没有接受过教育的老年人占比超过三分之二(67.48%),是正常组老年人中文盲占比的近 2 倍(34.83%);而波动性进展组老年人接受过初中及以上教育的占比不到十分之一,而正常组的占比则超过十分之三。在婚姻方面,波动性进展组老年人没有配偶的比例超过五分之四（80.49％），而正常组的占比仅为一半左右（49.57％）。对于 60 岁以前主要职业，波动性进展组老年人低水平就业的比例较高，达到 93.50％。从地区来看，波动性进展组老年人来自西部地区的占比较高，达到 35.37％；而正常组老年人来自东部地区的占比较高，达到 44.11％。

表 4.13　认知功能障碍发展轨迹组群的健康状况、社会人口学特征和社会经济状况

变　量	总样本[1] （$n=4\ 202$）	发展轨迹组群		
		波动性进展组[1] （$n=246$）	正常组[1] （$n=3\ 956$）	p 值[2]
健康状况				
失能	5.46(7.24)	10.74(8.07)	5.13(7.06)	＜0.001
社会隔离	2.44(0.96)	2.98(0.89)	2.40(0.96)	＜0.001
年龄/岁				＜0.001
65～79	1 454(34.60)	27(10.98)	1 427(36.07)	
≥80	2 748(65.40)	219(89.02)	2 529(63.93)	
性别				＜0.001
男	2 493(59.33)	104(42.28)	2 389(60.39)	
女	1 709(40.67)	142(57.72)	1 567(39.61)	
教育水平				＜0.001
文盲	1 544(36.75)	166(67.48)	1 378(34.83)	
小学	1 391(33.10)	58(23.58)	1 333(33.70)	
初中	904(21.51)	16(6.50)	888(22.45)	
高中及以上	363(8.64)	6(2.44)	357(9.02)	
婚姻状态				＜0.001
无配偶	2 159(51.38)	198(80.49)	1 961(49.57)	
有配偶	2 043(48.62)	48(19.51)	1 995(50.43)	
60 岁以前主要职业				＜0.001
低水平	3 610(85.91)	230(93.50)	3 380(85.44)	
高水平	592(14.09)	16(6.50)	576(14.56)	
居住方式				0.562
独居	646(15.37)	41(16.67)	605(15.29)	
非独居	3 556(84.63)	205(83.33)	3 351(84.71)	

续表

变　量	总样本[1] （$n=4\,202$）	发展轨迹组群		p 值[2]
		波动性进展组[1] （$n=246$）	正常组[1] （$n=3\,956$）	
家庭总收入[3]				0.210
低收入	810(19.28)	36(14.63)	774(19.57)	
中等偏下收入	862(20.51)	59(23.98)	803(20.30)	
中等偏上收入	1 244(29.61)	75(30.49)	1 169(29.55)	
高收入	1 286(30.60)	76(30.89)	1 210(30.59)	
医疗保险				
城镇职工/居民医保	1 142(27.18)	56(22.76)	1 086(27.45)	0.109
新农合	2 418(57.54)	146(59.35)	2 272(57.43)	0.555
地区				0.001
西部	1 118(26.61)	87(35.37)	1 031(26.06)	
中部	887(21.11)	60(24.39)	827(20.91)	
东北部	366(8.71)	13(5.28)	353(8.92)	
东部	1 831(43.57)	86(34.96)	1 745(44.11)	
居住地				0.976
农村	1 712(40.74)	100(40.65)	1 612(40.75)	
城镇	2 490(59.26)	146(59.35)	2 344(59.25)	

注：为了将最新、相同定义、尽可能多的信息纳入考虑，健康状况、社会人口学特征和社会经济状况信息利用定义相同的 2011 年、2014 年和 2018 年后 3 期调查数据，采用有对应信息的数据中最后一期的最新信息，即各指标有可能来自不同的年份。

[1]连续变量为均值（方差），类别变量为 n（%）。[2]类别变量采用 Pearson 卡方检验，连续变量采用 Wilcoxon 秩和检验。[3]按照当年收入情况的四分位数进行划分。

4.2.2.2　认知功能障碍发展轨迹组群的影响因素分析结果

基于 logistic 回归模型，以正常组为参考，老年人异质化认知功能障碍发展轨迹组群的影响因素分析结果见表 4.14。失能、社会隔离、年龄、教育水平、婚姻状态、家庭总收入和地区均对认知功能障碍发展轨迹有显著的影响作用。

从最新一期的健康状况来看，老年人失能和社会隔离越严重，归属于波动性进展组的可能性越高。认知功能障碍得分每提高 1 分，老年人出现波动性进展的可能性增加了 6％(OR＝1.06,95％CI 为 1.05～1.08)。对于社会隔离方面,老年人得分每提高 1 分,出现早发性失能的风险增加了近四分之一(OR＝1.22,95％CI 为 1.03～1.44)。

从最新的年龄信息来看,相较于 65～79 岁的低龄老年人,80 岁及以上的老年人归属于波动性进展组的可能性高出近 1 倍(OR＝1.94,95％CI 为 1.25～3.00)。与没接受过教育的老年人相比,接受过小学及以上教育的老年人出现波动性进展的可能性较低,并随着教育水平的上升逐步下降(教育水平为小学,OR＝0.44,95％CI 为 0.31～0.62;初中,OR＝0.24,95％CI 为 0.13～0.41;高中及以上,OR＝0.20,95％CI 为 0.08～0.50)。相较于没有配偶的老年人,有配偶的老年人出现波动性进展的可能性仅略高于二分之一(OR＝0.54,95％CI 为 0.36～0.82)。与低收入家庭中的老年人相比,中等偏下收入家庭和高收入家庭中的老年人归属于波动性进展组的可能性均高出五分之三以上(OR＝1.61,95％CI 为 1.02～2.54;OR＝1.61,95％CI 为 1.01～2.56)。相较于西部地区的老年人,东北部地区和东部地区的老年人出现波动性进展的可能性分别仅为五分之二(OR＝0.40,95％CI 为 0.21～0.74)和五分之三左右(OR＝0.59,95％CI 为 0.43～0.82)。

表 4.14 基于 logistic 回归模型的认知功能障碍发展轨迹组群影响因素分析结果

变　　量	波动性进展组 OR(95％CI)
健康状况	
失能	1.06(1.05,1.08)***
社会隔离	1.22(1.03,1.44)*
年龄／岁	
65～79	Ref.
≥80	1.94(1.25,3.00)**
性别	
男	Ref.
女	0.97(0.71,1.32)

续表

变　量	波动性进展组 OR(95%CI)
教育水平	
文盲	Ref.
小学	0.44(0.31,0.62)***
初中	0.24(0.13,0.41)***
高中及以上	0.20(0.08,0.50)***
婚姻状态	
无配偶	Ref.
有配偶	0.54(0.36,0.82)**
60岁以前主要职业	
低水平	Ref.
高水平	0.84(0.46,1.53)
居住方式	
独居	Ref.
非独居	0.95(0.64,1.41)
家庭总收入	
低收入	Ref.
中等偏下收入	1.61(1.02,2.54)*
中等偏上收入	1.43(0.91,2.25)
高收入	1.61(1.01,2.56)*
医疗保险	
城镇职工/居民医保	
无	Ref.
有	0.87(0.57,1.32)

续表

变　　量	波动性进展组 OR（95％CI）
新农合	
无	Ref.
有	0.86（0.59，1.25）
地区	
西部	Ref.
中部	0.80（0.56，1.16）
东北部	0.40（0.21，0.74）**
东部	0.59（0.43，0.82）**
居住地	
农村	Ref.
城镇	0.96（0.72，1.29）

注：样本为 4,202 人。

4.2.2.3　认知功能障碍发展轨迹组群的主要影响因素探讨

本书结果显示，相较于正常组，健康状况的失能和社会隔离以及社会人口学特征和社会经济状况中的年龄、教育水平、婚姻状态、家庭总收入和地区对我国老年人异质化认知功能障碍发展轨迹均存在显著的影响作用。

随着生理方面生活自理能力的下降和社会方面社会参与的减少，老年人心理方面的认知功能也随之恶化，这与其他我国老年人失能影响因素的研究结果相类似。刘晓婷和陈铂麟在对我国老年人认知功能状态转移的风险因素研究中指出，无功能受限和参与社会交往的老年人在抵御认知下降能力方面表现更好[212]。健康积极的社会交往能够有效延缓或抑制认知功能的衰退[213,214]。另外，老年人的失能会影响其社会交往以及日常生活活动的深度参与，进而增加了认知功能受损的风险[214]。考虑到本研究所发现的老年人在失能和认知功能障碍所表现出的不同发展轨迹模式，以及失智老年人在医疗康复和长期照护服务需求方面的特殊性，长期照护制度理应同时涵盖失能和失智两个方面。此外，鉴于社会参与对认知功能障碍的促进作用，可通过社区组织和增加老年人日常文娱活动，推动老年人积极参与社会交往，从而维持其认知功能的相对稳定。

　　老年人随着年龄的增长，身体机能逐渐衰弱，认知功能往往较差[58,207]，从而更有可能归属于波动性进展组。受教育程度越高，老年人归属于波动性进展组的可能性越低。教育程度有助于抑制老年人认知功能的恶化，已得到学界的广泛认同[215]。然而，我国老年人接受再教育的机会及形式较为有限，主要由国内社区老年活动中心、养老机构和老年大学等提供，不能满足老年人日益增长的再教育需求，因此老年教育事业建设亟待完善。与没有配偶的老年人相比，有配偶的老年人较不可能出现波动性进展的情况。与其他研究的结果相类似，婚姻对老年人认知功能长期的发展趋势具有显著的促进作用[209]。对于丧偶或未婚的老年人，缺乏配偶提供的生活照料和精神慰藉，对生理和心理健康产生负面的作用，不得不面临认知功能障碍恶化的风险[214]。此外，在常见的社会人口学因素中，不同于以往我国高龄老年人的研究结果[209]，本书中性别对异质化认知功能障碍发展轨迹的影响并不显著。

　　家庭收入越高，老年人归属于波动性进展组的可能性越高。这与以往国内老年人认知功能障碍的影响因素研究结果并不相同[207,212]，分析其原因可能在于：经济状况较好的家庭有能力提供失智老年人的长期照料，从而收入较高的家庭中更有可能出现认知功能障碍的老年人。与西部地区老年人相比，东北部地区和东部地区老年人出现认知功能障碍波动性进展的可能性较小。这与 2010 年中国慢性病及其危险因素监测项目研究结果相类似：老年人认知功能的地区差异可能与地区之间发展的差异有关[216]。

4.2.3　认知功能障碍发展轨迹组群的医疗服务利用情况

4.2.3.1　基于认知功能障碍发展轨迹组群的医疗服务利用差异

　　在具有 2 期及以上完整认知功能障碍信息的 6 677 位老年人中，排除最后一期 2018 年医疗总费用和医疗自费费用信息缺失的样本，共有 1 902 人。本书通过 Pearson 卡方检验比较不同认知功能障碍发展轨迹组群下有利用和没有利用医疗服务人群占比的差异情况，具体见表 4.15。不同认知功能障碍发展轨迹组群在门诊、住院、门诊自费和住院自费 4 类医疗服务利用人群中均不存在显著差异（p 值均＞0.05）。在 1 902 位老年人中，近八成的老年人在过去一年里曾经看过门诊（78.97%），超过二分之一的老年人在过去一年里曾住院（50.37%）。从是否在医疗服务利用中产生自费的方面来看，74.82% 的老年人在过去一年里看过门诊且有自费的情况，而 49.63% 的老年人在过去一年里曾住院且有自费的情况。

表 4.15 认知功能障碍发展轨迹组群的医疗服务利用人群差异

变 量	样本[1] （$N=1\,902$）	波动性进展组[1] （$n=69$）	正常组[1] （$n=1\,833$）	p 值[2]
门诊	1 502(78.97)	57(82.61)	1 445(78.83)	0.450
住院	958(50.37)	36(52.17)	922(50.30)	0.760
门诊自费	1 423(74.82)	56(81.16)	1 367(74.58)	0.216
住院自费	944(49.63)	36(52.17)	908(49.54)	0.667

注:[1]n(%)。[2]Pearson 卡方检验。

对于有利用对应医疗服务产生了医疗费用的老年人,本书通过 Wilcoxon 秩和检验比较不同认知功能障碍发展轨迹组群下医疗服务费用的差异情况,并计算各组群的均值和方差,具体见表 4.16。各认知功能障碍发展轨迹组群在门诊总费用和门诊自费费用 2 类医疗服务费用中均存在显著差异(p 值分别为 0.021 和 0.011)。

对于 1 502 位看过门诊的老年人,过去一年门诊总费用的均值达到 2 760 元。其中,波动性进展组在门诊服务的年度总花费显著高于正常组,达到 3 818 元。对于 958 位曾住院的老年人,过去一年住院总费用的均值是门诊总费用均值的 3 倍左右,达到 8 151 元。

从是否在医疗服务利用中产生自费的方面来看,1 423 位老年人产生了门诊自费,平均自费花费为 1 836 元。其中,波动性进展组在门诊服务的年度自费费用较高,达到 2 519 元。共有 944 位老年人存在住院自费的情况,平均自费费用约为门诊自费费用均值的 2.65 倍,达到 4 874 元。

表 4.16 发生费用下认知功能障碍发展轨迹组群的组群医疗服务费用差异

变 量	样本[1]	波动性进展组[1]	正常组[1]	p 值[2]
门诊总费用	2 760(7 586)	3 818(8 219)	2 718(7 560)	0.021
住院总费用	8 151(15 968)	5 750(9 751)	8 245(16 159)	0.762
门诊自费费用	1 836(5 845)	2 519(5 228)	1 808(5 869)	0.011
住院自费费用	4 874(11 913)	2 701(4 436)	4 960(12 108)	0.762

注:[1]均值(方差),单位为元。[2]Wilcoxon 秩和检验。

4.2.3.2 基于认知功能障碍发展轨迹组群的医疗服务利用影响因素分析

对于具有 2 期及以上完整认知功能障碍信息以及完整 2018 年医疗总费

用和医疗自费费用信息的 1 902 位老年人,同前文所述,为了能纳入更多分析样本,本书将作为协变量的健康状况(认知功能障碍和社会隔离)、社会人口学特征和社会经济状况信息进行多重插补。

对于各认知功能障碍发展轨迹组群的医疗总费用和自费费用,基于 Andersen 医疗服务利用行为理论模型,本书利用两部模型的方法对医疗服务利用的影响因素进行分析,总费用和自费费用的分析结果分别见表 4.17 和表 4.18。

(1)关于总费用的医疗服务利用影响因素分析结果。

从两部模型第一部分的分析结果来看,对于需要因素的失能方面,随着老年人失能得分每提高 1 分,在过去一年曾经看过门诊和住院的可能性分别增加了 7%(OR=1.07,95%CI 为 1.04~1.10)和 6%(OR=1.06,95%CI 为 1.05~1.08)。在使能因素的医疗服务可及性方面,相较于低收入家庭中的老年人,中等偏上收入家庭和高收入家庭中的老年人看过门诊的可能性高出五分之二以上(OR=1.42,95%CI 为 1.02~1.97)和二分之一以上(OR=1.51,95%CI 为 1.03~2.21)。在医疗保险方面,相较于没有参加城镇职工医保或城镇居民医保的老年人,有参保的老年人利用门诊服务的可能性高出近二分之一(OR=1.49,95%CI 为 1.02~2.19)。在医疗服务可获得性方面,相较于西部地区的老年人,中部地区的老年人利用门诊服务和住院服务的可能性均仅为五分之三左右(OR=0.63,95%CI 为 0.46~0.87;OR=0.64,95%CI 为 0.49~0.84);东北部地区老年人利用门诊服务的可能性仅为三分之一左右(OR=0.35,95%CI 为 0.20~0.60)。与居住在农村的老年人相比,居住在城镇的老年人在过去一年曾经看过门诊和住院的可能性均高出三分之一以上(OR=1.36,95%CI 为 1.06~1.45;OR=1.34,95%CI 为 1.10~1.64)。

两部模型第二部分的分析结果显示,在需要因素的认知功能障碍方面,相较于正常组,波动性进展组在过去一年的门诊总花费高出二分之一以上(51.78%,95%CI 为 6.92%~96.63%)。随着老年人失能的恶化和社会隔离的改善,门诊和住院的年度总花费都有提升。在失能方面,得分每提高 1 分,门诊总花费提高 2.82%(95%CI 为 1.40%~4.24%),住院总花费则提高 5.69%(95%CI 为 3.38%~8.00%)。在社会隔离方面,得分每提高 1 分,门诊总花费减少了 15.70%(95%CI 为 −27.80%~−3.61%),住院总花费则减少了 24.90%(95%CI 为 −45.26%~−4.54%)。在倾向因素方面,相较于没有接受过教育的老年人,接受过小学教育和高中及以上教育的老年人在门诊服务的年度总花费分别增加五分之一以上(22.88%,95%CI 为 1.91%～43.85%)和五分之二以上(40.05%,95%CI 为 1.83%～78.27%)。与 60 岁以前低水平就业的老年人相比,高水平就业的老年人过去一年看门诊的总花费高出近二分之一(48.70%,95%CI 为 16.13%～81.26%)。

在使能因素的医疗服务可及性方面,相较于低收入家庭中的老年人,中等偏上收入家庭中的老年人在门诊服务和住院服务的年度总花费分别高出了 37.92%(95%CI 为 13.06%～62.78%)和 45.92%(95%CI 为 2.57%～89.27%),高收入家庭中的老年人在门诊服务的年度总花费则高出了 35.45%(95%CI 为 7.78%～63.12%)。在医疗保险方面,相较于没有参加城镇职工医保或城镇居民医保的老年人,参保的老年人的门诊总花费高出十分之三以上(30.26%,95%CI 为 2.66%～57.85%)。对于医疗服务可获得性方面,与西部地区老年人相比,中部地区的老年人在住院服务的总花费高出近二分之一(48.54%,95%CI 为 5.73%～91.35%)。相较于居住在农村地区的老年人,居住在城镇地区的老年人在过去一年看门诊的总花费高出五分之一以上(22.06%,95%CI 为 3.74%～40.38%)。

表 4.17 认知功能障碍发展轨迹组群下基于两部模型的总费用医疗服务利用影响因素分析结果

变　量	是否利用医疗服务 OR(95%CI)		医疗服务费用相对比例 (95%CI)[1]	
	门诊	住院	门诊	住院
需要因素				
认知功能障碍发展轨迹组群				
正常组	Ref.	Ref.	Ref.	Ref.
波动性进展组	0.86 (0.44,1.67)	0.75 (0.45,1.25)	51.78 (6.92,96.63)*	6.33 (−71.94,84.60)
失能	1.07 (1.04,1.10)***	1.06 (1.05,1.08)***	2.82 (1.40,4.24)***	5.69 (3.38,8.00)***
社会隔离	0.91 (0.77,1.07)	1.01 (0.88,1.16)	−15.70 (−27.80,−3.61)*	−24.90 (−45.26,−4.54)*
倾向因素				
年龄/岁				

续表

变　量	是否利用医疗服务 OR(95%CI)		医疗服务费用相对比例 (95%CI)[1]	
	门诊	住院	门诊	住院
65～79	Ref.	Ref.	Ref.	Ref.
≥80	0.86 (0.67,1.12)	0.96 (0.78,1.19)	−16.01 (−35.47,3.44)	−30.54 (−64.59,3.52)
性别				
男	Ref.	Ref.	Ref.	Ref.
女	1.27 (0.97,1.65)	0.90 (0.72,1.11)	9.06 (−9.90,28.02)	−17.33 (−50.57,15.91)
教育水平				
文盲	Ref.	Ref.	Ref.	Ref.
小学	0.94 (0.70,1.27)	1.12 (0.89,1.42)	22.88 (1.91,43.85)*	27.06 (−9.50,63.62)
初中	0.84 (0.60,1.18)	1.08 (0.81,1.42)	−5.94 (−30.99,19.12)	25.35 (−18.27,68.96)
高中及以上	0.90 (0.54,1.51)	1.11 (0.72,1.70)	40.05 (1.83,78.27)*	51.49 (−16.15,119.14)
婚姻状态				
无配偶	Ref.	Ref.	Ref.	Ref.
有配偶	0.94 (0.68,1.31)	1.04 (0.80,1.35)	7.17 (−16.33,30.67)	22.74 (−17.74,63.23)
60岁以前主要职业				
低水平	Ref.	Ref.	Ref.	Ref.
高水平	0.84 (0.53,1.31)	0.76 (0.53,1.10)	48.70 (16.13,81.26)**	23.39 (−38.41,85.19)
使能因素				
医疗服务可及性				
居住方式				
独居	Ref.	Ref.	Ref.	Ref.

续表

变 量	是否利用医疗服务 OR(95%CI)		医疗服务费用相对比例 (95%CI)[1]	
	门诊	住院	门诊	住院
非独居	1.22 (0.88,1.71)	1.02 (0.77,1.34)	−10.28 (−35.55,15.00)	−5.72 (−49.53,38.08)
家庭总收入				
低收入	Ref.	Ref.	Ref.	Ref.
中等偏下收入	1.23 (0.89,1.70)	0.95 (0.72,1.26)	10.08 (−15.36,35.53)	6.94 (−37.86,51.73)
中等偏上收入	1.42 (1.02,1.97)*	1.04 (0.79,1.37)	37.92 (13.06,62.78)**	45.92 (2.57,89.27)*
高收入	1.51 (1.03,2.21)*	1.02 (0.75,1.39)	35.45 (7.78,63.12)*	25.10 (−22.29,72.50)
医疗保险				
城镇职工/居民医保				
无	Ref.	Ref.	Ref.	Ref.
有	1.49 (1.02,2.19)*	1.01 (0.74,1.37)	30.26 (2.66,57.85)*	40.38 (−6.18,86.93)
新农合				
无	Ref.	Ref.	Ref.	Ref.
有	1.35 (0.96,1.90)	0.94 (0.70,1.24)	7.10 (−18.65,32.84)	16.47 (−26.92,59.86)
医疗服务可获得性				
地区				
西部	Ref.	Ref.	Ref.	Ref.
中部	0.63 (0.46,0.87)**	0.64 (0.49,0.84)**	15.67 (−8.65,39.99)	48.54 (5.73,91.35)*
东北部	0.35 (0.20,0.60)***	0.88 (0.54,1.43)	28.71 (−17.14,74.56)	57.90 (−12.49,128.30)
东部	1.07 (0.79,1.45)	0.85 (0.68,1.08)	11.40 (−9.26,32.05)	17.60 (−18.41,53.61)

续表

变　量	是否利用医疗服务 OR(95%CI)		医疗服务费用相对比例 (95%CI)[1]	
	门诊	住院	门诊	住院
居住地				
农村	Ref.	Ref.	Ref.	Ref.
城镇	1.36 (1.06,1.74)*	1.34 (1.10,1.64)**	22.06 (3.74,40.38)*	−7.38 (−39.37,24.62)

注:[1]相对比例值的单位为%。

(2)关于自费费用的医疗服务利用影响因素分析结果。

从两部模型第一部分的分析结果来看,在需要因素的失能方面,随着老年人失能得分每提高1分,在门诊服务和住院服务产生自费费用的可能性均提高了7%(OR=1.07,95%CI为1.04~1.09;OR=1.07,95%CI为1.05~1.08)。在倾向因素的性别方面,相较于男性老年人,女性老年人在过去一年看门诊产生自费的可能性高出四分之一以上(OR=1.28,95%CI为1.00~1.65)。与60岁以前低水平就业的老年人相比,高水平就业的老年人在门诊服务和住院服务产生自费的可能性仅为二分之一左右(OR=0.52,95%CI为0.35~0.78)和十分之七左右(OR=0.68,95%CI为0.47~0.99)。

在使能因素的医疗服务可及性方面,相较于低收入家庭中的老年人,高收入家庭中的老年人看过门诊的可能性高出近二分之一(OR=1.46,95%CI为1.02~2.08)。在医疗保险方面,相较于没有新农合的老年人,有参保的老年人利用门诊服务的可能性高出近二分之一(OR=1.49,95%CI为1.08~2.05)。在医疗服务可获得性方面,相较于西部地区的老年人,中部地区的老年人在过去一年看过门诊和住院产生自费的可能性分别为十分之七以上(OR=0.73,95%CI为0.54~0.99)和三分之二以上(OR=0.67,95%CI为0.51~0.88);东北部地区的老年人利用门诊服务产生自费的可能性不到二分之一(OR=0.49,95%CI为0.29~0.82)。与居住在农村的老年人相比,居住在城镇的老年人门诊自费和住院自费的可能性均高出三分之一(OR=1.33,95%CI为1.05~1.68;OR=1.33,95%CI为1.08~1.62)。

从两部模型第二部分的分析结果来看,需要因素对门诊自费费用和住院自费费用的影响作用与总费用的情况相似。对于认知功能障碍方面,与正常组相比,波动性进展组在过去一年的门诊总花费高出近五分之三(59.02%,95%CI 为 16.13%～101.91%)。随着老年人失能得分每提高 1 分,老年人在门诊服务的自费费用提高 2.13%(95%CI 为 0.75%～3.51%),在住院服务的自费费用则提高 5.28%(95%CI 为 3.22%～7.35%)。随着社会隔离得分每提高 1 分,老年人在门诊服务的自费费用减少了 15.66%(95%CI 为-27.43%～-3.88%),住院总花费则减少了 21.58%(95%CI 为-39.82%～-3.33%)。

在使能因素的医疗服务可及性方面,相较于低收入家庭中的老年人,中等偏上收入家庭中的老年人在门诊服务的年度自费费用高出了近五分之二(38.10%,95%CI 为 14.18%～62.03%)。在医疗保险方面,相较于没有参加城镇职工医保或城镇居民医保的老年人,参保的老年人在过去一年门诊自费费用和住院自费费用分别高出近五分之二(36.94%,95%CI 为 9.81%～64.07%)和近五分之三(56.62%,95%CI 为 14.84%～98.39%)。对于医疗服务可获得性方面,与西部地区老年人相比,东北部地区的老年人在门诊服务的自费费用高出二分之一以上(50.78%,95%CI 为 6.48%～95.08%)。

表 4.18　认知功能障碍发展轨迹组群下基于两部模型的自费医疗服务利用影响因素分析结果

变　量	是否利用医疗服务 OR(95%CI)		医疗服务费用相对比例 (95%CI)[1]	
	门诊自费	住院自费	门诊自费	住院自费
需要因素				
认知功能障碍发展轨迹组群				
正常组	Ref.	Ref.	Ref.	Ref.
波动性进展组	1.01 (0.53,1.91)	0.77 (0.46,1.29)	59.02 (16.13,101.91)**	-2.12 (-71.62,67.38)
失能	1.07 (1.04,1.09)***	1.07 (1.05,1.08)***	2.13 (0.75,3.51)**	5.28 (3.22,7.35)***
社会隔离	0.90 (0.77,1.05)	0.98 (0.86,1.13)	-15.66 (-27.43,-3.88)**	-21.58 (-39.82,-3.33)*

续表

变　量	是否利用医疗服务 OR(95%CI)		医疗服务费用相对比例 (95%CI)[1]	
	门诊自费	住院自费	门诊自费	住院自费
倾向因素				
年龄/岁				
65~79	Ref.	Ref.	Ref.	Ref.
≥80	0.90 (0.71,1.15)	1.01 (0.81,1.25)	−15.00 (−33.90,3.90)	−20.89 (−51.32,9.55)
性别				
男	Ref.	Ref.	Ref.	Ref.
女	1.28 (1.00,1.65)*	0.94 (0.76,1.17)	8.84 (−9.60,27.28)	−5.83 (−35.55,23.90)
教育水平				
文盲	Ref.	Ref.	Ref.	Ref.
小学	0.89 (0.67,1.17)	1.16 (0.91,1.46)	15.80 (−4.49,36.08)	24.05 (−8.47,56.57)
初中	0.91 (0.65,1.25)	1.08 (0.82,1.43)	−8.82 (−33.00,15.35)	32.94 (−6.13,72.00)
高中及以上	0.88 (0.55,1.41)	1.14 (0.74,1.75)	26.34 (−11.66,64.33)	21.03 (−40.78,82.83)
婚姻状态				
无配偶	Ref.	Ref.	Ref.	Ref.
有配偶	1.01 (0.74,1.37)	1.08 (0.83,1.41)	14.10 (−8.74,36.94)	22.16 (−14.17,58.49)
60岁以前主要职业				
低水平	Ref.	Ref.	Ref.	Ref.
高水平	0.52 (0.35,0.78)**	0.68 (0.47,0.99)*	19.25 (−13.79,52.29)	−13.75 (−71.13,43.62)

续表

变 量	是否利用医疗服务 OR(95%CI)		医疗服务费用相对比例 (95%CI)[1]	
	门诊自费	住院自费	门诊自费	住院自费
使能因素				
医疗服务可及性				
居住方式				
独居	Ref.	Ref.	Ref.	Ref.
非独居	1.07 (0.78,1.48)	1.00 (0.76,1.32)	−3.66 (−28.05,20.72)	0.84 (−38.27,39.95)
家庭总收入				
低收入	Ref.	Ref.	Ref.	Ref.
中等偏下收入	1.17 (0.86,1.60)	0.97 (0.74,1.28)	13.19 (−11.32,37.70)	13.94 (−26.10,53.97)
中等偏上收入	1.35 (0.99,1.85)	1.08 (0.82,1.42)	38.10 (14.18,62.03)**	32.50 (−6.11,71.12)
高收入	1.46 (1.02,2.08)*	1.06 (0.78,1.44)	19.26 (−7.40,45.92)	12.42 (−29.98,54.81)
医疗保险				
城镇职工/居民医保				
无	Ref.	Ref.	Ref.	Ref.
有	1.29 (0.91,1.83)	1.03 (0.76,1.40)	36.94 (9.81,64.07)**	56.62 (14.84,98.39)**
新农合				
无	Ref.	Ref.	Ref.	Ref.
有	1.49 (1.08,2.05)*	0.97 (0.73,1.30)	20.45 (−4.53,45.42)	35.25 (−3.47,73.96)
医疗服务可获得性				
地区				
西部	Ref.	Ref.	Ref.	Ref.
中部	0.73 (0.54,0.99)*	0.67 (0.51,0.88)**	16.10 (−7.63,39.83)	37.95 (−0.30,76.20)

续表

变　量	是否利用医疗服务 OR(95％CI)		医疗服务费用相对比例 （95％CI)[1]	
	门诊自费	住院自费	门诊自费	住院自费
东北部	0.49 (0.29,0.82)**	0.90 (0.55,1.45)	50.78 (6.48,95.08)*	51.88 (−11.22,114.97)
东部	1.16 (0.88,1.53)	0.88 (0.70,1.12)	13.73 (−6.40,33.86)	27.77 (−4.43,59.97)
居住地				
农村	Ref.	Ref.	Ref.	Ref.
城镇	1.33 (1.05,1.68)*	1.33 (1.08,1.62)**	15.31 (−2.36,32.98)	−13.56 (−42.15,15.03)

注：[1]相对比例值的单位为％。

4.2.3.3　认知功能障碍发展轨迹组群对医疗服务利用的影响作用

本书结果显示,异质化认知功能障碍发展轨迹对医疗服务利用的影响作用主要体现在门诊总费用和门诊自费费用上,对其他方面则没有显著的影响作用。Deardorff 等人对美国老年人研究显示,认知功能障碍老年人住院的风险增加,并导致医疗保健支出增加[217]。Zhu 等人在对美国轻度认知障碍和非轻度认知障碍老年人在资源使用和成本方面的差异研究中发现,轻度认知障碍老年人的人均年直接医疗费用明显高于无认知功能障碍的老年人,其非正式护理使用也大幅增加[218]。相较之下,国内鲜少有研究关注认知功能与医疗服务利用的关系,更多是将认知功能当成协变量进行分析[219]。对于本书的结果,究其原因可能在于:认知功能障碍未明显受到现有医疗保障制度的影响,失智所需要的少部分医疗护理可以通过门诊服务进行提供,从而花费更多的门诊费用。国外长期照护保险研究指出,长期照护保险有助于延缓老年人认知功能下降和残疾的进展[220,221],明显减轻老年人的医疗负担[222]。长期照护保障制度在关注失能老年人的同时,不应忽视失智老年人的照料需求。我国长期照护保障制度刚刚起步,应区分医疗保障制度和长期照护保障制度所能处理的失智风险,构建可持续发展的长期照护保险制度,有助于满足老年人多样化的长期照料需求,弥补医疗保险和养老保险在长期照料上的不足,完善多层次的社会保障体系,形成养老保障网络,并提高医疗保险基金的使用效率。

4.3 社会隔离发展轨迹组群及其医疗服务利用

4.3.1 社会隔离发展轨迹组群的识别

4.3.1.1 关于社会隔离的增长混合模型拟合效果

对于具有 2 期及以上完整社会隔离信息的 15,795 位老年人,为了确定 GMM 的潜增长因子和初步的最优类别数,本书首先依次构建 LGCM 和 LCGM。然后,通过比较 GMM 拟合效果,得到最终的 GMM。其中,对于 LGCM,本书分别构建了线性模型、二次曲线模型和三次曲线模型,7 个评估指标的结果见表 4.19。此外,较好的 LGCM 中各模型潜增长因子的显著性见表 4.20。

表 4.19 社会隔离发展轨迹的潜增长曲线模型拟合效果

模　型	卡方检验 p 值	指　标					
		CFI	TLI	RMSEA	AIC	BIC	aBIC
线性	<0.001	0.996	0.996	0.011	122 273.731	122 358.073	122 323.116
二次曲线	0.103	0.999	0.999	0.006	122 247.542	122 362.553	122 314.884
三次曲线	0.757	1.000	1.001	<0.001	122 238.161	122 391.510	122 327.951

注:CFI:比较拟合指标。TLI:Tucker-Lewis 指数。RMSEA:近似误差均方根。AIC:赤池信息准则。BIC:贝叶斯信息准则。aBIC:调整的贝叶斯信息准则。

比较 7 个评估指标结果可知,线性 LGCM 的卡方检验 p 值<0.001,但二次 LGCM 和三次 LGCM 的卡方检验 p 值均>0.05。此外,各模型的 CFI 和 TLI 均较高(均>0.99),RMSEA 均较小(均≤0.011)。从信息准则来看,线性 LGCM 的 BIC 值低于其他 2 个模型,仅为 122 358.073,并且,aBIC 值(122 323.116)仅略高于二次 LGCM(122 314.884)。从线性 LGCM 的拟合结果来看,潜截距因子和潜斜率因子的均值均显著不为 0(p 值均<0.001),并且,这 2 个潜因子的方差也均显著不为 0(p 值均<0.001)。基于

以上结果可知,整体老年人内部的社会隔离发展轨迹存在显著的、个体间的异质性,并且呈现线性的特点。因此,我国老年人社会隔离的平均发展轨迹可利用线性 LGCM 进行刻画。也就说,社会隔离的 GMM 应纳入潜截距因子和潜斜率因子这 2 个潜增长因子。

表 4.20　社会隔离发展轨迹线性潜增长曲线模型拟合结果

潜增长因子	均　　值		均值的方差	
	估计值	p 值	估计值	p 值
潜截距因子	2.573	<0.001	0.731	<0.001
潜斜率因子	0.172	<0.001	0.187	<0.001

对于社会隔离的线性 LCGM,本研究拟合了含有 2～5 个潜在轨迹类别的模型,拟合效果见表 4.21。尽管随着潜在轨迹类别数的增加,aBIC 值不断降低,Entropy 先提升后下降再提升,VLMR-LRT 和 BLRT 的 p 值均<0.001,但是,3 类及以上类别数 LCGM 的最小类占比均低于 5%,而 2 类 LCGM 的最小类占比达到 37.6%。由此可见,对于社会隔离的 GMM,最优类别数初步可以判定为 2 类。

表 4.21　社会隔离发展轨迹的潜类别增长模型和增长混合模型拟合效果

模　型	指　　标				
	aBIC	Entropy	VLMR-LRT p 值	BLRT p 值	最小类占比
线性 LCGM					
2 类	127 422.713	0.610	<0.001	<0.001	0.376
3 类	122 206.544	0.786	<0.001	<0.001	0.046
4 类	121 537.174	0.762	<0.001	<0.001	0.035
5 类	120 833.479	0.777	<0.001	<0.001	0.035
线性 GMM					
2 类跨类等同	121 216.214	0.925	<0.001	<0.001	0.028
2 类跨类变化	120 097.892	0.784	<0.001	<0.001	0.053

注:LCGM:潜类别增长模型。GMM:增长混合模型。aBIC:调整的贝叶斯信息准则。VLMR-LRT:Vuong- Lo-Mendell-Rubin 似然比检验。BLRT:基于 Bootstrap 的似然比检验。

本研究进一步拟合了具有 2 类潜在类别的线性 GMM,并且分别在跨类等同和跨类变化的设定下拟合模型,2 个模型的拟合效果见表 4.21。无论是跨类等同和跨类变化,2 个模型的 aBIC 值均下降,Entropy 均有提高,VLMR-LRT 和 BLRT 的 p 值均<0.001。但是,跨类等同 GMM 的最小类占比仅为 2.8%,低于 5%。因此,跨类变化的 2 类线性 GMM 较适宜。

从该模型的类别可解释性看(图 4.5),社会隔离的 2 个潜在类别轨迹类别具有不同的特征。对于 15 795 位老年人,第一类老年人($n=835$,5.29%)6 期的社会隔离水平均高于第二类,并随着时间逐步恶化。因此,本书将该类老年人视为"进展组"。第二类老年人($n=14\,960$,94.71%)的社会隔离水平长期保持在较低的水平,故可视为"正常组"。

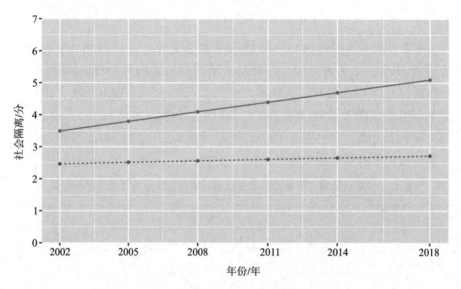

图 4.5 社会隔离发展轨迹增长混合模型拟合结果

为了检验 GMM 拟合结果的稳健性,本书将分析样本由具有 2 期及以上完整社会隔离信息的 15 795 位老年人,调整为具有 3 期及以上完整社会隔离信息的 7 730 位老年人,再次采用相同的模型设定构建 GMM,即设定为线性、具有 2 个潜在类别以及跨类变化,所得到的轨迹类别如图 4.6 所示。对比 2 个图形可知,3 期及以上完整社会隔离数据所得到的 2 个类别的轨迹分布特征与原始样本保持相似。

综上所述,对于我国老年人社会隔离发展轨迹而言,具有 2 个潜类别、4 个潜因子、跨类变化的线性 GMM 拟合效果较好,各潜在轨迹类别具有一定的可解释性,并且,由敏感性分析可知,该模型的结果是具一定稳健性的。因此,对于我国老年人,本研究共识别出进展组和正常组 2 个类别的社会隔离发展轨迹。

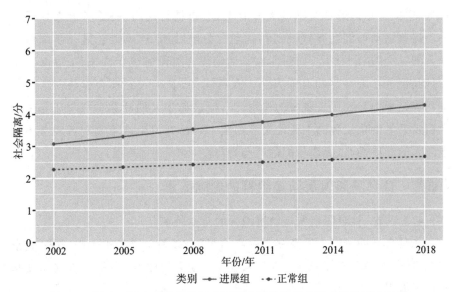

图 4.6 基于 3 期完整数据的社会隔离发展轨迹增长混合模型拟合结果

4.3.1.2 社会隔离发展轨迹的异质性

通过全国代表性老年人社会隔离样本,本研究共识别出 2 个异质化发展轨迹组群:进展组和正常组。本研究所识别出的社会隔离发展轨迹组群少于以往美国老年人 4 期调查研究[223]以及以往对社会参与的分析结果[224],并没有发现社会隔离改善的组群。其中的原因可能在于:一是对社会维度的定义有所不同;二是相较于美国老年人的研究,本研究时间跨度更长;三是相较于以往社会参与的研究,本研究采取了不同的样本纳入标准,利用 2 期及以上完整认知功能数据的样本进行分析,而此前研究仅考虑了 6 期均有完整认知功能数据的样本,样本量远小于本研究。后续研究体现了社会隔离发展轨迹组群存在明显的健康状况、社会人口学特征和社会经济状况差异,对医疗服务利用也存在显著的影响作用。相较于以往同质化研究[225,226],引入异质性有助于更加充分评估全球最大老年人口社会隔离的复杂性。

在老化过程中,老年人可能会失去他们的社会角色,导致社会纽带的丧失[227],从而社会隔离情况趋于恶化,这与以往的研究相一致[228]。无论是进展组还是正常组的老年人,无论他们初始的社会隔离水平如何,都会遵循社会隔离下降的变化模式。由于文化传统和经济原因,中国老年人把退休后的大部分时间都用来照顾孙辈,几乎没有时间进行其他形式的社交活动。此外,中国老年人的社交活动类型有限,主要是打麻将、打牌等静态娱乐活动。这些活动可能会导致被动和久坐行为的增加,这可能会进一步降低老年人的社会参与水平[229];然而,对于活动能力有限的老年人来说,静态活动可能是促进社会参与的有效方法。众所周知,老年人的社会参与在老年人的积极结果中起着至关重要的作用[230],促进老年人的社会参与应成为中国政府发展老龄化议程的主要优先事项之一。公共卫生政策制定者应考虑到老年人的异质性,以提高他们的社会参与。

4.3.2 社会隔离发展轨迹组群的影响因素

4.3.2.1 社会隔离发展轨迹组群的基本特征

在具有 2 期及以上完整社会隔离信息的 15 795 位老年人中,排除健康状况、社会人口学特征和社会经济状况信息缺失的样本,共有 5 559 人,其基本情况见表 4.22。

从健康状况来看,老年人在失能和认知功能障碍的平均得分分别为7.05 和 2.72。从老年人最新的年龄信息来看,样本中 80 岁及以上老年人超过十分之七(72.03%)。考虑到本书发展轨迹研究时间的跨度较大,最大为2005 年到 2018 年之间的 14 年,因此老年人的最新年龄信息中高龄的情况会更常见。从性别来看,53.34%老年人为男性。

接近二分之一的老年人没有接受过教育(46.68%),接近十分之三的老年人接受过小学教育(29.41%),仅有十四分之一的老年人接受过高中及以上教育(6.96%)。接近五分之二的老年人有配偶(58.90%),仅有十分之一左右的老年人在 60 岁以前主要从事高水平职业(11.53%),而有超过五分之四以上的老年人与他人同住(84.22%)。在家庭总收入方面,五分之一左右的老年人来自低收入家庭(20.13%),而有近十分之三的老年人来自高收入家庭(29.50%)。从医疗保险来看,接近四分之一的老年人参加城镇职工医保或城镇居民医保(24.61%),接近五分之三的老年人参加了新农合(59.45%)。在地区方面,东北部地区的老年人较少,不到十分之一(8.26%),而东部地区的老年人占比最高,超过五分之二(43.17%)。超过五分之二的老年人居住在农村(41.39%)。

表 4.22　社会隔离发展轨迹组群的健康状况、社会人口学特征和社会经济状况

变　量	总样本[1] ($n=5\ 559$)	发展轨迹组群		
		进展组[1] ($n=178$)	正常组[1] ($n=5\ 381$)	p 值[2]
健康状况				
失能	7.05(7.97)	9.74(9.55)	6.96(7.90)	0.001
认知功能障碍	2.72(3.55)	2.79(3.73)	2.71(3.54)	0.568
年龄/岁				<0.001
65～79	1 555(27.97)	43(24.16)	1 512(28.10)	
≥80	4 004(72.03)	135(75.84)	3 869(71.90)	
性别				0.166
男	2 965(53.34)	104(58.43)	2 861(53.17)	
女	2 594(46.66)	74(41.57)	2 520(46.83)	
教育水平				0.010
文盲	2 584(46.48)	87(48.88)	2 497(46.41)	
小学	1 635(29.41)	39(21.91)	1 596(29.66)	
初中	953(17.15)	30(16.85)	923(17.15)	
高中及以上	387(6.96)	22(12.36)	365(6.78)	
婚姻状态				<0.001
无配偶	3 274(58.90)	147(82.58)	3 127(58.11)	
有配偶	2 285(41.10)	31(17.42)	2 254(41.89)	
60 岁以前主要职业				0.006
低水平	4 918(88.47)	146(82.02)	4 772(88.68)	
高水平	641(11.53)	32(17.98)	609(11.32)	
居住方式				<0.001
独居	877(15.78)	45(25.28)	832(15.46)	
非独居	4 682(84.22)	133(74.72)	4 549(84.54)	
家庭总收入[3]				<0.001
低收入	1 119(20.13)	69(38.76)	1 050(19.51)	
中等偏下收入	1 135(20.42)	29(16.29)	1 106(20.55)	
中等偏上收入	1 665(29.95)	47(26.41)	1 618(30.07)	

续表

变　量	总样本[1] （$n=5\,559$）	发展轨迹组群		
		进展组[1] （$n=178$）	正常组[1] （$n=5\,381$）	p 值[2]
高收入	1 640(29.50)	33(18.54)	1 607(29.87)	
医疗保险				
城镇职工/居民医保	1 368(24.61)	46(25.84)	1 322(24.57)	0.698
新农合	3 305(59.45)	77(43.26)	3 228(59.99)	＜0.001
地区				0.801
西部	1 514(27.24)	46(25.84)	1 468(27.28)	
中部	1 186(21.33)	38(21.35)	1 148(21.33)	
东北部	459(8.26)	12(6.74)	447(8.31)	
东部	2 400(43.17)	82(46.07)	2 318(43.08)	
居住地				＜0.001
农村	2 301(41.39)	49(27.53)	2 252(41.85)	
城镇	3 258(58.61)	129(72.47)	3 129(58.15)	

注：为了将最新、相同定义、尽可能多的信息纳入考虑，健康状况、社会人口学特征和社会经济状况信息利用定义相同的 2011 年、2014 年和 2018 年后 3 期调查数据，采用有对应信息的数据中最后一期的最新信息，即各指标有可能来自不同的年份。

[1]类别变量为 $n(\%)$，连续变量为均值（方差）。[2]类别变量采用 Pearson 卡方检验，连续变量采用 Wilcoxon 秩和检验。[3]按照当年收入情况的四分位数进行划分。

除了认知功能障碍、性别、城镇职工医保或城镇居民医保和地区外，不同社会隔离发展轨迹组群在其他健康状况、社会人口学特征和社会经济状况方面均存在显著的差异。从健康状况来看，进展组失能情况较为严重，平均得分达到 9.74。

从最新的年龄信息来看，进展组中 80 岁及以上的高龄老年人占比较高，达到 75.84%。在教育水平方面，进展组的老年人中没有接受过教育的比例较高，达到 48.88%，而接受过高中及以上教育的比例（12.36%）也比正常组（6.78%）高，是正常组占比的近 2 倍。对于婚姻状态方面，进展组老年人没有配偶的比例超过五分之四（82.58%），正常组的占比仅为近六成（58.11%）。从 60 岁以前主要职业来看，正常组老年人低水平就业的比例较高，达到 88.68%。

对于居住方式,进展组老年人独自居住的比例较高,超过四分之一(25.28%)。从家庭总收入来看,进展组的家庭总收入较低,其中,进展组中低收入家庭占比较高,接近五分之二(38.76%);而正常组老年人中等偏上收入和高收入家庭占比较高,十分之三左右(30.07%和29.87%)。在医疗保险方面,进展组参加新农合的比例较低,仅略高于五分之二(43.26%)。从居住地来看,进展组老年人居住在城镇的比例较高,达到十分之七以上(72.47%)。

4.3.2.2 社会隔离发展轨迹组群的影响因素分析结果

本书以正常组为参考,通过 logistic 回归模型分析老年人异质化社会隔离发展轨迹组群的影响因素,具体分析结果见表 4.23。除了认知功能障碍、教育水平、居住方式和地区,其他健康状况、社会人口学特征和社会经济状况均对社会隔离发展轨迹有显著的影响作用。

从最新一期的健康状况来看,老年人失能得分每提高 1 分,归属于进展组的可能性增加 4%(OR=1.04,95%CI 为 1.02~1.06)。从最新的年龄信息来看,与 65~79 岁的低龄老年人相比,80 岁及以上的高龄老年人归属于进展组的可能性不到三分之二(OR=0.64,95%CI 为 0.42~0.96)。相较于男性老年人,女性老年人社会隔离出现进展的可能性仅为二分之一(OR=0.50,95%CI 为 0.35~0.72)。与没有配偶的老年人相比,有配偶的老年人出现社会隔离进展的风险仅为五分之一左右(OR=0.21,95%CI 为 0.13~0.33)。相较于 60 岁以前低水平就业的老年人,高水平就业的老年人归属于社会隔离进展组的可能性高出 75%(OR=1.75,95%CI 为 1.05~2.93)。

与低收入家庭中的老年人相比,中高收入家庭中的老年人归属于社交隔离进展组的可能性均较低,并且可能性随着收入的提高而逐步降低(家庭收入为中等偏下收入,OR=0.34,95%CI 为 0.21~0.54;中等偏上收入,OR=0.29,95%CI 为 0.19~0.44;高收入,OR=0.15,95%CI 为 0.09~0.24)。在医疗保险方面,相较于没有参加城镇职工医保或城镇居民医保的老年人,参保的老年人出现社会隔离进展的可能性仅为五分之三左右(OR=0.63,95%CI 为 0.42~0.96)。与没有参加新农合的老年人相比,参保的老年人出现社交隔离进展的可能性不到五分之二(OR=0.36,95%CI 为 0.25~0.53)。与居住在农村地区的老年人相比,城镇老年人出现社交隔离进展的可能性高出近九成(OR=1.89,95%CI 为 1.32~2.72)。

表 4.23　基于 logistic 回归模型的社会隔离发展轨迹组群影响因素分析结果

变　量	进展组 OR(95%CI)
健康状况	
失能	1.04(1.02,1.06)***
认知功能障碍	0.98(0.94,1.02)
年龄/岁	
65~79	Ref.
≥80	0.64(0.42,0.96)*
性别	
男	Ref.
女	0.50(0.35,0.72)***
教育水平	
文盲	Ref.
小学	0.67(0.44,1.02)
初中	0.94(0.58,1.52)
高中及以上	1.24(0.66,2.31)
婚姻状态	
无配偶	Ref.
有配偶	0.21(0.13,0.33)***
60 岁以前主要职业	
低水平	Ref.
高水平	1.75(1.05,2.93)*
居住方式	
独居	Ref.
非独居	1.07(0.71,1.61)
家庭总收入	
低收入	Ref.
中等偏下收入	0.34(0.21,0.54)***
中等偏上收入	0.29(0.19,0.44)***

续表

变 量	进展组 OR(95％CI)
高收入	0.15(0.09,0.24)***
医疗保险	
城镇职工/居民医保	
无	Ref.
有	0.63(0.42,0.96)*
新农合	
无	Ref.
有	0.36(0.25,0.53)***
地区	
西部	Ref.
中部	0.96(0.61,1.51)
东北部	0.53(0.27,1.05)
东部	1.25(0.85,1.83)
居住地	
农村	Ref.
城镇	1.89(1.32,2.72)***

注:样本为 5 559 人。

4.3.2.3 社会隔离发展轨迹组群的主要影响因素探讨

本书结果显示,以正常组为参考,失能、年龄、性别、婚姻状态、60 岁以前主要职业、家庭总收入、城镇职工医保或城镇居民医保、新农合和居住地都对我国老年人异质化社会隔离发展轨迹存在显著的影响作用。

随着日常活动能力的下降,老年人行动不便,难以参与社交文娱活动,更有可能归于社会隔离进展组。高龄的老年人归属于社交隔离进展组的可能性较低,可能原因在于:高龄老年人更需要亲友和社会的照料,从而维持了一定的社会参与。相较于男性老年人,女性老年人往往承担更多的照料孙子女和长辈责任[231]以及更多的家务，在闲暇之余也更愿意参与广场舞之类的社区活动，从而更有可能向亲友或邻居寻求帮助和交流，避免社会隔离的恶化。

与没有配偶的老年人相比，有配偶支持的老年人在社会资源方面会有更大的优势，较不可能归属于社会隔离进展组。家庭收入对老年人社会参与具有显著的保护作用，其作用随着家庭收入的提高而增大，这与以往的研究结果相类似[101]：良好的经济条件有助于鼓励老年人参加社会活动并保持社会联系。在医疗保险方面，参加城镇职工医保或城镇职工医保和新农合对老年人避免出现社交隔离进展具有保护作用。该结果不同于王梦怡等人对 2012 年老年人截面调查样本的分析结果[232]。尽管医疗保险参保率较高，仍会对保障和促进老年人长期的社会参与有积极的作用。相较于农村老年人，城镇老年人更有可能归属于社交隔离进展组，其中的原因可能在于：一是农村地区没有明确的退休年龄机制，农村老年人经济负担往往较大，仍然在工作的比例高于城镇老年人[233]，从而工作方面的社会往来较多；二是农村基于血缘和地缘更容易形成熟人社会[234]，老年人与邻居熟悉程度较高，较不易受到社会原子化的冲击，从而与亲友或邻居相关的社会网络更加密切。

4.3.3　社会隔离发展轨迹组群的医疗服务利用情况

4.3.3.1　基于社会隔离发展轨迹组群的医疗服务利用差异

在具有 2 期及以上完整社会隔离信息的 5 559 位老年人中，排除最后一期 2018 年医疗总费用和医疗自费费用信息缺失的样本，共有 2 419 人。本书利用 Pearson 卡方检验，比较不同社会隔离发展轨迹组群下有利用和没有利用医疗服务人群占比的差异情况，具体见表 4.24。不同社会隔离发展轨迹组群仅在门诊自费这一类医疗服务利用人群中均存在显著差异（p 值为 0.041）。

在 2 419 位老年人中，78.88% 的老年人在过去一年里曾看过门诊，50.19% 的老年人在过去一年里曾住院。从是否在医疗服务利用中产生自费的方面来看，超过四分之三的老年人在过去一年里看过门诊且有自费的情况（75.40%）。其中，进展组在门诊服务产生自费的比例较低，不到三分之二（64.62%）。此外，接近二分之一的老年人在过去一年里曾住院且有自费的情况（49.44%）。

表 4.24　社会隔离发展轨迹组群的医疗服务利用人群差异

变　量	样本[1] （N=2 419）	进展组[1] （n=65）	正常组[1] （n=2 354）	p 值[2]
门诊	1 908(78.88)	45(69.23)	1 863(79.14)	0.053
住院	1 214(50.19)	35(53.85)	1 179(50.08)	0.550
门诊自费	1 824(75.40)	42(64.62)	1 782(75.70)	0.041
住院自费	1 196(49.44)	34(52.31)	1 162(49.36)	0.639

注：[1] n（%）。[2] Pearson 卡方检验。

对于有利用对应医疗服务产生了医疗费用的老年人，本书通过 Wilcoxon 秩和检验比较不同社会隔离发展轨迹组群下医疗服务费用的差异情况，并计算各组群的均值和方差，具体见表 4.25。各社会隔离发展轨迹组群在住院总费用、门诊自费费用和住院自费费用 3 类医疗服务费用中均存在显著差异（p 值分别为 0.008、0.030 和 0.003）。

表 4.25　发生费用下社会隔离发展轨迹组群的组群医疗服务费用差异

变　量	样本[1]	进展组[1]	正常组[1]	p 值[2]
门诊总费用	2 624(7 676)	1 193(2 544)	2 658(7 755)	0.074
住院总费用	7 383(15 409)	1 965(4 107)	7 544(15 592)	0.008
门诊自费费用	1 735(5 485)	660(1 007)	1 760(5 545)	0.030
住院自费费用	4 312(11 210)	712(1 285)	4 417(11 354)	0.003

注：[1] 均值（方差），单位为元。[2] Wilcoxon 秩和检验。

对于 1 908 位看过门诊的老年人，过去一年门诊总费用的均值达到 2 624 元。对于 1 214 位曾住院的老年人，过去一年住院总费用的均值是门诊总费用均值的近 3 倍，达到 7 383 元。其中，进展组在住院服务的年度总花费显著低于正常组，仅为 1 965 元，大约为正常组（7 544 元）的四分之一。

从是否在医疗服务利用中产生自费的方面来看，1 824 位老年人产生了门诊自费，平均自费花费为 1 735 元。其中，进展组在门诊服务的年度自费费用较低（660 元），仅为正常组（1 760 元）的近五分之二。共有 1 196 位老年人存在住院自费的情况，平均自费费用约为门诊自费均值的 2.49 倍，达到 4 312 元。其中，进展组在住院服务的年度自费费用较低（712 元），仅仅为正常组（4 417 元）的近二十五分之四。

4.3.3.2　基于社会隔离发展轨迹组群的医疗服务利用影响因素分析

对于具有 2 期及以上完整社会隔离信息与完整 2018 年医疗总费用和医疗自费费用信息的 2 419 位老年人，同前文所述，为了能纳入更多分析样本，本书将作为协变量的健康状况（认知功能障碍和社会隔离）、社会人口学特征和社会经济状况信息进行多重插补。

对于各社会隔离发展轨迹组群的医疗总费用和自费费用，基于 Andersen 医疗服务利用行为理论模型，本书利用两部模型的方法对医疗服务利用的影响因素进行分析，总费用和自费费用的分析结果分别见表 4.26 和表 4.27。

表 4.26　社会隔离发展轨迹组群下基于两部模型的总费用医疗服务利用影响因素分析结果

变　量	是否利用医疗服务 OR(95%CI)		医疗服务费用相对比例 (95%CI)[1]	
	门诊	住院	门诊	住院
需要因素				
社会隔离发展轨迹组群				
正常组	Ref.	Ref.	Ref.	Ref.
进展组	0.57 (0.32,1.00)*	1.05 (0.63,1.76)	−45.80 (−94.62,3.02)	−94.04 (−171.16, −16.92)*
失能	1.03 (1.02,1.05)***	1.04 (1.03,1.05)***	2.08 (0.96,3.20)***	4.01 (2.17,5.85)***
认知功能障碍	0.96 (0.92,1.01)	0.98 (0.95,1.02)	−0.92 (−3.92,2.08)	−0.29 (−5.28,4.71)
倾向因素				
年龄/岁				
65～79	Ref.	Ref.	Ref.	Ref.
≥80	0.88 (0.69,1.13)	1.01 (0.83,1.24)	−18.25 (−36.23, −0.27)*	−34.45 (−65.41, −3.49)*
性别				
男	Ref.	Ref.	Ref.	Ref.

续表

变　量	是否利用医疗服务 OR（95％CI）		医疗服务费用相对比例 （95％CI）[1]	
	门诊	住院	门诊	住院
女	1.22 (0.97,1.54)	0.91 (0.75,1.10)	11.03 (−5.89,27.94)	−9.98 (−38.91,18.95)
教育水平				
文盲	Ref.	Ref.	Ref.	Ref.
小学	0.97 (0.75,1.26)	1.10 (0.89,1.36)	27.23 (8.31,46.15)**	37.20 (4.88,69.52)*
初中	0.88 (0.64,1.22)	1.10 (0.85,1.44)	0.51 (−23.26,24.27)	29.40 (−10.92,69.72)
高中及以上	0.83 (0.50,1.37)	0.98 (0.64,1.50)	39.34 (1.13,77.56)*	61.78 (−4.84,128.41)
婚姻状态				
无配偶	Ref.	Ref.	Ref.	Ref.
有配偶	1.08 (0.84,1.38)	1.14 (0.93,1.40)	23.15 (5.04,41.25)*	40.68 (10.22,71.15)**
60岁以前主要职业				
低水平	Ref.	Ref.	Ref.	Ref.
高水平	0.86 (0.56,1.34)	0.76 (0.51,1.13)	61.85 (28.81,94.89)***	44.18 (−15.86,104.22)
使能因素				
医疗服务可及性				
居住方式				
独居	Ref.	Ref.	Ref.	Ref.
非独居	1.05 (0.79,1.40)	0.80 (0.63,1.02)	−17.12 (−38.98,4.74)	−22.37 (−59.41,14.67)
家庭总收入				
低收入	Ref.	Ref.	Ref.	Ref.
中等偏下收入	1.30 (0.98,1.72)	1.03 (0.81,1.31)	17.09 (−4.90,39.08)	6.58 (−32.01,45.17)

199

续表

变 量	是否利用医疗服务 OR(95%CI)		医疗服务费用相对比例 (95%CI)[1]	
	门诊	住院	门诊	住院
中等偏上收入	1.54 (1.16,2.04)**	1.24 (0.98,1.57)	37.23 (15.72,58.74)***	34.21 (−2.87,71.30)
高收入	1.48 (1.07,2.05)*	1.14 (0.88,1.48)	35.96 (11.98,59.93)**	19.55 (−21.33,60.43)
医疗保险				
城镇职工/居民医保				
无	Ref.	Ref.	Ref.	Ref.
有	1.43 (1.01,2.04)*	1.20 (0.91,1.58)	14.44 (−10.23,39.12)	13.98 (−26.86,54.82)
新农合				
无	Ref.	Ref.	Ref.	Ref.
有	1.16 (0.86,1.56)	1.00 (0.78,1.28)	−9.79 (−32.01,12.43)	−5.60 (−43.01,31.81)
医疗服务可获得性				
地区				
西部	Ref.	Ref.	Ref.	Ref.
中部	0.67 (0.51,0.89)**	0.55 (0.43,0.69)***	30.59 (9.63,51.55)**	87.01 (50.37, 123.65)***
东北部	0.41 (0.25,0.67)***	0.94 (0.59,1.49)	22.53 (−21.31,66.37)	59.49 (−6.54,125.53)
东部	1.12 (0.85,1.46)	0.82 (0.67,1.01)	8.71 (−9.72,27.13)	13.95 (−17.31,45.21)
居住地				
农村	Ref.	Ref.	Ref.	Ref.
城镇	1.31 (1.06,1.63)*	1.28 (1.08,1.53)**	26.38 (10.46,42.30)**	4.03 (−23.37,31.43)

注:[1]相对比例值的单位为%。

(1)关于总费用的医疗服务利用影响因素分析结果。

两部模型第一部分的分析结果显示,对于需要因素方面,以社会隔离正常组为参考,进展组利用门诊的可能性仅接近五分之三(OR＝0.57,95％CI为0.32～1.00)。随着老年人失能得分每提高1分,在过去一年曾经看过门诊和住院的可能性分别增长了3％(OR＝1.03,95％CI为1.02～1.05)和4％(OR＝1.04,95％CI为1.03～1.05)。在使能因素的医疗服务可及性方面,相较于低收入家庭中的老年人,中等偏上收入家庭和高收入家庭中的老年人利用门诊服务的可能性均高出二分之一左右(OR＝1.54,95％CI为1.16～2.04;OR＝1.48,95％CI为1.07～2.05)。在医疗保险方面,相较于没有参加城镇职工医保或城镇居民医保的老年人,有参保的老年人利用门诊服务的可能性高出五分之二以上(OR＝1.43,95％CI为1.01～2.04)。在医疗服务可获得性方面,相较于西部地区的老年人,中部地区的老年人在过去一年曾经看过门诊和住院的可能性分别为67％(95％CI为0.51～0.89)和55％(95％CI为0.43～0.69);东北部地区老年人看过门诊的可能性为41％(95％CI为0.25～0.67)。与居住在农村的老年人相比,居住在城镇的老年人利用门诊服务和住院服务的可能性均高出三分之一左右(OR＝1.31,95％CI为1.06～1.63;OR＝1.28,95％CI为1.08～1.53)。

从两部模型第二部分的分析结果来看,在需要因素的社会隔离方面,相较于正常组,进展组在过去一年的住院总花费少了九成以上(-94.04％,95％CI为-171.16％～-16.92％)。随着老年人失能得分每提高1分,门诊总花费提高2.08％(95％CI为0.96％～3.20％),住院总花费则提高4.01％(95％CI为2.17％～5.85％)。

在倾向因素方面,相较于65～79岁的低龄老年人,80岁以上的高龄老年人在门诊服务和住院服务的总花费均较低,分别减少近五分之一(-18.25％,95％CI为-36.23％～-0.27％)和近三分之一(-34.45％,95％CI为-65.41％～-3.49％)。与没有接受过教育的老年人相比,接受过小学教育的老年人在门诊服务和住院服务的年度总花费分别高出四分之一以上(27.23％,95％CI为8.31％～46.15％)和三分之一以上(37.20％,95％CI为4.88％～69.52％),接受过高中及以上教育的老年人在门诊服务的年度总花费高出五分之二左右(39.34％,95％CI为1.13％～77.56％)。相较于没有配偶的老年人,有配偶的老年人过去一年看门诊和住院的总花费分别高出四分之一左右(23.15％,95％CI为5.04％～41.25％)和五分之二左右(40.68%,95%CI 为 10.22%～71.15%)。与 60 岁以前低水平就业的老年人相比,高水平就业的老年人过去一年看门诊的总花费高出五分之三以上(61.85%,95%CI 为 28.81%～94.89%)。

在使能因素的医疗服务可及性方面,相较于低收入家庭中的老年人,中等偏上收入家庭和高收入家庭中的老年人在门诊服务的年度总花费分别高出 37.23%(95%CI 为 15.72%～58.74%)和 35.96%(95%CI 为 11.98%～59.93%)。对于医疗服务可获得性方面,与西部地区的老年人相比,中部地区的老年人在门诊服务和住院服务的总花费分别高出十分之三左右(30.59%,95%CI 为 9.63%～51.55%)和近十分之九(87.01%,95%CI 为 50.37%～123.65%)。相较于居住在农村地区的老年人,居住在城镇地区的老年人在过去一年看门诊的总花费高出四分之一以上(26.38%,95%CI 为 10.46%～42.30%)。

(2)关于自费费用的医疗服务利用影响因素分析结果。

两部模型第一部分的分析结果显示,对于需要因素的失能方面,随着老年人失能得分每提高 1 分,在过去一年看门诊和住院产生自费的可能性分别增长了 3%(OR＝1.03,95%CI 为 1.02～1.05)和 4%(OR＝1.04,95%CI 为 1.02～1.05)。在倾向因素的 60 岁以前主要职业方面,相较于低水平就业的老年人,高水平就业的老年人在门诊服务产生自费的可能性仅为五分之三左右(OR＝0.57,95%CI 为 0.39～0.83)。

在使能因素的医疗服务可及性方面,相较于低收入家庭中的老年人,中等偏上收入家庭和高收入家庭中的老年人利用门诊服务的可能性分别高出 48%(OR＝1.48,95%CI 为 1.13～1.94)和 45%(OR＝1.45,95%CI 为 1.06～1.97)。在医疗服务可获得性方面,相较于西部地区的老年人,中部地区的老年人在过去一年看门诊和住院产生自费的可能性分别为十分之七以上(OR＝0.73,95%CI 为 0.56～0.95)和近五分之三(OR＝0.56,95%CI 为 0.45～0.71);东北部地区的老年人看过门诊产生自费的可能性为近五分之三(OR＝0.55,95%CI 为 0.34～0.89)。与居住在农村的老年人相比,居住在城镇的老年人在过去一年看过门诊和住院产生自费的可能性均高出四分之一以上(OR＝1.26,95%CI 为 1.03～1.55;OR＝1.26,95%CI 为 1.06～1.51)。

从两部模型第二部分的分析结果来看,在需要因素的社会隔离方面,类似于总费用的情况,与正常组相比,进展组在过去一年的住院自费费用少了

九成以上（−92.13％,95％CI 为−161.15％～−23.10％）。随着老年人失
能得分每提高 1 分,门诊自费费用和住院自费费用分别提高 1.57％（95％CI
为 0.49％～2.64％）和 3.52％（95％CI 为 1.89％～5.16％）。

在倾向因素方面,相较于 65～79 岁的低龄老年人,80 岁及以上的高龄
老年人在门诊服务的年度自费费用较低,减少近五分之一（−18.22％,95％
CI 为−35.57％～−0.88％）。与没有接受过教育的老年人相比,接受过小
学教育和初中教育的老年人在住院服务的年度自费费用分别高出三分之一
以上（36.35％,95％CI 为 7.80％～64.89％）和五分之二以上（41.81％,95％
CI 为 5.84％～77.77％）。相较于没有配偶的老年人,有配偶的老年人在门
诊服务和住院服务的年度自费费用分别高出四分之一以上（26.76％,95％
CI 为 9.28％～44.23％）和近五分之二（39.46％,95％CI 为 12.30％～
66.62％）。

在使能因素的医疗服务可及性方面,相较于低收入家庭中的老年人,中
等偏上收入家庭中的老年人在门诊服务的年度自费费用高出三分之一左右
（33.28％,95％CI 为 12.76％～53.80％）。对于医疗服务可获得性方面,与
西部地区的老年人相比,中部地区的老年人在门诊服务和住院服务的年度
自费费用分别高出四分之一以上（25.83％,95％CI 为 5.50％～46.16％）和
十分之七以上（71.30％,95％CI 为 38.61％～103.99％）。与居住在农村地
区的老年人相比,居住在城镇地区的老年人看门诊的自费费用高出近五分
之一（17.19％,95％CI 为 1.90％～32.48％）。

表 4.27　社会隔离发展轨迹组群下基于两部模型的自费医疗服务利用影响因素分析结果

变　量	是否利用医疗服务 OR(95％CI)		医疗服务费用相对比例 (95％CI)[1]	
	门诊自费	住院自费	门诊自费	住院自费
需要因素				
社会隔离发展轨迹组群				
正常组	Ref.	Ref.	Ref.	Ref.
进展组	0.58 (0.34,1.00)	1.04 (0.63,1.74)	−46.48 (−94.21,1.25)	−92.13 (−161.15, −23.10)**
失能	1.03 (1.02,1.05)***	1.04 (1.02,1.05)***	1.57 (0.49,2.64)**	3.52 (1.89,5.16)***

续表

变 量	是否利用医疗服务 OR(95%CI)		医疗服务费用相对比例 (95%CI)[1]	
	门诊自费	住院自费	门诊自费	住院自费
认知功能障碍	0.98 (0.93,1.02)	0.99 (0.95,1.02)	−0.05 (−2.89,2.78)	−0.20 (−4.60,4.19)
倾向因素				
年龄/岁				
65~79	Ref.	Ref.	Ref.	Ref.
≥80	0.90 (0.72,1.14)	1.05 (0.86,1.28)	−18.22 (−35.57,−0.88)*	−27.38 (−54.89,0.12)
性别				
男	Ref.	Ref.	Ref.	Ref.
女	1.24 (0.99,1.54)	0.94 (0.78,1.14)	9.34 (−7.03,25.71)	0.64 (−25.14,26.42)
教育水平				
文盲	Ref.	Ref.	Ref.	Ref.
小学	0.90 (0.70,1.15)	1.14 (0.92,1.41)	16.56 (−1.69,34.81)	36.35 (7.80,64.89)*
初中	0.90 (0.67,1.23)	1.10 (0.84,1.43)	−5.49 (−28.35,17.37)	41.81 (5.84,77.77)*
高中及以上	0.78 (0.50,1.24)	1.00 (0.65,1.53)	25.60 (−12.28,63.48)	36.51 (−23.79,96.80)
婚姻状态				
无配偶	Ref.	Ref.	Ref.	Ref.
有配偶	1.16 (0.91,1.47)	1.22 (1.00,1.50)	26.76 (9.28,44.23)**	39.46 (12.30,66.62)**
60岁以前主要职业				
低水平	Ref.	Ref.	Ref.	Ref.
高水平	0.57 (0.39,0.83)**	0.68 (0.46,1.02)	27.55 (−7.92,63.02)	−0.05 (−54.39,54.29)

续表

变量	是否利用医疗服务 OR(95%CI)		医疗服务费用相对比例 (95%CI)[1]	
	门诊自费	住院自费	门诊自费	住院自费
使能因素				
医疗服务可及性				
居住方式				
独居	Ref.	Ref.	Ref.	Ref.
非独居	0.95 (0.72,1.25)	0.79 (0.62,1.00)	−9.09 (−29.99,11.82)	−17.62 (−50.51,15.27)
家庭总收入				
低收入	Ref.	Ref.	Ref.	Ref.
中等偏下收入	1.25 (0.95,1.65)	1.03 (0.81,1.31)	15.66 (−5.44,36.75)	13.95 (−20.35,48.25)
中等偏上收入	1.48 (1.13,1.94)**	1.24 (0.98,1.57)	33.28 (12.76,53.80)**	24.96 (−7.97,57.88)
高收入	1.45 (1.06,1.97)*	1.17 (0.90,1.52)	21.11 (−1.87,44.09)	10.98 (−25.34,47.29)
医疗保险				
城镇职工/居民医保				
无	Ref.	Ref.	Ref.	Ref.
有	1.28 (0.92,1.76)	1.20 (0.91,1.59)	18.56 (−5.46,42.59)	28.15 (−8.40,64.70)
新农合				
无	Ref.	Ref.	Ref.	Ref.
有	1.26 (0.95,1.67)	1.03 (0.80,1.31)	−0.70 (−22.07,20.68)	5.98 (−27.38,39.34)
医疗服务可获得性				
地区				
西部	Ref.	Ref.	Ref.	Ref.
中部	0.73 (0.56,0.95)*	0.56 (0.45,0.71)***	25.83 (5.50,46.16)*	71.30 (38.61,103.99)***

续表

变 量	是否利用医疗服务 OR(95％CI)		医疗服务费用相对比例 (95％CI)[1]	
	门诊自费	住院自费	门诊自费	住院自费
东北部	0.55 (0.34,0.89)*	0.97 (0.61,1.53)	41.21 (−0.97,83.40)	56.34 (−2.53,115.21)
东部	1.22 (0.95,1.56)	0.85 (0.69,1.05)	8.19 (−9.65,26.02)	22.77 (−5.05,50.58)
居住地				
农村	Ref.	Ref.	Ref.	Ref.
城镇	1.26 (1.03,1.55)*	1.26 (1.06,1.51)**	17.19 (1.90,32.48)*	−6.34 (−30.67,18.00)

注:[1]相对比例值的单位为％。

4.3.3.3 社会隔离发展轨迹组群对医疗服务利用的影响作用

本书结果显示,异质化社会隔离发展轨迹组群主要对老年人门诊利用以及住院总费用和住院自费费用产生显著的影响作用。社会隔离进展组的老年人较少去看门诊,住院产生的总费用和自费费用也比正常组老年人较低。究其原因可能在于:老年人历经长期社会隔离,生病后也不容易找到亲友帮忙照料,在有小病的情况下,也不愿意去看门诊,减少了看门诊的次数;当需要住院的时候,因为缺乏亲友的支持,难以承担高额的医疗费用,往往通过减少住院天数、减少自费情况等方式控制住院花费。王梦怡等人在对中国适度普惠社会福利数据库的实证分析中发现,养老保险、活动设施和社区照料等福利获得相关的变量对老年人的社会参与存在显著的正向影响作用[231]。针对长期社会隔离的老年人,可通过有针对性提升其制度性福利获得,加强社区性福利供给,有助于提高老年人社会参与的水平。

❺ 重新思考我国老年人口健康 及医疗服务利用

5.1 当前我国老年人口健康的现状、趋势 及对医疗服务利用的影响机制

基于全国老年人代表性调查数据,本书探讨了我国老年人异质化健康状况组群和各健康维度异质化发展轨迹组群及其医疗服务利用情况,可以发现我国老年人口健康的现状、趋势及其对医疗服务利用的影响机制主要体现在以下几个方面:

(1)我国老年人口存在 4 个异质化健康状况组群。

不同于以往研究,本书在传统生理健康和心理健康的基础上,纳入社会维度的健康指标,共识别出 4 个异质化健康状况组群:社交缺乏组(22.39%)、功能障碍组(12.99%)、身心障碍组(3.74%)和相对健康组(60.88%)。其中,社交缺乏组更倾向于缺乏社会结构关系和社会功能关系,同时较少存在 2 种及以上慢性病以及 ADLs 失能。在功能障碍组中,ADLs 失能、5 项及以上 IADLs 失能和认知障碍的可能性最高。身心障碍组的老年人则更有可能出现生理上的 2 种及以上慢性病患病和心理上的抑郁和焦虑状态。相对健康组中,生理、心理和社会维度方面均鲜少出现问题。

(2)我国老年人口各健康维度存在不同的异质化发展轨迹组群。

本书分别从失能、认知功能障碍和社会隔离评估了生理维度、心理维度和社会维度发展轨迹的异质性,识别出不同的异质化发展轨迹组群。其中,在生理维度的失能方面,识别出 4 个组群:早发性失能组(14.93%)、迟发性

失能组(14.54%)、长期失能组(11.12%)和正常组(59.41%)。早发性失能组的失能水平由较低的初始水平快速恶化，并在后期略有改善。迟发性失能组中，前期失能水平较低，中后期失能水平快速上升。长期失能组的失能水平在调查阶段基本处于较高水平，而正常组的失能水平则长期处于较低水平。在心理维度的认知功能障碍方面，识别出 2 个异质化发展轨迹组群：波动性进展组(7.19%)和正常组(92.81%)。波动性进展组的认知功能障碍水平长期高于正常组，且随着时间波动性恶化。在社会维度的社会隔离方面，识别出 2 个组群：进展组(5.29%)和正常组(94.71%)。进展组的社会隔离水平长期高于正常组，并在调查期间呈线性逐步恶化的趋势。

(3)社会人口学特征和社会经济状况对异质化健康状况组群具有显著的影响。

年龄、性别、婚姻状态、教育水平、婚姻状态、60 岁以前主要职业、居住方式、家庭总收入、新农合和地区对老年人异质化健康状况组群均存在显著的影响作用。低受教育程度和没有配偶的老年人更有可能归属于非相对健康组。家庭收入和参保新农合对老年人避免出现社交缺乏具有显著的保护作用。高龄、非独居和非西部地区老年人更有可能出现功能障碍。女性和 60 岁以前低水平就业老年人出现身心障碍的风险较高。

(4)其他健康状况、社会人口学特征和社会经济状况对各维度异质化发展轨迹组群具有显著的影响。

在生理维度的失能方面，认知功能障碍、社会隔离、年龄、性别、教育水平、婚姻状态、60 岁以前主要职业、居住方式、家庭收入、新农合和地区对各异质化发展轨迹组群均存在显著的影响作用。高度认知功能障碍、高度社会隔离、高龄、与他人同住和非西部地区老年人更有可能归属于非正常组。高家庭收入和没有参保新农合更有可能出现早发性失能。低受教育程度、没有配偶、没有参保新农合和居住在城镇的老年人更有可能出现迟发性失能。女性、没有配偶和 60 岁以前高水平就业出现长期失能的风险较大。

在心理维度的认知功能障碍方面，失能、社会隔离、年龄、教育水平、婚姻状态、家庭总收入和地区对发展轨迹组群存在显著的影响作用。高度失能、高度社会隔离、高龄、低受教育水平、没有配偶、较高家庭收入更有可能归属于认知功能障碍波动性进展组，而东北部和东部地区的老年人出现波动性进展的可能性较低。

在社会维度的社会隔离方面，失能、年龄、性别、婚姻状态、60 岁以前主要职业、家庭总收入、城镇职工医保或城镇居民医保、新农合和居住地对发展轨迹组群存在显著的影响作用。高度失能、低龄、男性、没有配偶、60岁以前高水平就业、低家庭收入、没有参保城镇职工医保或城镇居民医保、没有参保新农合和居住在城镇的老年人更有可能归属于社会隔离进展组。

（5）异质化健康状况组群的主要影响因素存在明显的社会人口学特征和社会经济状况差异。

对于不同年龄组的老年人，性别、教育水平、婚姻状态、家庭总收入和地区对我国老年人异质化健康状况组群均有显著的影响作用，而新农合仅对65～79岁的低龄老年人存在显著的影响作用，60岁以前主要职业和居住方式仅对80岁及以上的高龄老年人存在显著的影响作用。在不同性别下，年龄、教育水平、婚姻状态、居住方式、家庭总收入和新农合对异质化健康状况组群均有显著的影响作用，而60岁以前主要职业和地区分别仅对男性老年人和女性老年人存在显著的影响作用。对于不同教育水平的老年人，年龄、婚姻状态和地区对我国老年人异质化健康状况组群均有显著的影响作用，而居住方式和家庭总收入对文盲老年人存在显著的影响作用，性别、居住方式、家庭总收入和居住地对受过小学教育的老年人存在显著的影响作用，60岁以前主要职业、居住方式和家庭总收入对受过初中教育的老年人存在显著的影响作用，60岁以前主要职业和城镇职工医保或城镇居民医保对受过高中及以上教育的老年人存在显著的影响作用。

对于不同婚姻状态的老年人，年龄、教育水平、60岁以前主要职业、家庭总收入和地区对我国老年人异质化健康状况组群均有显著的影响作用，而性别和居住方式对无配偶老年人异质化健康状况组群存在显著的影响作用，新农合则对有配偶老年人存在显著的影响作用。对于60岁以前不同主要职业的老年人，年龄、教育水平、婚姻状态、居住方式对我国老年人异质化健康状况组群均有显著的影响作用，而性别、家庭总收入和地区对60岁以前高水平就业老年人异质化健康状况组群存在显著的影响作用，新农合对60岁以前低水平就业老年人存在显著的影响作用。对于不同居住方式的老年人，年龄、性别、教育水平、婚姻状态、城镇职工医保或城镇居民医保均对我国老年人异质化健康状况组群有显著的影响作用，而居住地对独居老年人异质化健康状况组群存在显著的影响作用，家庭总收入、新农合和地区对非独居老年人存在显著的影响作用。

对于不同家庭总收入的老年人，年龄、教育水平、婚姻状态、居住方式和地区对我国老年人异质化健康状况组群均有显著的影响作用,而性别对家庭总收入在 30 000~72 000 元的中等偏上收入家庭中的老年人存在显著的影响作用,性别、60 岁以前主要职业和新农合对家庭总收入在 72 000 元及以上的高收入家庭中的老年人存在显著的影响作用。对于不同地区的老年人,年龄和婚姻状态对我国老年人异质化健康状况组群均有显著的影响作用,而教育水平、家庭总收入和居住地对西部地区老年人异质化健康状况组群存在显著的影响作用,教育水平、居住方式和居住地对东北部地区老年人存在显著的影响作用,性别、教育水平、60 岁以前主要职业、家庭总收入、新农合和居住地对东部地区老年人存在显著的影响作用。对于不同居住地的老年人,年龄、教育水平、婚姻状态、居住方式、地区对我国老年人异质化健康状况组群均有显著的影响作用,而新农合对农村老年人异质化健康状况组群存在显著的影响作用,家庭总收入对城镇老年人存在显著的影响作用。

(6)异质化健康状况组群在医疗服务利用方面存在显著的差异,并对其有着显著的影响。

社交缺乏组在门诊总费用上显著低于功能障碍组和身心障碍组,在住院总费用、门诊自费费用和住院自费费用上均显著低于身心障碍组。但是,以相对健康组为参考,基于 Andersen 模型分析结果并没有发现社交缺乏组对医疗服务利用的显著作用。出现功能障碍的老年人在住院利用及住院产生自费的可能性最高,均高于身心障碍组,同时,在门诊利用和门诊产生自费的可能性以及各医疗总费用和自费费用均较高。Andersen 模型分析结果也验证了功能障碍组对各项医疗服务利用和各项医疗费用的显著作用,其中,其对总费用下的影响效应略高于对自费费用下的影响效应。身心障碍组在门诊利用和门诊产生自费的可能性均高于其他异质化健康状况组群,在门诊总费用上显著高于社交缺乏组和相对健康组,在住院总费用上显著高于社交缺乏组,在门诊自费费用上显著高于其他 3 个异质化健康状况组群,在住院自费费用上显著高于社交缺乏组和相对健康组。本书中的Andersen 模型分析结果也验证了身心障碍组对门诊利用和门诊自费利用以及各项医疗费用的显著作用,并且,其对自费费用下的影响效应略高于对总费用下的影响效应。此外,异质化健康状况组群对医疗服务利用的影响作用存在性别差异:无论是从医疗总费用还是医疗自费费用上来看,异质化健康状况组群对男性老年人门诊利用、住院利用和门诊费用存在显著的影响作用,对于女性老年人的各项医疗服务利用都存在显著的影响作用。

(7)各维度异质化发展轨迹组群在医疗服务利用方面存在显著的差异，并对其有着显著的影响。

失能发展轨迹组群在住院总费用利用和住院自费利用上存在显著差异，其主要对老年人门诊利用、门诊自费利用以及住院自费利用产生显著的影响作用；迟发性失能组老年人住院服务利用及其住院自费利用的可能性较低，而早发性失能组老年人门诊自费的可能性较高。对于认知功能障碍发展轨迹组群，波动性进展组的门诊总费用和自费费用显著高于正常组，并且，其对医疗服务利用的影响作用主要体现在门诊总费用和门诊自费费用上，对其他方面则没有显著的影响作用。对于社会隔离发展轨迹，进展组的门诊自费利用、住院总费用、门诊自费费用和住院自费费用均显著低于正常组，其主要对老年人门诊利用以及住院总费用和住院自费费用产生显著的影响作用；社会隔离进展组的老年人较少去看门诊，住院产生的总费用和自费费用也比正常组老年人较低。

5.2　我国老年人口健康及医疗服务利用的应对之策

基于我国老年人口健康的现状、趋势及其对医疗服务利用的影响机制，本书的对策与建议如下：

(1)从多维度入手，引入异质性，对老年人整体健康状况及各维度动态变化过程进行综合评估。

我国老年人健康状况及其动态变化过程的评估应将生理、心理和社会维度上的健康指标纳入考量，并引入组群层面上的异质性问题，以更完整的剖面刻画老年人复杂的健康状况及其变化过程，提高老年人健康状况评估的全面性和准确性。再者，将健康管理模式从以单一指标为导向的传统观念，转变为以多维度为导向的异质化视角，基于异质化健康状况组群及发展轨迹组群，优化老年人整合型健康管理的效益和效率。

(2)制定适宜不同社会人口学特征和社会经济状况老年人异质化健康状况组群和各维度发展轨迹组群的健康管理措施。

对于不同老年人异质化健康状况组群和各维度发展轨迹组群，应根据其社会人口学特征和社会经济状况，采取有针对性的健康干预措施。一是从老年人整体健康状况入手,将老年健康与社会人口学特征和社会经济状况相结合,开展有针对性的干预,如老年时期的再教育、老年人再就业、社区老年活动、数字化健康教育与促进措施等,建立以整体健康为中心的老年人综合健康促进体系,减少社会人口学特征和社会经济状况对不同老年群体健康公平问题的累积效应,全方位弥合老年健康公平差距。二是关注老年人长期健康动态变化,对于不同社会人口学特征和社会经济状况群体,均需要加强老龄化国情教育,推动树立积极、健康的老龄观、死亡观等,形成老年健康公平的文化和认知氛围,前瞻性地建立完善保障老年人长期健康公平的保障制度体系,重视临终关怀和死亡质量,促进"公平"离世。

(3)基于异质化健康状况组群和各维度发展轨迹组群优化老年人医疗资源配置。

老年人医疗资源配置和医疗保障政策应从以疾病为导向的传统观念,转变为以人为本的系统思维,基于异质化健康状况组群和各维度发展轨迹组群,改善医疗资源配置,构建整合型的精准医疗服务模式。

对于社交缺乏的老年人,重点监测老年人社会健康状态的改变及其对医疗费用的影响作用,加强日常疾病预防和诊疗的宣传教育,重点关注长期社会隔离的老年人,有针对性地提升其医疗制度性的福利获得,完善社区医疗服务的供给。针对功能障碍的老年人,持续加大对其医疗保障与养老保障支持力度,加快多水平长期照料服务网络的构建,构建"互助养老"的社会支持体系,以缓解其医疗负担。对于身心障碍的老年人,引入药剂师的药物治疗管理服务,提高医护人员的利用率,完善老年人精神卫生资源配置,以降低老年人慢性病管理和精神疾病的医疗成本。对于长期失能和长期认知功能障碍的老年人,应区分医疗保障制度和长期照护保障制度所能处理的失智风险,加快构建可持续发展的长期照护保险制度,以满足老年人多样化的长期照料需求,弥补医疗保险和养老保险在长期照料方面的不足,提高医疗保险基金的使用效率。

老年人医疗服务利用的影响因素评估应纳入异质化健康组群,并在此基础上,深入理解社会人口学特征和社会经济状况的影响作用。此外,我国住院医疗服务利用在老年人群中已达到一定的公平性,还应切实保障老年人在门诊服务利用的公平性。

参考文献

[1]United Nations Department of Economic and Social Affairs，Population Division. World Population Prospects：The 2017 Revision，Volume I：Comprehensive Tables. 2017.

[2]夏翠翠,李建新.健康老龄化还是病痛老龄化——健康中国战略视角下老年人口的慢性病问题.探索与争鸣,2018(10):115-121,144.

[3]陈林,廖宇航."快速老龄化背景下老年人口健康与养老问题学术研讨会"综述.人口与经济,2018(4):124-126.

[4]杜鹏.中国老年人口健康状况分析.人口与经济,2013(6):3-9.

[5]张文娟,王东京.中国老年人口的健康状况及变化趋势.人口与经济,2018(4):86-98.

[6]YE L，LUO J，SHIA B C，et al. Multidimensional health groups and healthcare utilization among elderly Chinese：based on the 2014 CLHLS dataset. International Journal of Environmental Research and Public Health，2019，16(20)：3884.

[7]YE L，LUO J，SHIA B C，et al. Heterogeneous health classes for older adults and their regional disparities in China：based on multidimensional health. Public Health，2020，178：15-22.

[8]YE L，SHIA B C，FANG Y，et al. Heterogeneous health profiles and healthcare utilization of the middle-aged and elderly with multiple health insurance schemes in China. Public Health，2019，170：61-69.

[9]NG C W，LUO N，HENG B H. Health status profiles in community-dwelling elderly using self-reported health indicators：a latent class analysis. Quality of Life Research，2014，23(10)：2889-2898.

[10]LIU L F，TIAN W H，YAO H P. Utilization of health care services by elderly people with National Health Insurance in Taiwan：the heterogeneous health profile approach. Health Policy，2012，108(2)：246-255.

[11]LAFORTUNE L，BéLAND F，BERGMAN H，et al. Health state profiles and

service utilization in community-living elderly. Medical Care，2009，47(3):286-294.

[12]刘芮,代涛,黄菊.中国 2011—2015 年居家失能老年人医疗服务需求及利用情况分析.中国公共卫生,2018,34(5):687-689.

[13] World Health Organization. Constitution of the world health organization. Geneva:World Health Organization，1946:1315-1323.

[14]LIU L F, SU P F. What factors influence healthy aging? A person-centered approach among older adults in Taiwan. Geriatrics & gerontology international，2017，17(5):697-707.

[15]JACOBS J M, MAARAVI Y, COHEN A, et al. Changing profile of health and function from age 70 to 85 years. Gerontology, 2012，58(4):313-321.

[16]SANTONI G, ANGLEMAN S, WELMER A K, et al. Age-related variation in health status after age 60. PloS One，2015，10(3):e0120077.

[17]LUBITZ J, CAI L, KRAMAROW E, et al. Health, life expectancy, and health care spending among the elderly. New England Journal of Medicine，2003，349(11):1048-1055.

[18]彭荣,凌莉,何群.我国老年人健康状态转移概率的估计及应用.中国卫生统计,2009,26(5):480-482.

[19]高晓辉.基于联系数的老年人健康状态潜在发展趋势分析.中国卫生统计,2012,29(2):265-266.

[20]HAN W J, SHIBUSAWA T. Trajectory of physical health, cognitive status, and psychological well-being among Chinese elderly. Archives of Gerontology and Geriatrics，2015，60(1):168-177.

[21]TENG H Y, CAO Z Z, LIU J L, et al. Health status and burden of health care costs among urban elderly in China. Asia Pacific Journal of Public Health，2015，27(2 suppl):61S-68S.

[22]高利平.山东省老年人口健康状况及影响因素研究.济南:山东大学,2011.

[23]姜向群,魏蒙,张文娟.中国老年人口的健康状况及影响因素研究.人口学刊,2015,37(2):46-56.

[24]曾毅,沈可.中国老年人口多维度健康状况分析.中华预防医学杂志,2010,44(2):108-114.

[25]李建新,李春华.城乡老年人口健康差异研究.人口学刊,2014,36(5):37-47.

[26]PARKER M G, THORSLUND M. Health trends in the elderly population: getting better and getting worse. The Gerontologist，2007，47(2):150-158.

[27]WOLFF J L, STARFIELD B, ANDERSON G. Prevalence, expenditures, and complications of multiple chronic conditions in the elderly. Archives of Internal Medicine,

2002，162(20):2269-2276.

[28]KNOL H，HAKEN L，KEMPEN G. Disablement process and the utilization of home care among non-institutionalized elderly people:contrasting results between cross-sectional and panel data. Disability and Rehabilitation，2003，25(15):845-855.

[29]ANDERSEN R M. National health surveys and the behavioral model of health services use. Medical Care，2008，46(7):647-653.

[30]世界卫生组织.中国老龄化与健康国家评估报告[R].瑞士,2016.

[31]KU L J E，CHIOU M J，LIU L F. Variations in the persistence of health expenditures and the implications for the design of capitation payments in Taiwan. Journal of Health Services Research & Policy，2015，20(3):146-153.

[32]张洁婷,焦璨,张敏强.潜在类别分析技术在心理学研究中的应用.心理科学进展,2010,18(12):1991-1998.

[33]PARK S, SMITH J, DUNKLE R E, et al. Health and social-physical environment profiles among older adults living alone:associations with depressive symptoms. The Journals of Gerontology:Series B，2017，74(4):675-684.

[34]张洁婷,张敏强,黎光明.潜在剖面模型的后续分析——比较分类分析法改进后的偏差.心理学探新,2017(5):434-440.

[35]张岩波.潜变量分析.北京:高等教育出版社,2009.

[36]FERRAT E，AUDUREAU E，PAILLAUD E，et al. Four distinct health profiles in older patients with cancer:latent class analysis of the prospective ELCAPA cohort. Journals of Gerontology Series A:Biomedical Sciences and Medical Sciences，2016，71(12):1653-1660.

[37]LIU L F. The health heterogeneity of and health care utilization by the elderly in Taiwan. International Journal of Environmental Research and Public Health，2014，11(2):1384-1397.

[38]LIU L F，TIAN W H，YAO H P. The heterogeneous health latent classes of elderly people and their socio-demographic characteristics in Taiwan. Archives of Gerontology and Geriatrics，2014，58(2):205-213.

[39]曾毅,冯秋石.中国高龄老人健康状况和死亡率变动趋势.人口研究,2017,41(4):22-32.

[40]CRIMMINS E M. Trends in the health of the elderly. Annual Review of Public Health，2004，25(1):79-98.

[41]CHANG W C，LU F P，LAN T Y，et al. Multidimensional health-transition patterns among a middle-aged and older population. Geriatrics & Gerontology International，2013，13(3):571-579.

[42]王孟成,毕向阳,叶浩生.增长混合模型：分析不同类别个体发展趋势.社会学研究,2014(4):220-241.

[43]Andersen R M，BAUMEISTER S E. Changing the U.S. health care system：key issues in health services，policy，and management. 4th ed. San Francisco，CA：Jossey-Bass，2013.

[44]高明月,杨珉,况伟宏,等.简易精神状态量表得分的影响因素和正常值的筛查效度评价.北京大学学报：医学版,2015,47(3):443-449.

[45]曾毅.中国老年健康影响因素跟踪调查(1998—2012)及相关政策研究综述(上).老龄科学研究,2013(1):65-72.

[46]余玉善,马利,雷骏,等.老年人社区支持与认知功能的关系：中国老年健康影响因素跟踪调查项目的数据分析.中国心理卫生杂志,2018,32(6):490-494.

[47]DENG Y，ZHAO H，LIU Y，et al. Association of using biomass fuel for cooking with depression and anxiety symptoms in older Chinese adults. Science of The Total Environment，2022，811(0):152256.

[48]YAO Y，CHEN H S，CHEN L，et al. Type of tea consumption and depressive symptoms in Chinese older adults. BMC Geriatrics，2021，21(1):1-13.

[49]LIU Y，CHEN X，YAN Z J. Depression in the house：the effects of household air pollution from solid fuel use among the middle-aged and older population in China. Science of the Total Environment，2020，703:134706.

[50]SPITZER R L，KROENKE K，WILLIAMS J B，et al. A brief measure for assessing generalized anxiety disorder：the GAD-7. Archives of Internal Medicine，2006，166(10):1092-1097.

[51]LI T，ZHANG Y L. Social network types and the health of older adults：Exploring reciprocal associations. Social Science & Medicine，2015，130(0):59-68.

[52]LUO Y，ZHANG Z M，GU D A. Education and mortality among older adults in China. Social Science & Medicine，2015，127(0):134-142.

[53]COLLINS L M，LANZA S T. Latent class and latent transition analysis：with applications in the social，behavioral，and health sciences. New Jersey John Wiley & Sons，2013.

[54]HENLY S J，WYMAN J F，FINDORFF M J. Health and illness over time：the trajectory perspective in nursing science. Nursing Research，2011，60(3 suppl):S5.

[55]MUTHÉN B，MUTHÉN L K. Integrating person-centered and variable-centered analyses：growth mixture modeling with latent trajectory classes. Alcoholism：Clinical and Experimental Research，2000，24(6):882-891.

[56]CURRAN P J，OBEIDAT K，LOSARDO D. Twelve frequently asked questions

about growth curve modeling. Journal of Cognition and Development，2010，11(2)：121-136.

[57]NESSELROADE J R，BALTES P B. Longitudinal research in the study of behavior and development. Pittsburgh：Academic Press，1979.

[58]侯桂云,黎光明,谢晋艳,等.老年人认知功能的变化轨迹：基于潜变量增长模型的分析.心理科学,2018,41(4):835-841.

[59]MORELL M，YANG J S. A review of multilevel modeling using Mplus. Los Angeles：SAGE Publications，2019.

[60]郭明杰,费堃桀.基于结构方程模型的企业价值影响因素的研究——以制造业上市公司为例.科学决策,2019(1):47-64.

[61]HERSHBERGER S L. The growth of structural equation modeling：1994 - 2001. Structural Equation Modeling，2003，10(1)：35-46.

[62]STULL D E. Analyzing growth and change：latent variable growth curve modeling with an application to clinical trials. Quality of Life Research，2008，17(1)：47-59.

[63]DUNCAN T E，DUNCAN S C. An introduction to latent growth curve modeling. Behavior Therapy，2004，35(2)：333-363.

[64]王孟成,毕向阳.潜变量建模与 MPLUS 应用：进阶篇.重庆：重庆大学出版社，2018.

[65]唐文清,方杰,蒋香梅,等.追踪研究方法在国内心理研究中的应用述评.心理发展与教育,2014,30(2):216-224.

[66]GRIMM K J，RAM N，ESTABROOK R. Growth modeling：structural equation and multilevel modeling approaches. New York：Guilford Publications，2016.

[67]巫锡炜.中国高龄老人残障发展轨迹的类型：组基发展建模的一个应用.人口研究,2009(4):54-67.

[68]KIM Y J，CHO S K，KIM H J，et al. Data-driven prognostic features of cognitive trajectories in patients with amnestic mild cognitive impairments. Alzheimer's Research & Therapy，2019，11(1)：1-9.

[69]SAYON-OREA C，BES-RASTROLLO M，SONG M，et al. Body shape trajectories and the incidence of hypertension in a Mediterranean cohort：the sun study. Nutrition，Metabolism and Cardiovascular Diseases，2019，29(3)：244-253.

[70]NAGIN D S. Analyzing developmental trajectories：a semiparametric，group-based approach. Psychological Methods，1999，4(2)：139.

[71]冯国双,于石成,胡跃华.轨迹分析模型在流行病学研究中的应用.中华流行病学杂志,2014,35(7):865-867.

[72]王济川,谢海义,姜宝法.多层统计分析模型：方法与应用.北京：高等教育出版

社，2008.

[73]TOLVANEN A. Latent growth mixture modeling：a simulation study. Jyväskylä：University of Jyväskylä，2007.

[74]WICKRAMA K A，LEE T K，O'NEAL C W，et al. Higher-order growth curves and mixture modeling with Mplus：a practical guide. London：Routledge，2021.

[75]KREUTER F，MUTHÉN B. Longitudinal modeling of population heterogeneity：methodological challenges to the analysis of empirically derived criminal trajectory profiles//Advances in Latent Variable Mixture Models. Charlotte，NC：Information Age Publishing，Inc.，2007：53-75.

[76]JUNG T，WICKRAMA K A. An introduction to latent class growth analysis and growth mixture modeling. Social and Personality Psychology Compass，2008，2(1)：302-317.

[77]NAGIN D S，NAGIN D. Group-based modeling of development. Cambridge：Harvard University Press，2005.

[78]BAUER D J，CURRAN P J. The integration of continuous and discrete latent variable models：potential problems and promising opportunities. Psychological Methods，2004，9(1)：3.

[79]ENDERS C K，TOFIGHI D. The impact of misspecifying class-specific residual variances in growth mixture models. Structural Equation Modeling：A Multidisciplinary Journal，2008，15(1)：75-95.

[80]MAGIDSON J，VERMUNT J K. Latent class models//The Sage handbook of quantitative methodology for the social sciences. Thousands Oakes：Sage，2004：175-198.

[81]KIM S Y. Determining the number of latent classes in single-and multiphase growth mixture models. Structural Equation Modeling：A Multidisciplinary Journal，2014，21(2)：263-279.

[82]PEUGH J，FAN X. How well does growth mixture modeling identify heterogeneous growth trajectories? A simulation study examining GMM's performance characteristics. Structural Equation Modeling：A Multidisciplinary Journal，2012，19(2)：204-226.

[83]PETRAS H，MASYN K. General growth mixture analysis with antecedents and consequences of change// Handbook of quantitative criminology. Berlin：Springer，2010：69-100.

[84]PEUGH J，FAN X. Enumeration index performance in generalized growth mixture models：a Monte Carlo test of Muthén's(2003)hypothesis. Structural Equation Modeling：A Multidisciplinary Journal，2015，22(1)：115-131.

[85]MUTHÈN B. Latent variable analysis：growth mixture modeling and related techniques for longitudinal data. CA，Sage：Thousand Oaks，2004.

[86]WANG M，BODNER T E. Growth mixture modeling：identifying and predicting unobserved subpopulations with longitudinal data. Organizational Research Methods，2007，10(4)：635-656.

[87]LO Y，MENDELL N R，RUBIN D B. Testing the number of components in a normal mixture. Biometrika，2001，88(3)：767-778.

[88] OLIVEIRA-BROCHADO A，MARTINS F V. Assessing the number of components in mixture models：a review. FEP Working Papers，2005，194.

[89]NYLUND K L，ASPAROUHOV T，MUTHÉN B O. Deciding on the number of classes in latent class analysis and growth mixture modeling：a Monte Carlo simulation study. Structural Equation Modeling：A Multidisciplinary Journal，2007，14(4)：535-569.

[90]CHOU C P，YANG D，PENTZ M A，et al. Piecewise growth curve modeling approach for longitudinal prevention study. Computational Statistics & Data Analysis，2004，46(2)：213-225.

[91]王婧,唐文清,张敏强,等.多阶段混合增长模型的方法及研究现状.心理科学进展,2017,25(10):1696-1704.

[92]叶玲珑.基于两部模型的家庭医疗需求与消费结构研究.厦门:厦门大学,2014.

[93] TIAN L，HUANG J. A two-part model for censored medical cost data. Statistics in Medicine，2007，26(23)：4273-4292.

[94]LEON C F，GLASS T A，BERKMAN L F. Social engagement and disability in a community population of older adults：the New Haven EPESE. American Journal of Epidemiology，2003，157(7)：633-642.

[95]JAMES B D，BOYLE P A，BUCHMAN A S，et al. Relation of late-life social activity with incident disability among community-dwelling older adults. Journals of Gerontology Series A：Biomedical Sciences and Medical Sciences，2011，66(4)：467-473.

[96]DU Q Q，GONG N，HU Q，et al. Why do older adults living alone in cities cease seeking assistance? A qualitative study in China. BMC geriatrics，2022，22(1)：1-9.

[97]WANG S B，UNGVARI G S，FORESTER B P，et al. Gender differences in general mental health，smoking，drinking and chronic diseases in older adults in Jilin province，China. Psychiatry Research，2017，251(1)：58-62.

[98]曾毅,柳玉芝,萧振禹,等.中国高龄老人的社会经济与健康状况.中国人口科学,2004(S1):6-15.

[99]魏蒙,王红漫.中国老年人失能轨迹的性别、城乡及队列差异.人口与发展,2017,23(5):74-81,98.

[100]曹桂,杜本峰.早期家庭社会经济地位和家庭养育行为对老年健康的影响与作用.西北人口,2020,41(2):79-89.

[101]ROZANOVA J，KEATING N，EALES J. Unequal social engagement for older adults:constraints on choice. Canadian Journal on Aging/La Revue Canadienne Du Vieillissement，2012，31(1):25-36.

[102]DONG X，LI Y，SIMON M A. Social engagement among US Chinese older adults—findings from the PINE Study. Journals of Gerontology Series A:Biomedical Sciences and Medical Sciences，2014，69(S2 suppl):S82-S89.

[103]WAITE L J. Does marriage matter? Demography，1995，32(4):483-507.

[104]SOLER-VILA H，GARCíA-ESQUINAS E，LEÓN-MUÑOZ L M，et al. Contribution of health behaviours and clinical factors to socioeconomic differences in frailty among older adults. Journal of Epidemiology Community Health，2016，70(4):354-360.

[105]景丽伟,侯清华,刘志,等.我国老龄健康公平社会决定因素分析及对策.中国卫生政策研究,2020,13(9):1-7.

[106]万媛媛,曾雁冰,方亚.劳动参与对退休老年群体健康的影响研究.中国卫生政策研究,2021,14(1):59-65.

[107]LI J N，YUAN B C，Lan J B. The influence of late retirement on health outcomes among older adults in the policy context of delayed retirement initiative:an empirical attempt of clarifying identification bias. Archives of Public Health，2021，79(1):1-14.

[108]LI L W，ZHANG J A，LIANG J. Health among the oldest-old in China:which living arrangements make a difference? Social Science & Medicine，2009，68(2):220-227.

[109]ZHANG A，NIKOLOSKI Z，MOSSIALOS E. Does health insurance reduce out-of-pocket expenditure? Heterogeneity among China's middle-aged and elderly. Social Science & Medicine，2017，190(0):11-19.

[110]GONG C H，KENDIG H，HE X. Factors predicting health services use among older people in China:an analysis of the China Health and Retirement Longitudinal Study 2013. BMC Health Services Research，2016，16(1):63.

[111]国家医疗保障局,财政部.关于做好 2019 年城乡居民基本医疗保障工作的通知.(2019-05-13)[2023-12-30]. http://www.nhsa.gov.cn/art/2019/5/13/art_37_1286_ht.

[112]SUN S，CHEN J Y，JOHANNESSON M，et al. Regional differences in health status in China:population health-related quality of life results from the National Health Services Survey 2008. Health & place，2011，17(2):671-680.

[113]ZHAO X Y，WANG W J，WAN W Y. Regional differences in the health status of Chinese residents：2003-2013. Journal of Geographical Sciences，2018，28(6)：741-758.

[114] MENG Q Y. Developing and implementing equity-promoting health care policies in China. Ji'nan：Center for Health Management and Policy，Shandong University，2007.

[115]袁平,陈铁晖,林修全.中国东、中、西部人群期望寿命差异分析.中华预防医学杂志,2014,48(8):739-740.

[116]ZIMMER Z，KWONG J. Socioeconomic status and health among older adults in rural and urban China. Journal of Aging and Health，2004，16(1)：44-70.

[117]李琴,郑晶.中国农村老年人农业劳动时间的地区差异和性别差异分析.华中农业大学学报(社会科学版),2010(6):63-69.

[118]ORFILA F，FERRER M，LAMARCA R，et al. Gender differences in health-related quality of life among the elderly：the role of objective functional capacity and chronic conditions. Social science & Medicine，2006，63(9)：2367-2380.

[119]YU T，ENKH-AMGALAN N，ZORIGT G，et al. Gender differences and burden of chronic conditions：impact on quality of life among the elderly in Taiwan. Aging Clinical and Experimental Research，2019，31(11)：1625-1633.

[120]ZHANG W，FENG Q S，LIU L，et al. Social engagement and health：findings from the 2013 survey of the shanghai elderly life and opinion. The International Journal of Aging and Human Development，2015，80(4)：332-356.

[121]彭希哲,宋靓珺,黄剑焜.中国失能老人长期照护服务使用的影响因素分析.人口研究,2017,41(4):46-59.

[122]宋靓珺,周显伟,黄剑焜,等."老有所为"理论视阈下的老年配偶照顾者之价值重构.中国卫生政策研究,2018(11):21-27.

[123]陈在余,李薇,王海旭.新农合对农村老年人医疗服务利用的影响——基于高龄,低龄老人分析.中国卫生政策研究,2018,11(7):30-36.

[124]李建新,李毅.性别视角下中国老年人健康差异分析.人口研究,2009(2):48-57.

[125]杜鹏,武超.中国老年人的生活自理能力状况与变化.人口研究,2006,30(1):50-56.

[126]LEE Y，TANG F. More caregiving，less working：caregiving roles and gender difference. Journal of Applied Gerontology，2015，34(4)：465-483.

[127]MORGAN T，ANN WILLIAMS L，TRUSSARDI G，et al. Gender and family caregiving at the end-of-life in the context of old age：a systematic review. Palliative Medicine，2016，30(7)：616-624.

［128］沈洁，姜庆五.2005—2010 年中国城市居民期望寿命性别差异的分析.中华流行病学杂志,2014,34(7):690-895.

［129］李翔,赵昕东.教育如何影响我国老年人健康水平? 财经研究,2020,46(3):139-153.

［130］BELO P，NAVARRO-PARDO E，POCINHO R，et al. Relationship between mental health and the education level in elderly people：mediation of leisure attitude. Frontiers in Psychology，2020，11:573.

［131］JIN H，KIM Y，RHIE S J. Factors affecting medication adherence in elderly people. Patient Preference and Adherence，2016，10:2117.

［132］WANG W，LAU Y，LOO A，et al. Medication adherence and its associated factors among Chinese community-dwelling older adults with hypertension. Heart & Lung，2014，43(4):278-283.

［133］WONG J S，WAITE L J. Marriage，social networks，and health at older ages. Journal of Population Ageing，2015，8(1):7-25.

［134］HAGEDOORN M，VAN YPEREN N W，COYNE J C，et al. Does marriage protect older people from distress? The role of equity and recency of bereavement. Psychology and Aging，2006，21(3):611.

［135］ZAITSU M，KANEKO R，TAKEUCHI T，et al. Occupational inequalities in female cancer incidence in Japan：hospital-based matched case-control study with occupational class. SSM-Population Health，2018，5:129-137.

［136］GULLETT L R，ALHASAN D M，JACKSON W B，et al. Employment industry and occupational class in relation to serious psychological distress in the United States. International Journal of Environmental Research and Public Health，2022，19(14):8376.

［137］LAHELMA E，MARTIKAINEN P，RAHKONEN O，et al. Occupational class inequalities across key domains of health：results from the Helsinki Health Study. The European Journal of Public Health，2005，15(5):504-510.

［138］ENG A，MANNETJE A T，MCLEAN D，et al. Gender differences in occupational exposure patterns. Occupational and Environmental Medicine，2011，68(12):888-894.

［139］KHARICHA K，ILIFFE S，HARARI D，et al. Health risk appraisal in older people 1：are older people living alone an 'at-risk' group? British Journal of General Practice，2007，57(537):271-276.

［140］SONG J，CHANG R W，DUNLOP D D. Population impact of arthritis on disability in older adults. Arthritis Care & Research：Official Journal of the American

College of Rheumatology，2006，55(2):248-255.

[141]MATTHEWS R J，SMITH L K，HANCOCK R M，et al. Socioeconomic factors associated with the onset of disability in older age:a longitudinal study of people aged 75 years and over. Social Science & Medicine，2005，61(7):1567-1575.

[142]DEWHURST F，DEWHURST M J，GRAY W K，et al. The prevalence of disability in older people in Hai，Tanzania. Age and Ageing，2012，41(4):517-523.

[143]张文娟,杜鹏.中国老年人健康预期寿命变化的地区差异:扩张还是压缩? 人口研究,2009,33(5):68-76.

[144]张文娟,刘瑞平.中国城市老年人的社会隔离现状及影响因素分析——基于迁移和非迁移老年人群的比较.调研世界,2018(6):8-17.

[145]张伊娜,孙许昊,周双海.老年人口迁移的特征和影响:文献综述.西北人口,2012,33(4):27.

[146]LEE Y J，XIAO Z. Children's support for elderly parents in urban and rural China: results from a national survey. Journal of cross-cultural gerontology，1998，13(1):39-62.

[147]CHU L W，CHI I. Nursing homes in China. Journal of the American Medical Directors Association，2008，9(4):237-243.

[148]郭未,张刚,杨胜慧.中国老年人口的自理预期寿命变动——二元结构下的城乡差异分析.人口与发展,2013(1):64-72.

[149]邱琳雅.老年健康公平性及对策.中国公共卫生管理,2013(6):704-706.

[150]何甜田.中国流动老人的健康期望寿命研究.现代预防医学,2019,46(6):966-970.

[151]唐丹,王菲.流动老人基本公共卫生服务利用及影响因素研究.中国卫生政策研究,2018,11(2):17-22.

[152]VOGELSANG E M. Older adult social participation and its relationship with health:rural-urban differences. Health & Place，2016，42:111-119.

[153]DAVIES N. Reducing inequalities in healthcare provision for older adults. Nursing Standard，2011，25(41):49-56.

[154]CORNWELL E Y，WAITE L J. Social disconnectedness，perceived isolation, and health among older adults. Journal of Health and Social Behavior，2009，50(1):31-48.

[155]金振娅.国家卫健委:十年来医改取得显著成效.光明日报,2022-07-23(004).

[156]World Health Organization. Active ageing:a policy framework. Geneva:World Health Organization，2002.

[157]WU C Y，HU H Y，LI C P，et al. The association between functional disability and acute care utilization among the elderly in Taiwan. Archives of Gerontology and Geriatrics，2013，57(2):177-183.

[158] BROWN P H, THEOHARIDES C. Health-seeking behavior and hospital choice in China's New Cooperative Medical System. Health Economics, 2009, 18(S2): S47-S64.

[159] CHOU K L, CHI I. Factors associated with the use of publicly funded services by Hong Kong Chinese older adults. Social Science & Medicine, 2004, 58(6):1025-1035.

[160] ZHAN H J. Socialization or social structure: investigating predictors of attitudes toward filial responsibility among Chinese urban youth from one-and multiple-child families. The International Journal of Aging and Human Development, 2004, 59(2):105-124.

[161] GLASS A P, GAO Y, LUO J. China:facing a long-term care challenge on an unprecedented scale. Global Public Health, 2013, 8(6):725-738.

[162] 刘妮娜.中国农村互助型社会养老的类型与运行机制探析.人口研究,2019, 43(2):100-112.

[163] LI X, ZHANG W. The impacts of health insurance on health care utilization among the older people in China. Social Science & Medicine, 2013, 85:59-65.

[164] PAEZ K A, ZHAO L, HWANG W. Rising out-of-pocket spending for chronic conditions:a ten-year trend. Health Affairs, 2009, 28(1):15-25.

[165] HUNG W W, ROSS J S, BOOCKVAR K S, et al. Recent trends in chronic disease, impairment and disability among older adults in the United States. BMC Geriatrics, 2011, 11(1):47.

[166] BÄHLER C, HUBER C A, BRÜNGGER B, et al. Multimorbidity, health care utilization and costs in an elderly community-dwelling population:a claims data based observational study. BMC Health Services Research, 2015, 15(1):23.

[167] XIAO N Z, LONG Q, TANG X J, et al. A community-based approach to non-communicable chronic disease management within a context of advancing universal health coverage in China:progress and challenges. BMC Public Health, 2014, 14(2):S2.

[168] YU J, SHAH B M, IP E J, et al. A Markov model of the cost-effectiveness of pharmacist care for diabetes in prevention of cardiovascular diseases:evidence from Kaiser Permanente Northern California. Journal of Managed Care Pharmacy, 2013, 19(2):102-114.

[169] 严平.临床药师在县域医共体慢病管理团队中的价值探讨.中国现代应用药学, 2020,37(8):1011-1014.

[170] 史晨辉,马宁,王立英,等.中国精神卫生资源状况分析.中国卫生政策研究, 2019,12(2):51-57.

[171] HOWDON D, RICE N. Health care expenditures, age, proximity to death and morbidity:Implications for an ageing population. Journal of Health Economics, 2018, 57:

60-74.

[172]HAZRA N C, RUDISILL C, GULLIFORD M C. Determinants of health care costs in the senior elderly: age, comorbidity, impairment, or proximity to death? The European Journal of Health Economics, 2018, 19(6):831-842.

[173]DE MEIJER C, KOOPMANSCHAP M, D'UVA T B, et al. Determinants of long-term care spending: age, time to death or disability? Journal of health economics, 2011, 30(2): 425-438.

[174]阎竣,陈玉萍.农村老年人多占用医疗资源了吗？——农村医疗费用年龄分布的政策含义.管理世界,2010(5):91-95.

[175]LARTEY S T, DE GRAAFF B, MAGNUSSEN C G, et al. Health service utilization and direct healthcare costs associated with obesity in older adult population in Ghana. Health Policy and Planning, 2020, 35(2):199-209.

[176]HOUSE J S, LANTZ P M, HERD P. Continuity and change in the social stratification of aging and health over the life course: evidence from a nationally representative longitudinal study from 1986 to 2001/2002 (Americans' Changing Lives Study). The Journals of Gerontology Series B:Psychological Sciences and Social Sciences, 2005, 60(Special Issue 2):S15-S26.

[177]PRINCE M J, WU F, GUO Y, et al. The burden of disease in older people and implications for health policy and practice. The Lancet, 2015, 385(9967):549-562.

[178]LEI X Y, LIN W C. The new cooperative medical scheme in rural China:Does more coverage mean more service and better health? Health economics, 2009, 18(S2): S25-S46.

[179]CHENG L G, LIU H, ZHANG Y, et al. The impact of health insurance on health outcomes and spending of the elderly: evidence from China's new cooperative medical scheme. Health economics, 2015, 24(6):672-691.

[180]HU S L, TANG S L, LIU Y L, et al. Reform of how health care is paid for in China:challenges and opportunities. The Lancet, 2008, 372(9652):1846-1853.

[181]刘国恩,蔡春光,李林.中国老人医疗保障与医疗服务需求的实证分析.经济研究,2011,3:95-107.

[182]YIP W, HSIAO W C. The Chinese health system at a crossroads. Health Affairs, 2008, 27(2):460-468.

[183]LI Q, XIE P. Outpatient workload in China. The Lancet, 2013, 381(9882): 1983-1984.

[184]ZHANG T, Xu Y J, REN J P, et al. Inequality in the distribution of health resources and health services in China: hospitals versus primary care institutions.

International Journal for Equity in Health，2017，16(1):42.

[185]王广州.中国老年人口健康预期寿命研究.社会学研究,2022,37(3):160-181,229-230.

[186]LIANG J，XU X，BENNETT J M，et al. Ethnicity and changing functional health in middle and late life:a person-centered approach. Journals of Gerontology Series B:Psychological Sciences and Social Sciences，2010，65(4):470-481.

[187]TARRAF W，JENSEN G A，DILLAWAY H E，et al. Trajectories of aging among US older adults: mixed evidence for a Hispanic paradox. The Journals of Gerontology:Series B，2020，75(3):601-612.

[188]JØRGENSEN T S H，SIERSMA V，LUND R，et al. Mortality following trajectories of mobility limitations: the modifying impact of social factors. Journal of Aging and Health，2020，32(3-4):134-142.

[189]HSU H C. Effects of physical function trajectories on later long-term care utilization among the T aiwanese elderly. Geriatrics & Gerontology International，2013，13(3):751-758.

[190]KIM J M，STEWART R，GLOZIER N，et al. Physical health, depression and cognitive function as correlates of disability in an older Korean population. International Journal of Geriatric Psychiatry:A Journal of The Psychiatry of Late Life and Allied Sciences，2005，20(2):160-167.

[191] DODGE H H，KADOWAKI T，HAYAKAWA T，et al. Cognitive impairment as a strong predictor of incident disability in specific ADL-IADL tasks among community-dwelling elders:the Azuchi study. The Gerontologist，2005，45(2):222-230.

[192]MCGUIRE L C，FORD E S，AJANI U A. Cognitive functioning as a predictor of functional disability in later life. The American Journal of Geriatric Psychiatry，2006，14(1):36-42.

[193]钱军程,陈育德,饶克勤,等.中国老年人口失能流行趋势的分析与建议.中国卫生统计,2012,29(1):6-9.

[194]陈炜,郝世超,茅范贞,等.厦门市老年人失能现状及其影响因素研究.中国卫生统计,2015,32(5):770-773.

[195]BIRITWUM R，MINICUCI N，YAWSON A，et al. Prevalence of and factors associated with frailty and disability in older adults from China，Ghana，India，Mexico，Russia and South Africa. Maturitas，2016，91:8-18.

[196]彭顺壮,付茜茜,冯星淋.中国中老年居民教育程度与失能发生:社会参与的中介作用.北京大学学报(医学版),2021,53(3):549-554.

[197] LIU H，ZHANG Z M. Disability trends by marital status among older

Americans，1997-2010：an examination by gender and race. Population Research and Policy Review，2013，32(1)：103-127.

[198]MA L，LI Z，TANG Z，et al. Prevalence and socio-demographic characteristics of disability in older adults in China：Findings from China Comprehensive Geriatric Assessment Study. Archives of Gerontology and Geriatrics，2017，73：199-203.

[199]张继文,范环,肖树芹,等.独居与非独居老年人居家照护未满足需求的比较研究.中华护理杂志,2021,56(9):1293-1298.

[200]周绪凤,马亚娜.中国农村老年人失能状况及影响因素分析.中国公共卫生,2017,33(11):1665-1668.

[201]JANG S N，CHIO Y J，KIM D H. Association of socioeconomic status with successful ageing：differences in the components of successful ageing. Journal of Biosocial Science，2009，41(2)：207-219.

[202]刘晓婷.社会医疗保险对老年人健康水平的影响——基于浙江省的实证研究.社会,2014,34(2):193-214.

[203]张恺悌,孙陆军,牟新渝,等.全国城乡失能老年人状况研究.残疾人研究,2011(2):11-16.

[204]张艳梅,马晓霞,赫继梅,等.失能老人跌倒的影响因素及长期照护服务需求.中国老年学杂志,2019,39(17):4355-4357.

[205]XIAO J，SHI Z，FANG Y. Association between disability trajectory and health care service utilization among older adults in China. Journal of the American Medical Directors Association，2021，22(10)：2169-2176.

[206]叶玲珑,秦磊,谢邦昌,等.老年人认知功能的异质化发展轨迹及其影响因素分析.中国卫生统计,2021,38(2):183-187.

[207]YANG L，MARTIKAINEN P，SILVENTOINEN K，et al. Association of socioeconomic status and cognitive functioning change among elderly Chinese people. Age and Ageing，2016，45(5)：674-680.

[208]王志鑫,韩红娟,刘龙,等.轻度认知障碍老年人不同潜在类别的增长混合模型研究.收藏,2018,22(9):925-928.

[209]Hu X Q，Gu S Y，Sun X S，et al. Cognitive ageing trajectories and mortality of Chinese oldest-old. Archives of gerontology and geriatrics，2019，82(0)：81-87.

[210]CHEN T Y，CHANG H Y. Developmental patterns of cognitive function and associated factors among the elderly in Taiwan. Scientific Reports，2016，6(1)：1-10.

[211]肖健,叶玲珑,方亚.增长混合模型在健康轨迹研究中的应用进展.中国卫生统计,2020,37(4):637-640.

[212]刘晓婷,陈铂麟.中国老年人认知功能状态转移规律及风险因素研究.人口研

究,2020,44(4):18-32.

[213]薛新东.社会参与对我国中老年人认知功能的影响.中国卫生政策研究,2018,11(5):1-9.

[214]丁华,王堃,赵忻怡,等.老年人认知功能状况的相关因素.中国心理卫生杂志,2022,36(3):197-203.

[215]袁满琼,韦兴良,陈佳,等.厦门市老年人轻度认知功能障碍患病情况及其影响因素分析.中国公共卫生,2021,37(1):15-18.

[216]邓茜,王志会,王丽敏,等.中国老年人群认知功能状况的现况调查.中华预防医学杂志,2013(9):811-815.

[217]DEARDORFF W J, LIU P L, SLOANE R, et al. Association of sensory and cognitive impairment with healthcare utilization and cost in older adults. Journal of the American Geriatrics Society, 2019, 67(8):1617-1624.

[218]ZHU C W, SANO M, FERRIS S H, et al. Health-related resource use and costs in elderly adults with and without mild cognitive impairment. Journal of the American Geriatrics Society, 2013, 61(3):396-402.

[219]侯艳杰,王瑜,颜诗源,等.长期护理保险对中老年人医疗服务利用,医疗负担及健康的影响——基于双重差分法的实证研究.中国卫生政策研究,2021,14(9):35-40.

[220]LEE T W, YIM E S, CHOI H S, et al. Day care vs home care:effects on functional health outcomes among long-term care beneficiaries with dementia in Korea. International Journal of Geriatric Psychiatry, 2019, 34(1):97-105.

[221]HUGHES S L, CONRAD K, MANHEIM L M, et al. Impact of long-term home care on mortality, functional status, and unmet needs. Health Services Research, 1988, 23(2):269.

[222]CHOI J W, PARK E C, LEE S G, et al. Does long-term care insurance reduce the burden of medical costs? A retrospective elderly cohort study. Geriatrics & Gerontology International, 2018, 18(12):1641-1646.

[223]THOMAS P A. Trajectories of social engagement and limitations in late life. Journal of Health and Social Behavior, 2011, 52(4):430-443.

[224]YE L L, XIAO J, FANG Y. Heterogeneous trajectory classes of social engagement and sex differences for older adults in China. International Journal of Environmental Research and Public Health, 2020, 17(22):E8322.

[225]ZHOU Z, WANG P, FANG Y. Social engagement and its change are associated with dementia risk among Chinese older adults:a longitudinal study. Scientific Reports, 2018, 8(1):1-7.

[226]SUN R J, LIU Y Z. The more engagement, the better? A study of mortality of

the oldest old in China//Healthy longevity in China. Berlin:Springer,2008:177-192.

[227]BALTES M M,CARSTENSEN L L. The process of successful ageing. Ageing & Society,1996,16(4):397-422.

[228]SHARIFIAN N,GRÜHN D. The differential impact of social participation and social support on psychological well-being:evidence from the Wisconsin longitudinal study. The International Journal of Aging and Human Development,2019,88(2):107-126.

[229]KIKUCHI H,INOUE S,FUKUSHIMA N,et al. Social participation among older adults not engaged in full-or part-time work is associated with more physical activity and less sedentary time. Geriatrics & Gerontology International,2017,17(11):1921-1927.

[230]BATH P A,DEEG D. Social engagement and health outcomes among older people:introduction to a special section. European Journal of Ageing,2005,2(1):24-30.

[231]宋月萍.照料责任的家庭内化和代际分担:父母同住对女性劳动参与的影响.人口研究,2019,43(3):78-89.

[232]王梦怡,彭华民,朱慧劼.双重福利获得与老年人社会参与的关系研究——基于中国适度普惠社会福利数据库的实证分析.社会科学,2018(9):101-109.

[233]宋靓珺,吕明阳,汤衡.基于分层线性模型的老年人"生产性参与"影响因素研究.人口与发展,2020,26(6):25-39.

[234]王飞,董保民,崔要奎.能人治村、熟人社会与农村相对贫困治理——基于 PSM 反事实估计和 MA 中介效应检验.管理学刊,2022,35(6):56-74.